临床内科疾病诊断及监护研究

主 编　文　洁　　候娜娜　　孙效伟　　王凤霞
　　　　张梦琪　　朱燕梅　　李　蒙　　杨慧丽

U0232212

吉林科学技术出版社

图书在版编目（CIP）数据

临床内科疾病诊断及监护研究 / 文洁等主编. -- 长春：
吉林科学技术出版社, 2021.6
ISBN 978-7-5578-8110-8

Ⅰ.①临… Ⅱ.①文… Ⅲ.①内科 – 疾病 – 诊疗②内
科 – 疾病 – 护理 Ⅳ.①R5②R473.5

中国版本图书馆CIP数据核字(2021)第103101号

临床内科疾病诊断及监护研究

主　　编　文洁　候娜娜　孙效伟　王凤霞　张梦琪　朱燕梅　李蒙　杨慧丽
出 版 人　宛　霞
责任编辑　张延明
封面设计　周砚喜
制　　版　山东道克图文快印有限公司
幅面尺寸　185mm×260mm
开　　本　16
印　　张　15.375
字　　数　250千字
页　　数　246
印　　数　1-1 500册
版　　次　2021年6月第1版
印　　次　2022年5月第2次印刷

出　　版　吉林科学技术出版社
发　　行　吉林科学技术出版社
地　　址　长春市净月区福祉大路5788号
邮　　编　130118
发行部传真 / 电话　0431-81629529　81629530　81629531
　　　　　　　　　　81629532　81629533　81629534
储运部电话　0431-86059116
编辑部电话　0431-81629518
印　　刷　保定市铭泰达印刷有限公司

书　　号　ISBN 978-7-5578-8110-8
定　　价　68.00元

编 委 会

目　录

第一章　临床常见急危症状

第一节　发热

　　当机体在致热原的作用下或体温中枢功能障碍时，产热增加，散热减少，体温升高超过正常范围，称为发热。人体温为37.0℃，波动范围36.2～37.2℃。口腔温度高于37.3℃，肛温高于37.6℃，或一日体温变动超过1.2℃即为发热。发热既是患者的主诉，又是一个客观体征。由于发热的病因很多，几乎涉及全身每个系统，因此诊断较为困难。

一、病因

（一）感染性发热

　　感染性发热为常见的病因。病毒、肺炎支原体、立克次体、细菌、螺旋体、真菌、寄生虫等各种病原体所致的感染，均可引起。

　　1. 传染病　多数急症患者的高热是由传染病引起，其中多半是上呼吸道感染，如普通感冒和流行性感冒、菌痢、疟疾、伤寒、传染性肝炎、粟粒性肺结核、急性血吸虫病、传染性单核细胞增多症、流行性脑脊髓膜炎、乙脑等均可引起发热或高热。

　　2. 器官感染性炎症　常见有急性扁桃体炎、鼻旁窦炎、中耳炎、支气管炎、肺炎、脓胸、肾盂肾炎、胆管感染、肝脓肿、细菌性心内膜炎、败血症、淋巴结炎、睾丸或副睾丸炎、输卵管炎、丹毒、深部脓肿等。

（二）非感染性发热

　　1. 结缔组织疾病及变态反应　如系统性红斑狼疮、皮肌炎、风湿热、荨麻疹、药物热、输血输液反应等。

　　2. 无菌性坏死　如广泛地组织创伤、大面积烧伤、心肌梗死、血液病等。

　　3. 恶性肿瘤　如白血病、淋巴瘤、恶性网状细胞增多症，肝、肺和其他部位肿瘤等。

　　4. 内分泌及代谢障碍　如甲状腺功能亢进（产热过多）、严重失水（散热过少）。

5. 体温调节　中枢功能障碍如中暑、重度安眠药中毒、脑血管意外及颅脑损伤等。

二、病情评估

发热的原因复杂，临床表现千变万化，往往给诊断带来困难，因此，对一些非典型的疑难病例，除仔细询问病史，全面的体格检查和进行一些特殊实验室检查外，更应注意动态观察，并对搜集来的资料仔细进行综合分析，才能及时得出确切的诊断。

（一）病史

现病史和过去病史的详细询问，常常对发热性疾病的诊断和鉴别诊断能提供重要的线索。例如黑热病、血吸虫病、丝虫病、华支睾吸虫病等有相对严格的地区性；疟疾、流行性乙型脑炎、流行性脑脊髓膜炎、细胞性痢疾等有一定的季节性；麻疹、猩红热、天花患者痊愈后有长期免疫力；食物中毒多见于集体发病，有进食不洁食物史；有应用广谱抗生素、激素、抗肿瘤药物及免疫抑制剂病史者，经应用抗生素治疗无效，要考虑二重感染的可能性；有应用解热镇痛药、抗生素、磺胺等药物，要警惕药物热；如果同时有皮疹出现，药物热的可能性更大；输血后发热时间长，要考虑疟疾、病毒性肝炎、巨细胞病毒感染的可能性；既往有肺结核或有与肺结核患者密切接触史者，要警惕结核或结核播散的可能；有恶性肿瘤史，不管是手术后或化疗后，再次发热不退要警惕肿瘤转移。例如，有一例患者，10年前有鼻腔恶性肉芽肿，经化、放疗后，10年后出现高热不退，多种抗生素治疗无效，最后证实是恶性组织细胞病。

（二）体格检查

详细地询问病史和细致的体格检查对大部分高热均能做出正确的判断。病史中考虑到的疾病，还要重点检查有关的系统或脏器，阳性体征的发现对高热的病因诊断有重要参考价值。

1. 一般情况　若一般情况良好，而无其他阳性体征，对急性感染性高热，应考虑呼吸道病毒感染。

2. 皮肤、黏膜、淋巴结检查　如皮肤黏膜有黄疸表现应考虑肝、胆疾患。瘀点对流行性脑脊髓膜炎、败血症、血液病等的诊断有帮助。对有特殊的淋巴结肿大、明显压痛者，应考虑附近器官的炎症等。

3. 头面部　应注意检查巩膜有无黄疸，鼻旁窦有无压痛，外耳道有无流脓，乳突有无压痛，扁桃体有无红肿等。

4. 胸部　应注意乳房有无肿块，肺部有无啰音、胸膜摩擦音、心脏杂音等。

5. 腹部　注意有无压痛、反跳痛及肌紧张，有无固定明显压痛点，如右上腹压痛常考虑胆囊炎，女性下腹部压痛应考虑附件炎、盆腔炎等。还须注意有无肿块及肝、脾、肾脏等情况。

6. 神经系统检查　注意有无脑膜刺激征及病理反射等。

（三）实验室及其他检查

1. 血常规　以白细胞计数和分类计数最具初筛诊断意义。白细胞总数偏低，应考虑疟疾或病毒感染；白细胞总数增高和中性粒细胞左移者，常为细菌性感染；有大量幼稚细胞出现时要考虑白血病，但须与类白血病反应相鉴别。

2. 尿粪检查　尿液检查对尿路疾病的诊断有很大帮助。对昏迷、高热患者而无阳性神经系统体征时，应做尿常规检查，以排除糖尿病酸中毒合并感染的可能。对高热伴有脓血便或有高热、昏迷、抽搐而无腹泻在怀疑中毒性菌痢时应灌肠做粪便检查。

3. X线检查　常有助于肺炎、胸膜炎、椎体结核等疾病的诊断。

4. 其他检查　对诊断仍未明确的病员，可酌情做一些特殊意义的检查如血培养、抗"O"、各种穿刺及活组织检查，还可依据病情行B超、CT、内镜检查等。

5. 剖腹探查的指征　如果能适当应用扫描检查、超声检查以及经皮活检，一般不需要剖腹探查。但对扫描的异常发现需要进一步阐明其性质，或制订准确的处理方案，或需做引流时，剖腹术可作为最后确诊的步骤而予以实施。

6. 诊断性治疗试验　总的说来，不主张在缺乏明确诊断的病例中应用药物治疗，但是，如果在仔细检查和培养后，临床和实验室资料支持某种病因诊断但又未能完全明确时，诊断性试验治疗是合理的。

（1）血培养阴性的心内膜炎：有较高的死亡率，如果临床资料表明此诊断是最有可能的，抗生素试验治疗可能是救命性的，常推荐应用广谱抗生素2～3种，联合、足量、早期、长疗程应用，一般用药4～6周，人工瓣膜心内膜炎者疗程应更长，培养阳性者应根据药敏给药。

（2）结核：对有结核病史的患者，应高度怀疑有结核病的活动性病灶，2～3周的抗结核治疗很可能导致体温的下降，甚至达到正常。

（3）疟疾：如果热型符合疟疾（间日疟或三日疟）改变，伴有脾大、白细胞减少、流行季节或从流行区来的患者，而一时未找到疟原虫的确切证据，可试验性抗疟治疗，或许能得到良好的疗效，并有助于诊断。

（4）疑为系统性红斑狼疮，而血清学检查未能进一步证实的患者，激素试验性用药可获良效而进一步证实诊断。

由于多数不明原因的高热是由感染引起，所以一般抗生素在未获得确诊前是常规地使用以观疗效。

三、治疗

（一）一般治疗

将患者置于安静、舒适、通风的环境。有条件时应安置在有空调的病室内，无空调设备时，可采用室内放置冰块、电扇通风等方法达到降低室温的目的。高热惊厥者应置于保护床内，保持呼吸道通畅，给予足量氧气吸入。

（二）降温治疗

可选用物理降温或药物降温。

1. 物理降温法　利用物理原理达到散热的目的，临床上有局部和全身冷疗两种方法。

（1）局部冷疗：适用于体温超过39℃者，给予冷毛巾或冰袋及化学制冷袋，将其放置于额部、腋下或腹股沟部，通过传导方式散发体内的热量。

（2）全身冷疗：适用于体温超过39.5℃者，采用酒精擦浴、温水擦浴、冰水灌肠等方法。

1）酒精擦浴法：酒精是一种挥发性强的液体，擦浴后酒精在皮肤上迅速蒸发，吸收和带走机体的大量热量；同时酒精和擦拭又具有刺激皮肤血管扩张的作用，使散热增加。一般选用25%～35%的酒精100～200mL，温度为30℃左右。擦浴前先置冰袋于头部，以助降温，并可防止由于擦浴时全身皮肤血管收缩所致头部充血；置热水袋于足底，使足底血管扩张有利于散热，同时减少头部充血。擦浴中应注意患者的全身情况，若有异常立即停止。擦至腋下、掌心、腘窝、腹股沟等血管丰富处应稍加用力且时间稍长些，直到皮肤发红为止，以利散热。禁擦胸前区、腹部、后颈、足底，以免引起不良反应。擦拭完毕，移去热水袋，间隔半小时，测体温、脉搏、呼吸，做好记录，如体温降至39℃以下，取下头部冰袋。

2）温水擦浴法：取32～34℃温水进行擦浴，体热可通过传导散发，并使血管扩张，促进散热。方法同酒精擦浴法。

3）冰水灌肠法：用于体温高达40℃的清醒患者，选用4℃的生理盐水100～150mL灌肠，可达到降低深部体温的目的。

2. 药物降温法　应用解热剂使体温下降。

（1）适应证：

1）婴幼儿高热，因小儿高热引起"热惊厥"。

2）高热伴头痛、失眠、精神兴奋等症状，影响患者的休息与疾病的康复。

3）长期发热或高热，经物理降温无效者。

（2）常用药物：有吲哚美辛、异丙嗪、哌替啶、氯丙嗪、激素如地塞米松等。对于超高热伴有反复惊厥者，可采用亚冬眠疗法、静脉滴注氯丙嗪、异丙嗪各2mg／（kg·次）。降温过程中严密观察血压变化，视体温变化调整药物剂量。

必要时物理降温与药物降温可联合应用，注意观察病情。

（三）病因治疗

诊断明确者应针对病因采取有效措施。

（四）支持治疗

注意补充营养和水分，保持水、电解质平衡，保护心、脑、肾功能及防治并发症。

（五）对症处理

如出现惊厥、颅内压增高等症状，应及时处理。

四、护理要点

1. 做好患者皮肤、口腔等基础护理，满足患者的基本需要，尽可能使患者处于舒适状态，预防并发症的发生；做好发热患者的生活护理，如发热患者的衣被常被汗液浸湿，应及时更换。

2. 患者由于疾病和高热的折磨，容易出现烦躁、焦虑等心理变化，需要更多的关心、抚慰和鼓励。护士要多接近患者，耐心解答患者提出的各种问题，使患者从精神、心理上得到支持。

3. 给予高热量、高蛋白、高维生素、易消化的流质或半流质饮食，注意补充足够的液体，必要时静脉输液。

4. 观察生命体征、意识状态、液体出入量、体重等，随时吸痰以保持呼吸道通畅。

5. 病室室温维持在16～18℃，湿度以60%左右为宜，注意通风、避免噪音。

6. 降温措施可采用物理降温和药物降温，高热伴惊厥者，应用人工冬眠疗法治疗，人工冬眠患者应注意观察生命体征，注意做好皮肤护理，防止冻伤。

7. 了解药物的作用、用法、剂量、时间和不良反应等，严格按规定用药。

第二节　昏迷

昏迷是严重的意识障碍，按程度不同可区分为轻度昏迷、中度昏迷和深度昏迷三个阶段。轻度昏迷也称浅昏迷，患者的随意运动丧失，对声、光刺激无反应，但对强烈的疼痛刺激，患者有痛苦表情或肢体退缩等防御反应，吞咽反射、咳嗽反射、角膜反射及瞳孔对光反射仍然存在；中度昏迷指对周围事物及各种刺激均无反应，对于剧烈刺激或可出现防御反射、角膜反射减弱，瞳孔对光反射迟钝；深度昏迷指全身肌肉松弛，对各种刺激全无反应，腱反射、吞咽反射、角膜反射及瞳孔对光反射均消失。

一、病因

昏迷的病因复杂，常见于下列疾病。

（一）颅脑病变

1. 脑血管疾病　脑循环障碍（脑缺血、脑出血、脑栓塞、脑血栓形成）、脑肿瘤等。

2. 颅脑外伤　脑震荡、脑挫伤、硬膜外血肿、颅骨骨折等。

3. 感染　由病毒、细菌、原虫所致的颅内感染，如脑炎、脑膜炎、脑型疟疾等。

（二）脑结构以外的病变

1. 内分泌与代谢障碍　如糖尿病酮症酸中毒、尿毒症、肺性脑病、肝昏迷等。

2. 急性感染性疾病　如败血症、中毒性菌痢、感染性休克等。

3. 化学性中毒　有机磷农药中毒、一氧化碳中毒、酒精中毒、安眠药中毒等。

4. 物理因素和其他　中暑、电击、妊娠高血压综合征、严重创伤等。

二、病情评估

（一）病史

要注意详细询问发病过程，起病缓急，昏迷时间及伴随症状，如突然发病者见于急性脑血管病、颅脑外伤、急性药物中毒、CO中毒等。缓慢起病者见于尿毒症、肝昏迷、肺性脑病、颅内占位性病变、颅内感染及硬膜下血肿等。昏迷伴有脑膜刺激征见于脑膜炎、蛛网膜下隙出血；昏迷伴有偏瘫以急性脑血管病多见；昏迷伴有颅内压增高者见于脑出血及颅内占位性病变；昏迷抽搐常见于高血压脑病、子痫、脑出血、脑肿瘤、脑水肿等。此外，要注意有无外伤或其他意外事故，如服用毒物、接触剧毒化学药物和煤气中毒等；以往有无癫痫、高血压病、糖尿病，以及严重的心、肝、肾和肺部疾病等。

（二）昏迷程度

可分为浅度昏迷、中度昏迷和深度昏迷。浅度昏迷，为随意运动丧失，对周围事物及声光等刺激全无反应，但强痛刺激（如压眶上神经）时患者有痛苦表情、呻吟和下肢退缩等反应；中度昏迷，对各种刺激均无反应，对强烈刺激可有防御反应，但较弱；深度昏迷，为意识全部丧失，对各种刺激均无反应。

（三）昏迷发生的急缓及诱因

昏迷发生急骤且是疾病首发症状者，见于颅脑外伤、急性脑血管病、外源性中毒、日射病、中枢神经系统急性感染；昏迷发生缓慢者，见于代谢障碍（如肝、肾性昏迷）、脑肿瘤、低血糖；高温或烈日下工作而突然昏迷者，考虑日射病；高血压、动脉硬化的老年人突然发生昏迷，考虑急性脑血管病或心脏疾病所引起。

（四）伴随状况

昏迷前伴有发热者考虑颅内、外感染；昏迷伴有深而稍快的呼吸见于糖尿病或尿毒症所致的代谢性酸中毒；昏迷前有头痛或伴呕吐，可能是颅内占位病变；脑出血患者，有鼾音呼吸伴患侧颊肌如风帆样随呼吸而起落，脉搏慢而洪大，伴呼吸减慢提示颅内压增高；吗啡类药物中毒昏迷者，呼吸过慢且伴叹息样呼吸。瞳孔改变是昏迷患者最重要的体征；昏迷伴偏瘫见于脑血管病、脑部感染、颅外伤、颅内占位性病变等；昏迷伴颈强直见于脑膜炎和蛛网膜下隙出血。

（五）实验室及其他检查

1. 一般常规检查　包括血、尿、大便常规，血生化，电解质及血气分析等。

2. 脑脊液检查　为重要辅助诊断方法之一，脑脊液的压力测定可判断颅内压是否增高，但应慎重穿刺，以免脑疝形成。

3. 其他检查　脑电图、CT扫描、脑血管造影等检查可出现异常。

三、治疗

昏迷患者起病急骤，病情危重，应尽快找出引起昏迷的原因，能针对病因采取及时正确的措施是治疗昏迷患者的关键。但在急诊时针对昏迷所引起的一些严重并发症首先采取防治措施，也十分重要。

（一）病因治疗

积极治疗原发病。属低血糖昏迷者，立即用50%葡萄糖注射液80～100mL静脉注射。糖尿病昏迷者，则给予胰岛素治疗。肝昏迷者，用谷氨酸钠2～4支（5.75 g/20mL）加入10%葡萄糖注射液500mL，静脉滴注；或用左旋多巴5g加入100mL生理盐水，1次鼻饲或口服，也可灌肠。尿毒症昏迷有肾衰竭者，应考虑用透析疗法，必要时做肾移植手术。大出血者，要输血和用止血剂等。

（二）对症治疗

1. 呼吸衰竭者，宜充分给氧　尽可能维持正常的通气和换气，保持呼吸道通畅，并使用呼吸兴奋剂。

2. 循环衰竭者，补充血容量　合理应用血管扩张剂或收缩剂。纠正酸中毒。

3. 促脑细胞代谢药物的应用　选用葡萄糖、三磷腺苷、细胞色素C、辅酶A等药物。

4. 降低脑代谢，减少脑氧耗量　头部置冰袋或冰帽，对高热、躁动和抽搐者可用人工冬眠。

5. 控制脑水肿　应用高渗脱水剂如20%甘露醇、呋塞米、激素。如患者深昏迷，ICP监测提示颅内压大于15mmHg或伴有不规则呼吸，应尽早气管插管，使用人工呼吸机过度通气，维持$PaCO_2$在30～35mmHg，颅内压在15mmHg以下。因过度通气可使脑血管收缩，降低颅内压，改善脑血流。

6. 控制感染　必须积极控制原发或由昏迷并发的感染，及早作鼻、咽、血、小便甚至脑脊液培养，以选择适当的抗生素。

7. 恢复酸碱和渗透压平衡　代谢性酸中毒会导致心血管功能紊乱，碱中毒会抑制呼吸，低渗和高渗对脑均不利，应在24小时内纠正。

8. 开放性伤口应及时止血、清创缝合，注意有无内脏出血。

9. 疑有糖尿病、尿毒症、低血糖、电解质及酸碱失衡者应抽血检查。

10. 对服毒、中毒可疑者洗胃，并保留洗液送检。

11. 有高热或低温，则对症处理。

12. 有尿潴留进行导尿等处理。

13. 抗癫痫药物治疗一旦有癫痫发作，用苯巴比妥钠0.1～0.2g，肌内注射；若呈现癫痫持续状态，可用地西泮10mg，缓慢静脉注射。

以上处理应分清轻重缓急，妥善安排，以免坐失转危为安的良机。

四、护理要点

1. 昏迷患者在意识丧失后各种反射减弱或消失，易使口腔异物、痰块等吸入呼吸道而窒息；亦可因呼吸不畅，口腔分泌物不能自动排出而发生呼吸道梗阻和肺部感染。故患者应取侧卧头后仰，下颌稍前位，以利于呼吸。取下义齿，如有舌根后坠，可用舌钳将舌头拉向前方固定，及时清除口腔分泌物和呕吐物。

2. 营养维持　患者发病后前2日可由静脉输液，维持生理需要。48小时后应给予鼻饲饮食供应营养。因过早鼻饲可因插胃管刺激导致患者烦躁不安加重病情。鼻饲饮食的质量和数量应根据患者的消化能力而定，原则上应保证患者摄入足够的蛋白质与热量。鼻饲饮食每次灌注量不可过多或过快，以防引起呃逆和呕吐，对不能适应鼻饲的患者，可采用深静脉高能营养供应。

3. 安全保护　昏迷患者常因躁动、抽搐而发生外伤，故需按时为其剪短指甲，以防抓伤。为预防舌及口腔黏膜咬伤，应备好开口器、压舌板，如有躁狂应加用约束带、床栏、以防坠床。

4. 密切观察病情变化　昏迷初期尤应密切观察，每隔半小时至1小时观察意识、瞳孔、体温、脉搏、呼吸及血压1次。病情稳定后可改为每4小时1次。注意昏迷程度的变化，记录昏迷和清醒的时间。

5. 备好各种抢救药品及器械　鼻导管吸氧流量以2L／min为宜。呼吸衰竭时，可协助医师采用机械辅助呼吸器维持通气功能。及时准确抽血送有关化验，维持水、电解质及酸碱平衡。

第三节　咯血

咯血（hemoptysis）是指喉部以下和呼吸器官出血，经咳嗽动作从口腔排出。咯血首先须与口腔、咽、鼻出血相鉴别。口腔与咽部出血易观察到局部出血灶；鼻腔出血多从前鼻孔流出，常在鼻中隔前下方发现出血灶，诊断较易。有时鼻腔后部出血量较多，可被误诊为咯血，如用鼻咽镜检查见血液从后鼻孔沿咽壁下流，即可确诊。

一、病因和分类

引起咯血的原因很多，其中包括很多系统性疾病。据文献报道，引起咯血的疾病有100多种，其中主要是呼吸系统疾病，我国目前以肺结核病咯血者仍占多数，肺癌所致咯血发生率也较以往显著增多，成为咯血最常见原因之一。

（一）支气管疾病

1. 支气管扩张　由于炎症，支气管壁弹性纤维破坏，管壁厚薄不匀，形成假性动脉瘤，破裂后可引起大咯血。

2. 支气管肺癌　早期多为小量咯血，晚期癌组织侵蚀较大血管可致大咯血。

3. 支气管内膜结核　大咯血较少见。

（二）肺部疾病

1. 肺结核　大咯血多见于慢性纤维空洞型肺结核形成的假性动脉瘤破裂。

2. 肺脓肿　脓肿壁血管破坏引起大咯血。

3. 肺吸虫病　肺毛细血管麻痹性扩张充血，管壁肿胀疏松或崩解，使大量红细胞外渗。

4. 肺血管瘤破裂出血。

（三）心血管疾病

1. 左心力衰竭。

2. 风湿性心脏病二尖瓣狭窄。

3. 肺动静脉瘘。

（四）其他

1. 外伤　异物伤；肺挫伤；气管切开套管位置不正确，随呼吸运动损伤支气管动脉。

2. 全身性疾病　肺出血型钩端螺旋体病、流行性出血热、血小板减少性紫癜等。

临床上常根据咯血量分为：痰中带血、少量咯血（<100mL／d）、中量咯血

（100~500mL/d）和大量咯血（>500mL/d）。对于大咯血的定义，尚无普遍公认的标准，一般较多接受的标准：24小时咯血量600mL以上或一次咯血500mL以上。

二、病情评估

（一）病史

咯血的评估首先依据病史。青年人痰中带血或少量咯血多见于肺结核，反复大量咯血多见于支气管扩张。

（二）主要症状和体征

除有原发疾病表现外，大咯血可有以下表现：

1. 呼吸困难和发绀 因血块阻塞支气管或血液、支气管分泌物在气道内潴留，可引起全肺、肺叶或肺段不张，致不同程度的呼吸困难和缺氧表现，体检可发现相应区域的呼吸音减弱或消失，X线检查可显示肺不张征象。

2. 发热 咯血后体温可轻度升高（≤38℃），如出现寒战、高热、剧烈咳嗽、常提示继发肺部感染。

3. 休克 咯血导致失血性休克并不常见，在原血容量偏低情况下偶可发生。

4. 窒息 其先兆为胸闷、憋气、冷汗、喉头咕噜作响、大量咯血，随即烦躁、发绀、呼吸窘迫，甚至昏迷。

（三）实验室及其他检查

1. 血液及痰液检查 血常规、血小板、出凝血时间检查可以提示或排除血液疾病。痰液检查结核菌、肺吸虫卵、阿米巴原虫、真菌及其他致病菌、癌细胞，对肺结核、肺吸虫病、肺阿米巴病、肺真菌病、肺癌有重要意义。

2. X线检查 咯血患者均应进行前后位及侧位X线胸片检查，在大咯血不易搬动时可进行床边X线检查或咯血停止后再进行检查。

3. 支气管镜检查 不仅可迅速查明出血部位，也可进行适当的治疗。病情允许时可通过活检或刷检进行组织学或细胞学检查，帮助明确病因。纤支镜检查应在大咯血停止1~2小时后或少量出血时进行。大咯血有窒息危险时应用硬质支气管镜进行急救吸引以防气道的阻塞，对重度肺功能损害患者衰弱不能耐受时应慎用。

三、治疗

（一）一般治疗

1. 休息、镇静 大咯血者精神紧张，交感神经张力增高，表现为心跳加快、血压升高等，对止血不利。首先要做好思想工作，必要时给予小剂量镇静剂，如地西泮5~10mg。

2. 建立静脉输液通道，并给予氧疗 大咯血患者经常表现为有效循环血量不足及程度不同的组织缺氧，因此，需要建立输液通道补充血容量、药物等，同时给予合理供氧，注意呼吸道通畅，必要时行人工辅助呼吸。

3. 止血药物的应用　对中等或大量咯血应用疗效迅速的止血药。

（1）垂体后叶素：收缩肺小动脉减少肺出血量，可用5～10U加25%葡萄糖20～40mL缓慢静注，每8小时1次，或10～20U加5%葡萄糖液250mL静脉滴注。对高血压、冠心病及妊娠患者慎用。

（2）6-氨基己酸：6～8g加5%葡萄糖液500mL静脉滴注。本药能抑制纤溶酶原活化纤溶解，从而影响纤溶酶的纤溶作用，阻止纤维蛋白原和纤维蛋白溶解，达到止血目的。

（3）鱼精蛋白：对抗肝素和促进凝血酶原形成从而加速血凝。常用100mg加25%葡萄糖液40mL静脉注射，每日2次。

（4）酚妥拉明：为α-肾上腺素能受体阻滞剂，具有直接扩张血管平滑肌，降低肺循环压力的作用。用时需监测血压和补充血容量。用5%葡萄糖250～500mL加10～20mg缓慢静注。

（5）其他止血药：维生素$K_1$20mg 每6小时1次静注或肌内注射；卡巴克洛5～10mg肌内注射每6小时1次；酚磺乙胺0.25～0.75g肌内注射每6小时1次。

4. 输血　持续大咯血出现循环血容量不足，应及时补充血容量。少量、多次输新鲜血，每次100～200mL，除能补充血容量，尚有止血作用。

（二）致命性大咯血的紧急处理

1. 急诊内镜下止血　内镜可用于帮助确定出血部位和局部止血。致死性大咯血者，如经内科保守治疗无效，常需紧急手术治疗，但其中一部分患者出血具体部位不明，很难进行手术。对此类患者做内镜检查，可能见到血液从某一段或叶支气管口溢出，从而确定出血来源部位。一般认为对持续大咯血者，可在一次大咯血暂停数小时内，还仍有少量血丝痰时，检出咯血来源部位的机会最多，且也较安全。选用纤支镜检查患者较易耐受，且视野广而清晰，因此使用较多，但遇大量咯血或血块堵塞时，往往无法将血液吸出，硬质气管镜对清除气管内血液更为有效，做内镜检查时应准备好供氧及其他各种抢救设备，并且最好在手术室进行，以便必须时紧急进行手术治疗。

2. 支气管动脉造影和栓塞治疗　致死性大咯血的病例，如患者无手术条件，可在支气管动脉造影的引导下，进行支气管动脉栓塞治疗。

3. 萎陷疗法　用于位置上叶靠近肺边缘，下叶近膈肌的肺结核空洞血管破裂，反复大量咯血者。可施行人工气胸（上叶空洞）和气腹（下叶空洞）术。一般注气600～1500mL，必要时隔1～2天重复1次。

4. 手术治疗　仅用于内科综合治疗无效或有窒息危险的大咯血患者。其适应证如下。

（1）24小时内咯血量超过500mL。

（2）12小时短期内大量咯血达600mL以上。

（3）一次咯血达200mL并在24小时内反复咯血者。

（4）曾有咯血窒息史者。

禁忌证：晚期肺癌出血、二尖瓣狭窄出血、全身有出血倾向者、体质极差伴肺功能不全和出血部位不明确者。

（三）咯血窒息的抢救

1. 体位引流　立即将患者置于俯卧头低足高位（头部向下倾斜45°～60°）引流，轻拍背部以利于血流出。

2. 出现四肢抽搐、牙关紧闭、神志不清时，立即用开口器撬开闭合的牙关或先用金属汤匙撬开牙关，然后再用开口器张开口腔，用舌钳拉出舌，迅速负压抽吸以清除口腔凝血块和血液，或作气管插管，必要时气管切开，急速吸出气管、支气管内血块及血液，保持呼吸道通畅。

3. 在解除气道阻塞的情况下，给予吸高浓度氧及适量呼吸中枢兴奋药，以改善缺氧。

4. 如无自主呼吸者，可施行人工呼吸，或经气管插管或气管切开后行人工呼吸器辅助呼吸。

（四）大咯血并休克的处理

1. 迅速输血或输液补足血容量。

2. 适当应用血管活性物质如间羟胺、多巴胺，使收缩压保持在12.0～13.3kPa，不宜太高，以免加重咯血。

3. 抗感染。

4. 纠正酸中毒和电解质紊乱。

5. 注意预防和及时治疗肾衰竭。

（五）大咯血并肺不张及肺炎的处理

1. 阻塞性肺不张的处理　适当翻身排痰，病侧在上侧卧，鼓励患者排痰，停用镇静剂及镇咳剂，应用祛痰剂、解痉剂、雾化吸入以利于排痰。

2. 肺炎的处理　加强排痰，顺位引流，应用抗生素及中药控制感染。

（六）原发病的治疗

根据咯血的不同原因，采取不同的治疗方法，如二尖瓣狭窄、急性左心力衰竭所致的咯血应按急性左心力衰竭处理；有全身性出血性疾病者，主要治疗方法是少量多次输新鲜血；肺结核、肺炎等引起的咯血，针对不同病原，选用适当的抗生素控制感染。

四、护理要点

1. 保持病室内安静，避免不必要的交谈，以减少肺部活动度，小量咯血者应静卧休息，大量咯血时应绝对卧床休息。

2. 守护在患者身旁并安慰患者，轻声、简要地解释病情，使之有安全感、消除恐惧感。

3. 向患者解释心情放松有利于止血，告知患者咯血时绝对不能屏气，以免诱发喉头痉挛、血液引流不畅形成血块，导致窒息，协助患者取患侧卧位或平卧位头偏向一侧，嘱其尽量将血轻轻咳出。

4. 大量咯血者暂禁食，小量咯血者宜进少量凉或温的流质饮食，多饮水及多食含纤维素食物，以保持大便通畅。

5. 备好吸痰器、鼻导管、气管插管和气管切开包等急救用品，以便医生及时抢救，解除呼吸道阻塞。

6. 严密观察生命体征，及时测血压、脉搏、呼吸，严密观察精神及意识状态的变化，注意咯血量及速度，及时发现窒息的早期症状并及时采取有效抢救措施。

7. 防止窒息　保持正确的体位引流姿势，护理时尽量少翻动患者，鼓励并指导患者将血咯出，可轻拍其背部协助之，以防血块堵塞气道。负压吸引口腔及气管内血液或血块时，避免用力过猛，应适当转动吸引导管。如吸引过程中导管阻塞，应立即抽出导管，此时往往可带出导管顶端的血凝块。窒息复苏后须加强护理，防止再咯血引起再窒息、休克、肺不张及继发感染，防止心、肺功能衰竭。

8. 观察治疗反应　及时观察患者对治疗的反应及药物的作用，根据病情变化控制药液滴速。

第四节　昏厥

昏厥（syncope）是指一过性脑缺血、缺氧引起的突发而短暂的意识丧失。反复发作的昏厥是病情严重和危险的征兆。

一、病因

心源性昏厥多由病态窦房结综合征、房室传导阻滞、阵发性心动过速等心律失常引起，也可因肥厚型心肌病、主动脉瓣狭窄、左房黏液瘤等引起急性心排血受阻所致，这类由于心排血量突然下降所致的昏厥称心源性脑缺血综合征或阿-斯综合征。非心脏性原因如疼痛、恐惧、直立性低血压、排尿等可引起血管运动失调性昏厥；脑血流受阻、低血糖、咳嗽等也可引起昏厥。

二、病情评估

（一）病史

询问过去有无相似的发作史，有无引起昏厥的有关病因。

（二）临床表现

突然昏倒，不省人事，面色苍白，四肢厥冷，脉搏缓慢，肌肉松弛，瞳孔缩小，收缩压下降，舒张压无变化或较低，短时间内能逐渐苏醒（通常不超过15秒），无手足偏废和口眼㖞斜。

体格检查要全面系统地进行，注意测定仰卧和直立位时的血压。心脏听诊注意有无心律失常、心脏瓣膜病等，有无杂音及震颤。神经系统检查有无定位体征等。

（三）实验室及其他检查

1. 血常规、血沉、血糖、电解质、血气分析、血液流变学检查、X线胸片等检查，可提供病因诊断的线索。

2. 心电图检查对心源性昏厥有帮助。

3. 脑电图检查包括睡眠时及昏厥发作时记录，对排除癫痫有很大帮助。

4. 必要时可进行超声心动图、脑血管造影、CT检查等，以确定病因。

三、治疗

（一）对症治疗

发作时应取平卧位，将所有紧身的衣服及腰带松解，以利于呼吸，将下肢抬高，以增加回心血量。头部应转向一侧，防止舌部后坠而阻塞气道。紧急情况下可针刺人中、百会、合谷、十宣。

（二）病因治疗

心源性昏厥应处理心律失常，如心房颤动或室上性心动过速时，可应用洋地黄治疗，完全性房室传导阻滞所致的昏厥，最好使用心脏起搏器。心室颤动引起的昏厥，可用电击除颤。对脑部及其他神经疾患所引起的昏厥，主要是治疗原发病。直立性低血压可试用麻黄素25mg，1日2～3次或哌甲酯10～20mg，早晨、中午各服1次。排尿性昏厥应劝告患者靠墙或蹲位小便；咳嗽性昏厥应治疗肺部炎症。

四、护理要点

1. 按医嘱指导患者卧床休息或适当活动。病室应靠近护理站。

2. 解释昏厥的原因；嘱患者避免剧烈活动、情绪激动，直立性低血压者卧位坐起或站立时动作应缓慢；有头昏、黑蒙等昏厥先兆时，立即下蹲或平卧，防止摔伤。

3. 病情观察与护理观察生命体征，注意血压、呼吸频率及节律、心率及心律有无改变；皮肤有无发绀、水肿、色素沉着；有无病理反射及神经系统阳性体征。如昏厥发作伴面色红润，呼吸慢而伴有鼾声，或昏厥发作期间，心率超过每分钟180次或低于每分钟40次，分别考虑有脑源性或心源性昏厥可能者，应立即报告医生处理。

第五节　头痛

头痛为临床常见的症状，各种原因刺激颅内的疼痛敏感结构都可引起头痛。颅内的血管、神经和脑膜以及颅外的骨膜、血管、头皮、颈肌、韧带等均属头痛的敏感结构。这些敏感结构受挤压、牵拉、移位、炎症、血管的扩张与痉挛、肌肉的紧张性收缩等均可引起头痛。

一、病因

可由感染、血管病变、颅脑占位性病变或外伤等直接刺激或牵拉颅内血管、硬脑膜引起，可由五官、颈椎、颈肌病变引起；也可由于高热、高血压、缺氧、过敏反应等造成颅外软组织内血管的收缩、舒张而引起，或由于中毒、代谢障碍或神经官能症引起。

二、病情评估

（一）病史

1. 头痛部位　一侧头痛多为偏头痛及丛集性头痛；一侧头痛，且深在性，见于颅内占位性病变，但疼痛侧不一定就是肿瘤所在的一侧；颞、顶、颈部的头痛，可能为幕上肿瘤。额部和整个头痛可能为高血压引起的头痛；全头部痛多为颅内或全身感染疾病；浅表性、局限性头痛见于眼、鼻或牙源性疾患。

2. 头痛的性质　搏动性、跳动样头痛见于偏头痛、高血压或发热疾病的头痛；呈电击样痛或刺痛多为神经痛；重压感、紧箍感或钳夹样感为紧张性头痛。

3. 头痛的程度　头痛的程度与其病情的严重性不一致。剧烈的头痛常提示三叉神经痛、偏头痛或脑膜刺激的疼痛；轻或中度头痛可能为脑肿瘤。

4. 头痛的时间　一天之内头痛发作的时间往往与头痛的病因有关。清晨醒来时发作，常见于高血压、颅内占位性病变、额窦炎；头痛多在夜间发作，可使患者睡眠中痛醒，见于丛集性头痛；头痛在下午加重见于上颌窦炎。

5. 伴随症状　头痛伴剧烈呕吐提示颅内压增高，头痛于呕吐后缓解见于偏头痛。头痛伴眩晕见于椎-基底动脉供血不足或小脑肿瘤。头痛伴发热常见于颅内或全身性感染。头痛伴视力障碍见于青光眼或脑肿瘤。头痛伴神经功能紊乱症状，见于紧张性头痛。

（二）体格检查

检查时应注意血压、体温、头面部及心、肺、腹部检查及颈部淋巴结等检查。神经系统应做全面检查，包括姿势、步态、精神和意识状态、颅神经检查、运动系统检查、反射。必要时进行自主神经及感觉检查。

（三）实验室及其他检查

应根据疾病的具体情况及客观条件，选择必要的辅助检查，如内科的三大常规、血沉、血糖、尿素氮、肝功能、血气分析、心电图、内分泌功能、脑脊液等；怀疑为颅脑疾病者，应行脑电图、脑CT、脑血流图、颅脑X线片或磁共振等检查。

三、治疗

（一）病因治疗

针对病因进行治疗，如颅内感染应用抗生素；颅内占位性病变可行手术治疗；高血压、五官疾病、精神因素等所致者，均应进行相应的处理。

（二）一般治疗

无论何种原因引起的头痛，患者均应避免过度疲劳和精神紧张，须静卧、保持安静、避光。

（三）对症治疗

1. 镇痛剂　用于严重头痛时，多为临时或短期用，可用于各型头痛。可选用阿司匹林0.2～0.5g，或复方阿司匹林（APC）0.5～1.0g，吲哚美辛25mg，均每日3次，口服。若痛剧未止，或伴烦躁者，选用四氢帕马丁100～200mg，每日3次，口服；或60～100mg皮下或肌内注射。或罗通定30～60mg，每日3次，口服；或60mg皮下或肌内注射。或可待因15～30mg或哌替啶50mg，皮下或肌内注射。

2. 镇静、抗癫痫药　通过镇静而减轻疼痛。可用地西洋2.5～5.0mg，口服；或5～10mg，肌内注射。氯氮5～10mg，每日3次，口服。抗癫痫药多用于控制头痛发作，可选用苯妥英钠50～100mg，每日3次，口服。

3. 控制或减轻血管扩张的药物　主要用于血管性头痛。

（1）麦角胺：麦咖片1～2片口服，0.5小时后无效可加用1片。严重头痛者用酒石酸麦角胺0.25～0.5mg皮下注射，孕妇、心血管、肝肾疾患等禁用。

（2）5-羟色胺拮抗剂：二甲麦角新碱每日2～12mg；苯噻啶0.5～1.0mg，每日3次；赛庚啶2～4mg，每日3次。

（3）单胺氧化酶：苯乙肼15～25mg或阿米替林10～35mg，每日3次。

（4）β受体阻滞剂：普萘洛尔10～30mg，每日3次；吲哚洛尔每日2.5mg。哮喘、心力衰竭、房室传导阻滞者禁用。

（5）可乐定0.035~0.075mg，每日3次。

4. 脱水剂　颅内高压（脑水肿）时，用20%甘露醇或25%山梨醇250mL，快速静脉滴注，4~6小时重复1次，间隙期静脉注射50%葡萄糖注射液60mL。必要时加地塞米松10~20mg，与10%葡萄糖液500mL静脉滴注，每日1次。

（四）手术治疗

对脑血管性疾病、脑肿瘤、鼻咽部肿瘤等引起的头痛可考虑行手术治疗。

（五）其他治疗

对不能手术的脑肿瘤等，可采取化疗和放射治疗。

（六）中药治疗

酌情选用正天丸、清眩丸、牛黄上清丸等。

四、护理要点

1. 头痛伴颅内压增高的患者，应绝对卧床休息，床头可抬高15°~30°；伴呕吐者应注意头偏向一侧，防止误吸呕吐物。遵医嘱应用脱水剂，如20%甘露醇250mL，快速静脉滴入，以达到渗透性利尿作用而降低颅内压。

2. 保持患者大小便通畅，避免因用力增加颅内压而加重头痛，必要时可给予开塞露通便。

3. 做好心理护理，关怀、体贴患者，帮助患者改正个性上的弱点、缺点（如个性内向、遇事紧张、急躁、焦虑）。

4. 应注意观察头痛的部位、性质、发生的急缓程度、发生的时间和持续的时间、与体位的关系；注意头痛的前驱症状和伴随症状，激发、加重和缓解头痛的因素；注意患者的神志、意识情绪、瞳孔大小、呼吸、脉搏、体温及血压；注意观察头痛治疗、护理效果。

5. 头痛严重时，应遵医嘱给予止痛剂，但要避免镇痛药物的长期连续使用，尤其慢性头痛长期给药，易引起药物的依赖性。对于常用的止痛药物还要注意其他不良反应，如胃肠道反应、凝血障碍、过敏反应、水杨酸反应等。

6. 对颅内高压使用甘露醇或山梨醇时，注意滴入速度要快，宜加压输入，一般250mL溶液在30分钟内滴完；在用药过程中要随时观察，以免压力过高使空气进入血管；注射部位药液不得外渗，以免引起局部组织坏死；对于慢性心功能不全的患者，由于增加循环血量和心脏负荷，故应慎用。

第六节　呼吸困难

呼吸困难（dyspnea）是指患者主观感觉吸入空气不足、呼吸费力；客观表现为呼吸运动用力。重者鼻翼翕动、张口耸肩，甚至发绀，呼吸辅助肌也参与活动，并可有呼吸频率、深度与节律异常。

一、病因

呼吸困难最常见的病因是呼吸系统和循环系统疾病，少数则由中毒性、神经精神性、血源性等因素引起。此外，腹压增高（如大量腹腔积液、妊娠后期等）时也可致呼吸困难。剧烈运动后的正常人，也可出现短暂的生理性呼吸困难。

（一）呼吸系统疾病

1. 上呼吸道疾病　如咽后壁脓肿、扁桃体肿大、喉内异物、喉水肿、喉癌、白喉等。

2. 支气管疾病　如支气管炎、哮喘、支气管肿瘤、广泛支气管扩张、异物、阻塞性肺气肿、支气管狭窄或受压（邻近的淋巴结或肿块等压迫）。

3. 肺部疾病　如各种炎症、肺气肿、广泛肺结核病、大块肺不张、巨大肺囊肿或肺大疱、肿瘤（特别是肺癌）、肺水肿（特别是ARDS）、尘肺、肺梗死、结节病、弥散性肺纤维化、肺泡蛋白沉着症、多发性结节性肺动脉炎、肺泡微石症、肺淀粉样变等。

4. 胸膜疾病　如大量胸腔积液、气胸、间皮瘤、广泛胸膜肥厚粘连等。

5. 胸壁限制性疾病　如胸廓或脊柱畸形、脊柱炎、肋骨骨折、呼吸肌麻痹、膈肌疲劳或麻痹、膈疝、过度肥胖等。

6. 纵隔疾病　如纵隔炎症、气肿、疝、淋巴瘤、主动脉瘤、甲状腺瘤、胸腺瘤、畸胎瘤等。

（二）心脏疾患

1. 充血性心力衰竭　充血性心力衰竭所致的呼吸困难一般在数周和数月中缓慢进展，是左心力衰竭所致的肺静脉和肺毛细血管高压的临床表现，根据严重程度可分别表现为：①劳力性呼吸困难；②端坐呼吸；③夜间阵发性呼吸困难；④静息时呼吸困难；⑤急性肺水肿。

2. 动力不足性心力衰竭。

3. 心包积液　心包积液也可引起呼吸困难，由于心包积液量的不断增加压迫邻近的支气管和肺实质，致使呼吸困难进一步加重，可伴有胸部压迫性钝痛、咳嗽、吞咽困难等症状。

二、病情评估

（一）病史

1. 起病形式

（1）发病急，常见于急性喉炎、喉头痉挛、呼吸道异物、急性左心力衰竭、哮喘发作、自发性气胸、肺梗死。

（2）缓慢发病见于慢性支气管炎、慢性心力衰竭、重症肺结核、肺纤维性变、阻塞性肺气肿、二尖瓣狭窄等。

2. 诱发因素　劳动时出现呼吸困难并加重，休息时缓解或减轻，仰卧位时加重，坐位时减轻，夜间阵发性发作，可能系心源性呼吸困难；活动时明显，休息后无气短者，可能为心功能不全、重度肺气肿、哮喘性支气管炎等；在咳嗽或突然用力后发生者可能为自发性气胸；精神刺激后发生的呼吸困难常见于癔症；慢性进行性常见于胸腔积液（如化脓性、结核性、风湿性及肿瘤浸润等）。

3. 伴随症状

（1）发作性呼吸困难伴窒息感：常需做紧急处理，见于支气管哮喘发作、心源性哮喘、喉头痉挛或喉头水肿、大块肺栓塞、自发性气胸等。

（2）呼吸困难伴发热：可见于肺炎、肺脓肿、肺结核、胸膜炎、急性心包炎、咽后壁脓肿、扁桃体周围脓肿及中枢神经系统疾病。

（3）呼吸困难伴意识障碍或昏迷：多见于中枢神经系统疾病、尿毒症、糖尿病、药物中毒等。

（二）体格检查

1. 吸气性呼吸困难　其特点是吸气显著困难，常伴有吼声和三凹征（胸骨上窝、锁骨上窝、肋间隙在吸气时明显下陷）。

2. 呼气性呼吸困难　其特点是呼气费力、延长而缓慢，常伴有哮鸣音。

3. 混合性呼吸困难　常见于肺组织呼吸面积减少，如肺炎、肺水肿、胸膜炎及气胸均可使呼吸受限，出现呼气与吸气均费力。

（三）实验室及其他检查

血、尿、粪便常规检查，尿酮，血糖，血尿素氮，血肌酐，肝功能，血气分析，二氧化碳结合力，痰查抗酸杆菌、癌细胞，心电图及心肺X线检查，支气管镜检查，各种免疫功能试验等，均有助于病因诊断。

三、治疗

1. 病因治疗　积极治疗原发病。

2. 对症治疗 包括保持呼吸道通畅，给氧，给支气管解痉药如氨茶碱、酚妥拉明、抗胆碱类药物等，呼吸衰竭可给予呼吸兴奋剂，必要时给予辅助呼吸。对于心脏病引起的呼吸困难，应立即救治，如吸氧、注射吗啡、强心、利尿等。对于慢性阻塞性肺疾患引起的呼吸困难，除一般治疗包括支持疗法，必要时吸氧、抗生素防治呼吸道感染外，需积极化痰、排痰及解痉、平喘，大力改善呼吸道阻塞。对于大量胸腔积液引起的呼吸困难，为解除呼吸困难及诊断，需进行穿刺及抽液，并针对病因进行全身用药或胸腔内注射。对于自发性气胸引起的呼吸困难，若病情危重不允许X线检查者应立即用人工气胸器抽气。干性胸膜炎引起的呼吸困难除病因治疗外，可予以非甾体抗炎药如阿司匹林，必要时可予以可待因等。

四、护理要点

（一）一般护理

1. 保持室内空气新鲜和适宜的温度、湿度；协助患者取舒适的体位，如抬高床头、半坐卧位。

2. 教会患者正确的咳嗽、排痰方法，以确保有效咳嗽和顺利排痰，若病情许可，每2小时改变1次体位，以利于痰液的移动和清除，必要时吸痰，保持呼吸道通畅。

3. 指导患者采取有效的呼吸技术

（1）缩唇式呼吸法：患者用鼻吸气，然后通过半闭的口唇慢慢呼气，边呼气边数数，数到第7后做一个"扑"声，尽量将气呼出，以改善通气，吸与呼的时间之比为1：2或1：3；

（2）膈式呼吸法：护士将双手放在患者肋弓下缘，嘱患者用鼻吸气并将其腹部向外膨起顶住护士双手，屏气1~2秒钟以使肺泡张开，然后护士双手在患者肋弓下方轻轻施加压力，让患者用口慢慢呼出气体，如此练习数次后鼓励患者自己实施，以增加肺活量。

4. 病情许可时，鼓励患者有计划地逐渐增加每日的活动量，以保持和改善肺功能，但避免过度劳累。

5. 向患者说明预防呼吸道感染的重要性和吸烟的危害性，指导患者注意保暖，避免去人多和空气污浊的地方，实施戒烟计划。

（二）病情观察与护理

1. 观察呼吸频率、深度和节律的改变，有无呼吸困难三凹症，胸锁乳头肌等辅助呼吸是否参与呼吸运动。注意心、肺体征，尤其是两侧呼吸音是否对称，啰音的性质与分布，及心界、心音、心律、杂音与血压。还要检查有无颈静脉怒张、肝肿大或下肢水肿。若为神经、肌肉疾患所致呼吸困难，还应进行肌力、肌张力、腱反射、病理反射等神经系统检查。

2. 呼吸困难者要按医嘱进行氧疗，如慢性Ⅱ型呼吸衰竭患者一般采用鼻管持续给氧，流量为1~2L／min，浓度为24%~30%。按医嘱给予消炎、化痰、止喘药，进行超声雾化等治疗，必要时协助建立和维持人工气道。严重呼吸困难患者要做好机械通气的准备工作，必要时进行机械通气。合并心力衰竭者应按医嘱给予减轻负荷、强心、利尿等治疗。

第七节　急性腹痛

急性腹痛（acute abdominal pian）是急诊患者最常见的主诉之一，涉及内、外、妇、儿等诸专科。由腹腔内器官的病变产生的腹痛称为"真性腹痛"。腹壁和腹部临近部位病变及全身性疾病引发的腹痛称为"假性腹痛"。急性腹痛的特点是起病急骤、病因复杂、病情严重程度不一，如果诊断不及时或处理不当将产生严重后果。

一、病因

引起腹痛的病因很多，既可由腹内脏器的病变引起，又可由腹外疾患所致。

1. 消化系统疾病　如急性胃炎、消化性溃疡穿孔、急性胃扩张、急性胃扭转、急性尿潴留、胃痉挛、急性肠梗阻、急性胆囊炎、胆石症、胆道蛔虫症、急性胰腺炎等。

2. 泌尿生殖系统疾病　急性肾盂肾炎、肾石病、肾下垂、急性盆腔炎、异位妊娠、卵巢囊肿扭转、卵巢破裂、痛经等。

3. 内分泌及代谢障碍疾病　糖尿病酮症酸中毒、尿毒症、甲状腺功能亢进症、腹部肿块型铬细胞瘤、急性肾上腺皮质功能不全、低血糖症、血卟啉病、高脂血症。

4. 神经系统疾病　腹型癫痫、腹壁神经痛、神经官能性腹痛。

5. 中毒性疾病　如铅中毒、砷中毒、汞中毒、食物中毒等。

6. 传染病　流行性出血热、登革热、登革出血热、伤寒、急性细菌性痢疾、急性阿米巴痢疾等。

7. 腹外脏器疾病　胸部疾病，如细菌性肺炎、急性充血性心力衰竭、急性心肌梗死、急性心包炎。

二、病情评估

（一）病史

1. 起病的缓急及疼痛程度　是突然发生还是逐渐出现，疼痛过程是逐渐加重还是减轻。

2. 腹痛的部位　上腹痛多为食管、胃、十二指肠、胆系或胰腺疾病，下腹痛常由结肠病变及盆腔疾病引起。另外，腹痛还应注意是局限性还是弥散性、固定性还是游走性，是否有放射性。

3. 腹痛性质　是绞痛、撕裂痛、刀割样、钻顶样，还是钝痛、隐痛、胀痛、闷痛、烧灼痛；是阵发性、持续性，还是持续性疼痛阵发性加重。

4. 腹痛的转移和放射　由于神经分布的关系，一些部位病变引起的疼痛常放射至固定的区域。如胆囊炎、胆石症之疼痛常可放射到右侧肩背部。急性阑尾炎腹痛常从上腹部和脐周开始，后逐渐转移至右下腹固定。胃、十二指肠穿孔，有时漏出胃、肠内容物，可沿右侧结肠旁沟流至右下腹，可产生右下腹疼痛及压痛（可误诊为急性阑尾炎）。下叶肺炎、胸膜炎可引起同侧腹部反射性疼痛。肾脏、输尿管结石或女性附件疼痛常可放射到外阴及会阴部。

5. 伴随症状　对急性腹痛患者伴随症状的了解，有时可有力地提示疾病的性质，有时可指示疾病的部位和波及范围。如胃肠道疾病常伴有呕吐。肠梗阻呕吐频繁，高位梗阻者呕吐出现较早，吐出内容物多为食物、胃液、胆汁等；低位梗阻者呕吐出现较晚而腹胀明显，吐出内容物可为粪汁样，并有停止排气及排便。吐出褐色腥臭气味的内容物可能为急性胃扩张；呕吐不消化食物及稀水可能为急性胃炎；吐出蛔虫应考虑十二指肠及胆道蛔虫病之可能。若出现果酱样血便则须想到肠套叠、出血性肠炎之可能。绞痛伴有膀胱刺激症状或血尿，常为泌尿系的疾病。腹痛伴有阴道的出血可能为宫外孕破裂、流产等。腹痛早期伴有休克，见于急性出血坏死性胰腺炎，胃、十二指肠急性穿孔，绞窄性肠梗阻等；腹痛后期伴有休克，多为内出血或弥散性腹膜炎的表现。先有高热而后有腹痛者可能为内科疾病，外科急腹痛一般在开始时体温正常或仅有低热，以后随着炎症的进展而体温逐渐上升。腹痛伴有寒战、高热或黄疸，应考虑急性梗阻性化脓性胆管炎的可能。而腹型癫痫可有短暂的意识丧失。

6. 其他

（1）腹痛出现前有无不洁食物史、暴饮暴食、酗酒，有无服药史，所用药物的种类，女性患者应注意月经情况。

（2）既往有无类似发作史，有无溃疡病史、肝胆疾病史、糖尿病史、肾脏病史及心脏病史等。

（二）体格检查

对急性腹痛的患者，首先应了解患者的一般状况，包括体温、脉搏、呼吸、血压、神志、舌苔、病容、表情、体位、皮肤情况，以及有无贫血、黄疸。且不可忽视全身体检，包括心肺情况，然后重点检查腹部，同时要注意双侧腹股沟处，以免漏诊嵌顿性腹股沟斜疝或股疝。

腹部检查要注意观察以下几点。

（1）腹部外形有无膨隆，有无弥散性胀气，有无肠型和蠕动波，腹式呼吸是否受限等。如全腹膨胀可能是肠梗阻、肠麻痹、内出血的表现，肠型和肠蠕动波的出现也说明有肠梗阻存在。腹式呼吸运动的减弱或消失可能为腹膜炎。女性患者下腹部隆起块物可能为卵巢囊肿扭转；右上腹局部隆起之包块可能为肿大的胆囊。

（2）压痛与肌紧张：检查者动作要轻柔，患者应合作，应先做腹部其他部位的触诊，最后触按患者主诉疼痛部位，并与健侧比较。固定部位的、持续性的深部压痛伴有肌紧张常为炎症的表现。若全腹都有明显压痛、反跳痛与肌强直，为中空脏器穿孔引起腹膜炎的表现。

（3）腹部有无肿块：炎性肿块常伴有压痛和腹壁的肌紧张，因此，边界不甚清楚；非炎性肿块边界比较清楚。要注意肿块的部位、大小、形态、活动度，以及有否压痛等。

（4）肝浊音界和移动性浊音：肝浊音界缩小或消失表示胃肠穿孔；内出血或腹膜炎有大量炎性渗出液时，可有移动性浊音。但有时胃肠穿孔不一定肝浊音界都消失，少量积液时不容易发现移动性浊音，可辅以腹部X线透视及诊断性穿刺。

（5）肠鸣音的增强还是减弱：肠炎时可有肠鸣音亢进，若听到气过水声为机械性肠梗阻的表现；肠鸣音由亢进到减弱或消失，则为腹膜炎、肠麻痹的表现。

此外，还要注意行直肠、阴道检查。直肠检查对诊断盆腔内的脓肿、肿瘤、炎性肿块、肠套叠等疾病有重大帮助。对已婚妇女请妇科医生协助做阴道检查可有助于对盆腔病变的诊断。

（三）实验室及其他检查

1. 实验室检查　血常规 测定有助于了解贫血及感染情况，动态观察有助于了解是否有进行性内出血及炎症变化情况；尿中红细胞、白细胞对诊断肾绞痛及尿路感染有价值，尿糖、酮体、pH测定可诊断糖尿病酮症酸中毒；大便潜血试验有助于诊断消化道出血；脓血便见于肠道炎症及肿瘤。

生化检查：血、尿淀粉酶测定，肝、肾功能，血糖、电解质及血气分析等对诊断及治疗均有较大价值。

2. X线检查　胸腹透视及X线片可以排除胸部疾病导致的腹痛，并对肠梗阻、上消化道穿孔有确诊作用。

3. 超声波检查　可发现肝脾包膜断裂、包膜下积血，胆道结石、扩张、蛔虫、胰腺肿大、腹腔积液和肿块。在异位妊娠诊断中，有时可看到胎儿影像。

4. 内镜检查　胃镜、十二指肠镜、胆道镜、结肠镜、腹腔镜等，可根据需要酌情选择。

5. CT检查　可早期发现异常，对病变定位及定性有很大价值。目前对实质脏器损伤常首选CT检查。

6. 诊断性腹腔穿刺术及诊断性腹腔灌洗引流术　诊断性腹腔穿刺术主要适用于怀

疑腹内出血、原因不明的急性腹膜炎、腹腔积液等。

（四）鉴别诊断

引起急性腹痛的病因复杂，病种繁多，内科的急性腹痛多以消化系统疾病所致，但必须注意与外科、妇科的急腹症相鉴别。

三、治疗

（一）病因治疗

对急性腹痛应主要针对病因治疗，属炎症性腹痛则应选择适当的抗感染药物。对一时难以确诊的急性腹痛患者，可先给予对症处理。

（二）解痉止痛

凡诊断未能明确的急性腹痛患者禁用麻醉性止痛剂，如吗啡、哌替啶、可待因等，以免掩盖症状，延误诊断和治疗。可酌情选用下述药物和针灸疗法。

1. 阿托品　取阿托品0.5mg皮下或肌内注射有解痉止痛作用。

2. 硝苯地平　为钙离子拮抗剂，可阻断平滑肌细胞的Ca^{2+}通道，抑制平滑肌细胞的兴奋收缩耦联过程，并可直接阻止肥大细胞释放组胺、5-羟色胺等炎症递质。因此可用于治疗胃肠道、胆道、泌尿道等器官的炎性、痉挛性疼痛。方法：舌下含服硝苯地平10～20mg，总有效率为84%。

3. 吲哚美辛　本品是PG合成酶-环氧化酶抑制剂，使用后该酶受抑制，PG减少，使平滑肌松弛，导管扩张，同时分泌物减少，导管内压减低，疼痛得以缓解，并有利于分泌物、结石、虫体等排出。用法：吲哚美辛每次50mg，每日3次，剧痛缓解后改为每次25mg，每日3次，完全缓解后停药。文献报道，用本品治疗胆道蛔虫、胆囊炎、胆结石、肾石症、胰腺炎引起的急腹症，总有效率92.5%。但溃疡病、肾功能不良应避免使用。

4. 尼群地平（nitredipine）　是二氢吡啶衍生物，为硝苯地平的同系物，属钙通道阻滞剂，临床多用于心、脑血管等疾病治疗。有人用本品对内、外科病因引起腹痛患者264例，用尼群地平20mg一次口含，缓解共250例次腹痛，总有效率94.8%，无明显不良反应。

5. 维生素K_3　研究证实，维生素K_3对内脏平滑肌有直接松弛作用。临床上应用维生素$K_1$20mg或维生素$K_3$8～20mg肌内注射，对内脏平滑肌绞痛和癌痛有良好效果，其中有些患者使用阿托品、哌替啶效果不明显后加用维生素K_3疼痛可获明显改善。近年报道，用本品治疗肾、输尿管绞痛80例，方法：维生素$K_3$16mg肌内注射，每8小时1次或维生素$K_3$32mg加入葡萄糖液500mL静脉滴注，每日1次。结果止痛效果为100%，排石率为82%。用药过程中无1例不良反应。

6. 硫酸镁　有人用硫酸镁静脉滴注治疗急性腹痛48例，方法：25%硫酸镁10mL加入5%葡萄糖液500mL中静脉滴注，每分钟2～3mL，不用其他解痉止痛药，必要时重复上述用药，并同时给予病因治疗及对症处理。结果本组病例显效34例，有效14例，其中急性胃肠道炎28例全部为显效。实践证明，此法对缓解急性胃肠道、胆道痉挛等功能性疼痛疗效可靠，且具有见效快、无不良反应、价廉等优点，呼吸及肾功能正常者均可首选本品。止痛原理：镁离子浓度增高可阻断神经肌肉的兴奋传导，使平滑肌松弛而止痛。镁离子作为钙离子的拮抗剂，竞争神经细胞上的受体，其浓度增高时能有效地阻断钙离子与受体结合，而缓解平滑肌痉挛。

7. 地巴唑　需要时皮下注射10mg，并同时口服10mg，每日3次。机制为本品有直接松弛平滑肌的作用。

8. 酚妥拉明　有松弛输尿管的作用，据报道，缓解肾绞痛患者较阿托品为优。

9. 速效救心丸　6粒，15分钟后无效再服6粒。对肾绞痛疗效好。

四、护理要点

（一）一般护理

1. 接诊及分科　急性腹痛除见于外科病种外，妇科、内科疾病亦能以急性腹痛为主要症状。因此，护士要询问病史，了解腹痛性质、程度、部位，初步鉴别所属科别。同时，护士接诊时，应主动给患者以关切、同情及适当的语言安慰，并安排其尽早就诊。病情危重患者，应守护其身旁，并立即通知医生，让其优先就诊。

2. 体位　在无休克情况下，患者宜采用半卧位或斜坡卧位，以利于腹腔内渗出液积聚盆腔，便于局限、吸收、引流；还可使腹肌松弛，膈肌免受压迫，改善呼吸、循环，减轻腹胀，控制感染等。合并休克须采用休克体位。

3. 控制饮食　对病情较轻者，可给予流质或易消化半流质饮食，但须严格控制进食量。对胃肠穿孔，已出现肠麻痹等病情较重者，必须禁食，以减少胃肠道内容物漏出，避免加重腹内积液、积气。

（二）病情观察与护理

1. 严密观察病情变化

（1）观察神态、体温、脉搏、呼吸、血压变化，并详细记录。希氏面容（表情痛苦，面色苍白，两眼无神，额部冷汗，眼球凹陷，两颧突出，鼻尖峭立）常为急性弥散性腹膜炎的病征。先发热后腹痛往往以内科疾病为主，而先腹痛后发热常为外科急腹症。腹式呼吸减弱或消失可能为弥散性腹膜炎。血压降低伴休克症状在腹痛早期出现，表明患者有急性出血性坏死性胰腺炎或空腔脏器穿孔的可能；在腹痛晚期出现，提示有弥散性腹膜炎伴中毒性休克的可能。

（2）着重观察腹痛部位、性质、开始时间、引起腹痛原因、腹痛持续时间、规律性、痛点是否转移以及疼痛的发展过程，并观察患者对疼痛的反应。对某些保守治疗的患者，尤应密切观察病情变化，若腹痛加剧，白细胞上升，提示病情在进展，应及早采取有效措施。

（3）及时了解有关化验指标，以判断病情变化。

2. 遵循"五禁四抗"原则　外科急腹症患者在没有明确诊断之前，应严格执行五禁，即禁食水、禁热敷、禁灌肠、禁服泻药和吗啡类止痛剂、禁止活动，以免造成炎症扩散。四抗即抗休克，抗水、电解质紊乱和酸碱失衡，抗感染，抗腹胀。

3. 放置胃管及导尿管　胃肠减压是救治急腹症的重要措施。胃肠道穿孔及肠麻痹患者常需持续胃肠减压，直至穿孔修复及肠蠕动恢复。出现休克、酸碱失衡等情况的危重患者，需及时留置导尿。

4. 补液输血　实施静脉补液为治疗急腹症的重要措施之一，需迅速建立静脉输液通道。对病情严重者应输全血、血浆、清蛋白等胶体液。对伴有休克的重症患者，在补液的同时应有必需的监护，包括定时测血压、脉率、中心静脉压、尿量、红细胞比容、血清电解质、肌酐、血气分析等。

5. 护理记录　急腹症护理时的一切措施及病情变化都应及时做好记录，内容正确并注明时间。护理记录既是诊断治疗的重要资料又是法律的重要依据，切不可忽视。

（三）症状护理

1. 剧烈腹痛　如患者腹肌紧张、板状腹时多系脏器穿孔，应禁食，并行胃肠减压，以抽出内容物，减轻腹胀或毒素的吸收。

2. 阵发性腹痛　腹痛为阵发性，辗转不安、喊叫，甚至吐蛔虫者系胆道蛔虫，可先给针灸治疗，取巨阙、内关等穴。亦可推拿、压迫局部穴位止疼，必要时送理疗室做电兴奋治疗。

3. 血压下降　如患者腹痛剧烈、血压下降、脉搏细速、呼吸急促、皮肤湿冷，多为出血穿孔、脏器破裂或严重感染而致的休克，应迅速报告医生进行抢救，并按休克进行治疗及护理，给氧，及时调整输液量及输液速度等。

4. 呕吐　右上腹痛伴呕吐、发热、黄疸，检查Murphy征阳性者，为急性胆囊炎，给予局部热敷，低脂饮食，按医嘱注射阿托品、抗生素和输液治疗。

5. 腹泻　如腹痛伴腹泻，排黏液脓血便，脐周围和右下腹痛时应及时留大便检查，并送大便培养。

6. 休克　腹痛伴休克说明病情危重，应及时抢救，迅速查明病因。如伴胸闷、心前区痛，可视为急性心肌梗死，应及时报告医生并行心电图检查，迅速给予氧气吸入，镇静治疗，并按急性心肌梗死护理。

7. 尿血　腹痛伴血尿，如明确为泌尿系结石，可给予解痉及镇痛药物。

8. 右下腹痛　腹痛为脐周痛很快转移，并固定在右下腹持续性痛伴恶心、呕吐，继发发热、下腹肌紧张、麦氏点压痛者，常系急性阑尾炎，应及时给予抗生素治疗。如有腹膜炎症时应按医嘱做好手术前准备。

9. 不排便　如腹痛为阵发性绞痛，且频繁发作，恶心、呕吐，但不排便、排气，常伴脱水，检查腹部胀气，可见肠型蠕动波，肠鸣音亢进时，常为肠梗阻，应及时处理或按医嘱做好手术前准备。

10. 下腹痛　妇科急腹症在发病初期，患者所称疼痛部位基本与病灶部位一致。如急性附件炎、卵巢囊肿蒂扭转多在下腹一侧，盆腔炎多在下腹。应仔细辨别，及时处理。

（四）术前、后护理

1. 术前准备　外科急腹症患者大多需要紧急手术，因此，在观察期中须做好急诊手术的术前准备，如做好家属的思想工作，迅速收集各项化验的标本送检并及时收取报告单，遵医嘱迅速做好皮肤准备，按时给予术前用药等。

2. 术后护理　大多数急腹症都是在紧急条件下进行手术的，术后易发生各种并发症。因此，应加强术后护理，如密切观察生命体征的变化，观察伤口及各种引流管有无出血现象，了解肠蠕动恢复情况。继续防治感染，做好皮肤及口腔护理等。

第八节　呕血

由于上消化道（屈氏韧带以上）急性出血，胃内或反流入胃内的血液经口腔呕出，称为呕血。呕血一般都伴有黑便，但黑便不一定都伴有呕血。呕血和黑便是上消化道出血的特征性表现。

一、病因和发病机制

上消化道出血可因炎症性病变，如食道炎、胃炎；物理或化学因素损伤，如强酸、强碱造成的化学损伤；血管性病变，如食道静脉曲张破裂出血；肿瘤的糜烂、溃疡或坏死，如胃癌；血液及造血系统疾病，如血小板减少性紫癜；以及其他全身性疾病等引起。其中以消化性溃疡出血占首位，约占全部上消化道出血的50%，其次为食道及胃底静脉曲张破裂出血，再次为胃黏膜病变及胃癌出血。按照病变部位可分为以下三种。

（一）上消化道本身疾病

1. 食管疾病

（1）食管炎症：反流性食管炎、食管憩室炎等食管炎症时，患者常有胸骨后疼痛、反酸，出血量较少。

（2）食管癌：主要表现为吞咽困难等食管梗阻症状，可有少量出血。

（3）食管、贲门黏膜撕裂综合征（Mallory-Weiss综合征）：由于剧烈恶心、呕吐，腹内压急骤增加，胃内压力过大，强力冲击食管、贲门交界部，使局部黏膜撕裂。其主要表现为剧烈呕吐，初为胃内容物，继则呕血、黑便。

2. 门静脉高压致食管、胃底静脉曲张破裂

（1）肝硬化：结节性肝硬化、血吸虫性肝纤维化、胆汁性肝硬化等较为常见。肝硬化门静脉高压致食管、胃底静脉曲张破裂出血在我国较为常见，占上消化道出血的10%～20%，居整个上消化道出血的第二位。由于食管静脉曲张增粗，门静脉压力高，周围支持组织少，故出血量常较大，不易止血，严重者可迅速休克，出血停止后也易再出血，预后差。

（2）门静脉阻塞：门静脉血栓形成、门静脉炎、腹腔内肿块压迫门静脉等。

（3）肝静脉阻塞：肝静脉阻塞综合征（Budd-Chiari综合征）。

3. 胃与十二指肠疾病

（1）消化性溃疡：消化性溃疡最常见的一个并发症就是出血。早在十几年前北京市多家大医院联合统计分析回顾性资料，上消化道出血病例5000余例，胃溃疡为438例，占8.44%；十二指肠溃疡1597例，占30.76%，两者共占41.2%。本病一般诊断不难，多数有典型的周期性和节律性痛，出血前症状加重，出血后症状迅速消失或减轻。许多患者就医时，就可提示明确的既往史。但有时需注意，临床存在少数无症状的消化性溃疡患者首发症状就是出血，无病史可循，对这种患者只能依赖特殊检查来确定诊断。这类患者多见于老年人，也可见于年轻患者。再者若伴幽门梗阻或幽门管等特殊部位溃疡者，患者也不呈典型的节律性。

（2）急性胃黏膜损伤：急性胃黏膜损伤比较常见，包括急性出血性胃炎和应激性溃疡，由于急诊内镜的应用，发现其发生率越来越高。国内报道高达15%～30%，menguy等报道这种病占上消化道出血的22%～30%。一般认为，本病在上消化道出血的诸多病因中仅次于消化性溃疡和肝硬化的地位。急性出血性胃炎多见于服用阿司匹林、保泰松、吲哚美辛等药物引起。应激性溃疡常因严重急性感染、烧伤、脑血管意外、休克、中毒、肺性脑病等引起。

（3）肿瘤：常见胃癌出血。胃癌一般出血量小，患者常无溃疡病史，短期内可有上腹痛、食欲不佳、消瘦及查不到其他原因的上消化道出血等表现；其他肿瘤如淋巴瘤、平滑肌瘤、残胃癌、壶腹周围癌等均可致出血。

（4）炎症：包括急性单纯性胃炎、急性糜烂性胃炎、慢性胃炎、残胃炎、十二指肠炎、十二指肠憩室炎。

（5）上消化道其他疾病：胃黏膜脱垂，胃血吸虫病，胃、十二指肠结核，胃、十二指肠 Crohn病，膈裂孔疝，血管瘤，息肉，胃扭转等。

4. 空肠上段疾病　慢性溃疡性（非肉芽肿性）空肠回肠炎、胃肠吻合术后空肠溃疡、急性出血性坏死性肠炎等。

（二）上消化道邻近器官疾病

1. 胆道系统疾病引起的胆道出血　急、慢性胰腺炎，胰腺癌，肝胰壶腹癌，异位胰腺，胰源性区域性门脉高压症，肝癌，胆管或胆囊结石，胆道蛔虫病，阿米巴肝脓肿，肝脏损伤，肝外胆管良性肿瘤，肝外胆管癌，急性化脓性胆管炎，肝动脉瘤破入胆道等。

2. 动脉瘤破入食管、胃或十二指肠　主动脉瘤、主动脉夹层动脉瘤、腹腔动脉瘤，如腹主动脉瘤、肝动脉瘤、脾动脉瘤破入上消化道。以及纵隔肿瘤或脓肿破入食管。

（三）全身性疾病

急性感染（如败血症、流行性出血热等）、血液病（白血病、血友病、DIC等）、尿毒症、血管性疾病（过敏性紫癜、遗传性出血性毛细血管扩张症等）、脑出血及其他颅内疾病、外伤与大手术后、休克、烧伤等引起的应激性溃疡等。

引起急性上消化道出血之病理，根据其病因不同而不同，但有些疾病如胃、十二指肠溃疡，胃、十二指肠炎等都与胃酸过多有关。此外，导致各疾病之病因不同，其出血病理也不同。或为胃、十二指肠糜烂性溃疡，如严重烧伤和中枢神经系统损害引起的应激性溃疡；药物如吲哚美辛、阿司匹林等损害胃黏膜屏障引起的黏膜糜烂出血和糜烂性溃疡；或由于肿瘤坏死侵及大血管破裂，如胃癌等的出血；或为动脉硬化破裂出血，如胃动脉硬化；或为门脉高压，导致食管、胃底静脉破裂出血；或因凝血机制改变如血液病引起胃出血等。

二、病情评估

（一）病史

应注意询问病史，在上消化道大量出血的众多病因中，常见病因及其特点如下。

1. 消化性溃疡　有慢性、周期性、节律性上腹痛；出血以冬春季多见；出血前可有饮食失调、劳累或精神紧张、受寒等诱因，且常有上腹痛加剧，出血后疼痛减轻或缓解。

2. 急性胃黏膜损害　有服用阿司匹林、吲哚美辛、保泰松、肾上腺糖皮质激素等损伤胃黏膜的药物史或酗酒史，有创伤、颅脑手术、休克、严重感染等应激史。

3. 食管胃底静脉曲张破裂出血　有病毒性肝炎、血吸虫病、慢性酒精中毒等引起肝硬化的病因，且有肝硬化门静脉高压的临床表现；出血以突然呕出大量鲜红血液为特征，不易止血；大量出血引起失血性休克，可加重肝细胞坏死，诱发肝性脑病。

4. 胃癌　多发生在40岁以上男性，有渐进性食欲缺乏、腹胀、上腹持续疼痛、进行性贫血、体重减轻、上腹部肿块，出血后上腹痛无明显缓解。

（二）临床表现

1. 呕血和黑便　呕血和黑便是上消化道大出血的特征性表现。一般情况下，幽门以上出血者以呕血为主，幽门以下出血者可只表现为黑便，但如幽门以上出血量小或出血速度慢，血液全部流入肠内，则亦仅见黑便，幽门以下出血量大，速度快，血液反流入胃，还可兼有呕血。呕血的颜色取决于出血量和血液在胃内停留时间的长短。若小量出血，血液在胃内停留时间久，由于血液充分与胃酸化合后成正铁血红素，则呕血呈咖啡色。相反则呕血呈鲜红色，尤其贲门以上病变出血常呕鲜红色血。粪便的颜色亦取决于出血量和血液在肠道内停留的时间，如出血量小，血液在肠内停留久，血液中的铁和肠内的硫化物化合后则粪便呈黑色，典型黑便呈光泽柏油糊状、恶臭，常表明十二指肠部位的出血，但空、回肠及右半结肠病变引起小量渗血时，也可为黑便。如出血量大而速度快，刺激肠道使肠蠕动增加，因血液在肠道内停留时间短则排出粪便可呈紫红色甚至鲜红色，易和下消化道出血相混淆。

2. 失血性周围循环衰竭　一般成人失血500mL以下时，由于损失血容量可被脾脏储血和组织间液迅速补充，可以无症状。当失血量在500～1000mL时可出现乏力、心悸、口渴等症状，血压多无改变。失血量大于1000mL且失血速度快时可出现急性周围循环衰竭，其临床表现为头晕、视物模糊、心悸、口渴、少尿、四肢厥冷、精神萎靡、躁动不安、出冷汗、昏厥、血压下降，甚至休克、昏迷。但在出血性休克早期，血压可以正常，甚至一时偏高，不能只依据血压判断病情。体检时可发现脉压小、心动过速、心音低钝，老年人有时可出现心律失常，应密切观察，积极抢救。

3. 发热　多数患者在休克被控制后出现低热，一般不超过38.5℃，可持续3～5天。体检可见呼吸急促、心动过速、低血压、周围血管收缩、皮肤发冷苍白及少尿，此时约丧失血容量的1/3。胸部检查要注意心脏杂音及有无期前收缩现象。如有腹壁静脉曲张、肝脾大、蜘蛛痣、肝掌，提示食管静脉曲张出血。右上腹压痛，胆囊肿大伴有黄疸应考虑肝胆系统出血。出血伴有皮肤黏膜毛细血管扩张，可能为遗传性毛细血管扩张症。

（三）实验室及其他检查

1. 实验室检查　呕血后可有急性失血性贫血，出血6～12小时后红细胞数、血红蛋白量及红细胞比容下降，白细胞数增高，可达（10～20）×10⁹/L，出血后2～3天白细胞降至正常。肝硬化食管胃底静脉曲张破裂出血，由于常伴脾功能亢进，可无白细胞增高，甚至减少。此外，上消化道大出血后数小时，血尿素氮增高，1～2天可达高峰，3～4天内降至正常，若再次出血，尿素氮可再次升高。如果肌酐在132.6μmol/L以下，尿素氮升高，提示上消化道出血在1000mL以上。

2. 急诊内镜检查　是首选的诊断方法，应在出血后12～24小时内进行检查，可在急诊室或病床旁操作。应顺序地窥视食管、胃和十二指肠，应注意病灶有无活动性出血或近期出血，并于病灶取活检或细胞刷检，对病变性质可做出正确的诊断。内镜检查国内外报告的阳性率可达80%～90%。有时还能发现用钡餐，甚至手术也难以发现的病变，如 Mallory-Weiss综合征、急性胃黏膜病变等，同时还可经内镜进行紧急止血措施。

3. 胃管吸引　可用软细导管插入患者食管，徐徐下送，边注入清水边以低压抽吸消化液，观察有无血迹，以确定出血的部位。有时也可将三腔管放入胃腔后将胃气囊与食管气囊充气，压迫食管下端与胃底，用生理盐水将胃内积血冲洗干净，如无再出血，则考虑食管、胃底静脉曲张破裂出血。如吸出的胃液仍有血液，则以胃、十二指肠溃疡出血或胃癌出血的可能性较大。

4. 吞线试验　让患者吞入长约130cm，带有金属球的棉线，使之通过十二指肠，6~8小时后取出，直接观察胆汁或血迹距门齿的距离，借此估计出血部位。亦可在吞入棉线后静脉注射5%荧光素20mL，待4分钟后取线在紫外线灯下观察荧光染色，以助诊断。

5. 选择性动脉造影　对内镜不能发现的病灶，或不宜接受内镜检查，或高度怀疑小肠出血可行腹腔动脉造影或选择性动脉造影，此乃十分安全有效的诊断措施。通过造影剂的外渗部位和造影血管部位显示出血的来源。因本项检查需较高技术、设备条件，多数病例还须选择检查的时机，所以临床并没有作为普遍的检查手段。但每一个临床医生应意识到，对内镜检查不能明确出血病灶或部位的患者，大多具有血管造影的指征。

6. 放射性核素检查　应用放射性核素^{99m}Tc标记的红细胞通过静脉注射后示踪而显示胃肠道出血。一般认为，出血速率在0.5 mL/min时，就可显示出血灶，且注射1次^{99m}Tc标记的红细胞可以监测患者胃肠出血达24小时。目前，用于间断或小量出血，且动脉造影也呈阴性结果的患者。由于本法只能对有活动出血患者做定位检查，且需专门设备和实验材料，价格较昂贵，故临床应用有一定局限性。

7. X线检查　钡餐检查能发现某些消化系统病变，特别是对消化性溃疡帮助较大，但在出血期间做此检查可加重出血，检查过迟，一些病变如浅小的消化性溃疡或急性胃黏膜病变可能短期内愈合而不被发现，故应选择适宜时机，最好在出血停止或病情稳定数天后进行。上消化道气钡双重造影可以观察黏膜象，能发现细小病变。

（四）诊断

1. 出血的病因及部位诊断　根据详细的病史、体征，有半数患者可以做出呕血病因诊断。进一步依靠实验室、X线钡餐、内镜及选择性动脉造影等检查，可以查清大部分患者出血的病因和部位。如果是肝胆、胰腺或全身疾患引起，则可选做B超、CT、磁共振、各项生化检查等加以确诊。

2. 出血程度的判断　失血量多少的判断：失血量的判断对进一步处理极为重要。一般每日出血量在5mL以下，大便色不变，但潜血试验可以为阳性；失血量在50~100mL，则大便呈黑色甚至出现柏油便。以呕血、便血的数量作为判断失血量的资料，往往不太精确，因为呕血与便血常分别混有胃内容物与粪便，另一方面部分血液尚潴留在胃肠道内，仍未排出体外。临床上常根据血容量减少导致周围循环的改变进行判断。

（1）一般状况：呕血的临床表现取决于出血的程度和速度以及并存的疾病，失血量<400mL，由于机体自身的代偿，有效血循环量在1小时内得以改善，故无自觉症状。失血量400～800mL，因机体失代偿则可出现头晕、心悸、口渴、乏力、胸闷、冷汗、脉搏快等症状。失血量800～1200mL，则可出现烦躁不安、四肢冰凉、少尿、脉搏弱快等休克表现。若出血仍继续，除昏厥外，尚有气短、无尿，此时急性失血已达2000mL以上。

（2）脉搏：脉搏的改变是判断失血程度的重要指标，当急性血容量丢失，由于机体代偿功能使心跳加快，微血管反射性痉挛、肝脏与脾脏及皮肤血窦内的储血进入血循环增加回心血量，则调整机体有效血容量，确保了心脏、大脑、肾脏等生命脏器的血液供应；若急性失血过多，机体失代偿而难以有效维持血容量时，便导致休克状态。所以，当大量出血时，脉搏快而弱（或脉细弱），脉搏每分钟增至100～120次，失血估计为800～1600mL；脉搏细微，甚至扪不清时，失血已达1600mL以上。有些患者出血后，在平卧时脉搏、血压都可接近正常，但让患者坐位或半卧位时，脉搏会马上增快，出现头晕、冷汗，表示失血量大。如果经改变体位无上述变化，测中心静脉压又正常，则可以排除有过大出血。

（3）血压：血压的变化同脉搏一样，是估计失血量的可靠指标，当失血量大于800mL（占总血容量的20%），收缩压稍降，脉差缩小，揭示早期休克。若失血量800～1600mL（占总血容量的20%～40%），收缩压9.33～10.66kPa（70～80mmHg），脉差小。若失血量1600～2000mL（占总血容量的40%～50%），收缩压6.67～9.33kPa（50～70mmHg），脉差很小。更严重的急性大出血量2000mL以上则血压降至零。

有学者主张，用休克指数来估计失血量，休克指数=脉搏（次／分）÷血压（收缩压mmHg）。正常值为0.58，休克指数=1，失血800～1200mL（占总血量20%～30%）。休克指数>1，提示失血量1200～2000mL（占总血量30%～50%）。

（4）血常规：血红蛋白测定、红细胞计数、血细胞比容可以帮助估计失血的程度。但在急性失血的初期，由于血浓缩及血液重新分布等代偿机制，上述数值可以暂时无变化，仅于大出血的32小时，血红蛋白才稀释到最大限度，故当大出血前无贫血时，血红蛋白在短时间内下降至7g以下，提示失血量在1200mL以上；在肝脏和脾脏功能正常时，于急性失血后的2～3小时内，白细胞计数可增高到15×10^9／L。

（5）尿素氮：呕血后数小时，血液在肠道内分解吸收使血尿素氮增高，1～2天达高峰，3～4天内降至正常，如再出血，尿素氮可再次增高。此外，不仅血尿素氮增高，由于有效血容量减少，导致肾血灌流不足及肾小球滤过下降，血肌酐也同时增高。故当血肌酐>133μmol／L，而尿素氮>14.28mmol／L，则提示失血在1000mL以上。

3. 出血停止或是否再出血的判断　在一次出血后，黑便仍可持续几天，且还受患者排便次数的影响，因此，不能单凭黑便来估计出血是否停止。应定时反复测量脉搏及血压，根据其动态变化来监测出血的进展，直至恢复正常，并保持稳定，方可认为已无活动性出血。中心静脉压的监护，对正确估计出血或早期发现再出血是一种简易而有效的措施，若中心静脉压稳定在0.49kPa以上时，则表示出血已停止。另外，患者出血后，意识由模糊转为清醒，体力由疲惫不堪转为有力，食欲丧失后又恢复，提示出血好转或停止；反之则表示出血在继续或加剧。通常认为，出血后48小时再发生出血，则再出血的机会明显减少。

有以下征象者应认为有继续出血或再出血。

（1）呕血频繁、血色转为鲜红，黑便次数增多，粪质稀薄呈暗红色，伴肠鸣音亢进。

（2）虽经输血、输液等已补足血容量，但外周循环衰竭的表现无明显好转或中心静脉压仍波动不稳。

（3）红细胞计数、血红蛋白与红细胞比容继续下降，但出血早期，由于血液浓缩，三者均可正常，待6～12小时才下降。

（4）在补液与尿量足够、肾功正常情况下，血尿素氮持续增高。

4. 急性上消化道大出血的标准

（1）大量呕血、便血，数小时失血量超过1000mL或循环血量的20%。

（2）血压、脉搏明显变化，血压低于平时3.99kPa（30mmHg），或每小时输血100mL不能维持血压，脉搏>110次／分。

（3）血红蛋白（hemoglobin，Hb）降到7g以下，红细胞（red blood cell，RBC）<200万或红细胞比容降到28%以下。

（4）临床上有惊慌、烦躁、冷汗、厥逆表现。

（五）鉴别诊断

应注意与口腔、扁桃体出血，肺结核、支气管扩张、二尖瓣病变所致咯血和口服药物、特殊食物引起的黑便相鉴别。

三、治疗

应根据患者出血的严重程度采取相应的处理。急性出血者应住院治疗，危重患者收入重症监护病房（intensive care unit，ICU），密切监测患者生命体征、尿量、心电图等变化。

（一）一般急救措施

患者应卧床休息，保持呼吸道通畅，避免呕血时血液吸入引起窒息，必要时吸氧。活动性出血期间禁食。

严密监测患者生命体征，如心率、血压、呼吸、尿量及神志变化。观察呕血与黑便情况。定期复查血红蛋白浓度、红细胞计数、血细胞比容与血尿素氮，必要时行中心静脉压测定。对老年患者根据情况进行心电监护。

（二）补充血容量

上消化道出血的患者应绝对卧床，取平卧位，并积极补充血容量。一般应立即静脉抽血查血型，继之输入5%葡萄糖盐水或右旋糖酐等血浆代用品（右旋糖酐24小时内不应该超过1000mL），并着手准备配血。当有休克早期征象或收缩压低于12kPa（90mmHg）处于休克状态时，应立即输入足够量的全血。对肝硬化患者应输入新鲜血，因库血含氨量较多易诱发肝性脑病。如输入库存血较多，每600mL血应静脉补充葡萄糖酸钙10mL。输血速度要根据出血程度而定，应尽快改善休克状态，将收缩压升高到12kPa（90mmHg）水平，然后减慢速度。对有心、肺、肾疾患及老年患者，要避免输血或（及）输液过多而引起急性肺水肿。对肝硬化门静脉高压患者，要警惕输血过多可增加门静脉压力，而有激发再出血的可能。

（三）止血措施

应根据不同的病因，患者有无凝血机制缺陷等，选择不同的止血措施。

1. 非食管、胃底静脉曲张出血的治疗

（1）药物治疗：

1）组胺H_2受体拮抗剂：对消化性溃疡、急性胃黏膜损害（包括急性应激性溃疡和急性糜烂性胃炎）、食管贲门黏膜撕裂症、食管裂孔疝及食管炎等所致的出血效果较好，因胃酸在许多上消化道出血的发病中起重要作用，H_2受体拮抗剂有强烈的抑制胃酸分泌作用，可提高胃内pH而减少H^+反弥散以促进止血。一般先用静脉制剂，目前，最常用的为西咪替丁400mg每4～6小时1次。当估计出血已停止即可改为口服西咪替丁或雷尼替丁等其他H_2受体拮抗剂，剂量及用法同消化性溃疡的药物治疗。

2）胃内灌注去甲肾上腺素：去甲肾上腺素8mg加入生理盐水100～200mL，用胃管灌注或口服，可使胃肠道黏膜出血的小动脉收缩，并减少胃酸分泌，有利于止血。一般每隔0.5～1小时灌注1次，重复3～4次仍无效者则停用。

3）其他：抗纤维蛋白溶解剂、卡巴克洛、酚磺乙胺、维生素K等均无肯定疗效，可根据病情选用。

（2）内镜直视下止血：

1）药物喷洒法：内镜下直接对出血灶喷洒止血药，对局部渗血疗效较好，对动脉性出血疗效较差。①去甲肾上腺素溶液：浓度为8mg／100mL，每次喷洒量为20～40mL，止血有效率约80%；②孟氏溶液：机制是本品具有强烈的表面收敛作用，遇血后发生凝固，在出血的创面形成一层棕黑色的牢固贴附在表面的收敛膜。常用浓度为5%，每次30～50mL；③凝血酶：浓度以5000U／40mL为宜。喷洒后，可继续口服凝血酶2万U，每8小时1次，共3天。此法疗效较高，无不良反应，但血凝块易于早期剥落，有再出血的可能。为巩固止血效果，必要时可与其他内镜下止血法联合应用。

2）局部注射法：当内镜检查发现喷射性出血或血管显露时，可用局部注射法止血。常用药物有高渗钠-肾上腺素溶液、5%鱼肝油酸钠、1%乙氧硬化醇。

3）激光照射法：机制是由于光凝作用，使照射局部组织蛋白凝固，小血管内血栓形成。如选择功率过大或照射时间过长可致胃肠穿孔、出血及胃肠胀气等并发症。

4）微波凝固法：近年来，国内上海、南京和武汉等地均研制成功内镜下微波凝固机，对治疗上消化道出血疗效满意。优点是操作简便，止血目标确切，安全性高。

5）高频电凝止血法：主要用于血管显露性出血及有直接出血征象的出血性病变。

6）热探头凝固法：1978年，首先由美国Robert等人研制成功试用于临床，其疗效确切、安全、止血方法简单。

7）放置止血夹法：此法止血既安全又有效，伤口愈合后此金属夹子自行脱落随粪便排出体外。

（3）动脉内灌注收缩药或人工栓子：该法仅适用于内镜无法到达的部位或内镜止血失败的病例。方法：经选择性血管造影导管，向动脉内灌注加压素，开始以0.1~0.2U／min的速度灌注20分钟后，若仍出血时加大剂量至0.4U／min，如灌注20分钟后仍有出血，应改用其他止血方法。若最初的0.2U／min灌注量可控制出血，应维持48小时，方法：0.2U／min持续24小时；0.1U／min持续24小时。对于胃、十二指肠出血患者，经保守治疗或血管灌注血管收缩药无效，而又难以耐受外科手术者，可采用动脉内注入人工栓子，一般用吸收性明胶海绵，使出血的血管堵塞而止血。

（4）外科手术治疗：不同病因其手术指征和手术方式各有不同。手术指征如下。

1）年龄在50岁以上，伴动脉硬化及心肾疾患，经治疗24小时后出血仍不止，且机体对出血的耐受性差，易影响心肾功能者。

2）短时间内患者失血量很大，很快出现临床休克征象者。

3）大量出血并发穿孔、幽门梗阻，或疑有癌变，或有梗阻、穿孔病史者。

4）有反复大出血，尤其近期反复出血者，其溃疡长期不愈合，出血不易自止，即使自止仍可复发者。

5）严重的出血经过积极输血及各种止血方法的应用后仍不止血，血压难以维持正常；或血压虽正常，但又再次大出血者，一般认为，输血800~1000mL后仍不见好转者可考虑手术治疗。

6）以往曾有多次严重出血，而间隔时间较短后再出血者。

7）经检查发现为十二指肠后壁及胃小弯溃疡者，因其溃疡常累及较大血管及瘢痕形成影响止血。

8）胆道出血，尤以结石、溃疡所致者。

9）食管裂孔疝所引起的大出血。

2. 食管、胃底静脉曲张出血的治疗　本病往往出血量大、再出血率高、死亡率高，在止血措施上有其特殊性。

（1）三腔管双气囊压迫法：本法对食管下端曲张静脉破裂出血的疗效较为

可靠。向胃囊注气200~300mL，压力为5.33~6.67kPa（40~50mmHg），向外牵引，气囊即压迫胃底的曲张静脉，再向食管囊充气100~150mL，压力为4.0~6.6kPa（30~50mmHg），压迫食管的曲张静脉，止血成功率70%~90%。一般需压迫12~24小时，然后放出囊内空气，以免压迫过久引起局部黏膜缺血坏死。三腔气囊管留置胃内，继续观察24小时，如无再出血，即可拔管。近年采用透明气囊管压迫止血，该气囊管透明，导管内径为8mm，可插入纤维支气管镜，通过透明的管壁和气囊观察止血的情况，从而可选用最低有效止血压力，止血成功率高，并发症少。

气囊压迫止血法常见的并发症有三种：①吸入性肺炎：双气囊四腔管专有一管腔用于吸取食管囊以上的分泌物，可减少吸入性肺炎的发生；②双气囊压迫的位置固定不牢，以致气囊向上移位，堵塞咽喉引起窒息死亡。因此，经气囊压迫止血的患者，应加强监护；③食管黏膜受压坏死，甚至食管穿孔。

（2）神经垂体后叶素：静脉注射神经垂体后叶素或垂体加压素可使内脏小动脉收缩或肝内动脉-门静脉分流关闭，门静脉压力降低而止血。用法如下。

1）将此药10~20U加入50%葡萄糖液20mL中静脉缓注。在12~24小时内，每4小时重复1次。

2）此药10~20U加入5%葡萄糖液200mL中静脉滴注，速度为0.2~0.3U/min，止血后改为0.1~0.2U/min，维持8~12小时后停药。对高血压病、冠心病、肺心病、心力衰竭患者及孕妇禁用。

3）肠系膜上动脉内灌注神经垂体后叶素，可使腹腔内脏血管痉挛，进入门静脉的血量减少，门静脉压力降低而止血。多在肠系膜血管造影后进行。首先每分钟灌注0.15U，连续注入20分钟后，改为每分钟灌注0.30U，再连续注入20分钟，以后交替进行。一般在注射后10分钟即见出血减慢，30分钟至4小时完全止血，但仍应继续滴注4~48小时。

目前主张同时使用硝酸甘油，以减少血管升压素引起的不良反应，同时硝酸甘油还有协同降低门静脉压作用。用法为硝酸甘油静脉滴注，根据患者血压来调整剂量。也可舌下含服硝酸甘油0.6mg，每30分钟1次。有冠状动脉粥样硬化性心脏病者禁忌使用血管升压素。

生长抑素（somatostatin）近年用于治疗食管-胃底静脉曲张出血。其作用机制尚未安全阐明，研究证明，可明显减少内脏血流量，并见奇静脉血流量明显减少，后者是食管静脉血流量的标志。该类药物止血效果肯定，因不伴全身血流动力学改变，故短期使用几乎没有严重不良反应，但价格昂贵。目前用于临床有14肽天然生长抑素，用法为首剂250μg静脉缓注，继以250μg/h持续静脉滴注。本品半衰期极短，应注意滴注过程中不能中断，若中断超过5分钟，应重新注射首剂。8肽的生长抑素同类物奥曲肽（octreotide）半衰期较长，常用量为首剂100μg静脉缓注，继以25~50μg/h持续静脉滴注。

（3）内镜下注射硬化剂：经气囊压迫及药物治疗无效，外科分流或断流手术有禁忌者，可考虑在急性出血时行内镜下注射硬化剂治疗食管静脉曲张出血。常采用的硬化剂有：5%油酸酒精溶液、5%鱼肝油酸钠、3%十四烃基硫酸钠、1%或3%聚多卡醇，国内多采用5%鱼肝油酸钠。近年采用α-氰基丙烯酸酯注射治疗食管-胃底静脉曲张破裂出血取得良好效果。

（4）经皮经肝食管静脉栓塞治疗：适于内科保守治疗无效，且不宜行外科分流术者。该法操作较难，术后并发症亦较多，故实际应用中受到限制。

（5）控制胃酸及其他止血药：如H_2受体拮抗剂可控制胃酸。其他如维生素K_1、维生素K_3、抗血纤溶芳酸或氨甲环酸、酚磺乙胺等可酌情选用。

（6）外科手术或经颈静脉肝内门体静脉分流术：急症外科手术并发症多、死亡率高，因此应尽量避免，但在大量出血上述方法治疗无效时唯有进行外科手术。有条件的单位亦可用经颈静脉肝内门体静脉分流术治疗，该法尤适用于准备进行肝移植的患者。

四、护理要点

（一）一般护理

各种病因引起的上消化道出血，在护理上有其共性，也各有特殊性。

1. 大出血时患者应绝对卧床休息　取平卧位并将下肢略抬高，以保证脑部供血。呕吐时头偏向一侧，防止窒息或误吸；必要时用负压吸引器清除气道内的分泌物、血液或呕吐物，保持呼吸道通畅。给予吸氧。

2. 立即建立静脉通道　配合医生迅速、准确地实施输血、输液，各种止血治疗及用药等抢救措施，并观察治疗效果及不良反应。输液开始宜快，必要时测定中心静脉压作为调整输液量和速度的依据。避免因输液、输血过多过快而引起急性肺水肿，对老年患者和心肺功能不全者尤应注意。肝病患者忌用吗啡、巴比妥类药物，宜输新鲜血，因库存血含氨量高，易诱发肝性脑病。准备好急救用品、药物。

3. 急性大出血伴恶心、呕吐者应禁食。少量出血无呕吐者，可进温凉、清淡流质，这对消化性溃疡患者尤为重要，因进食可减少胃收缩运动并可中和胃酸，促进溃疡愈合。出血停止后改为营养丰富、易消化、无刺激性半流质、软食，少量多餐，逐步过渡到正常饮食。

4. 安静休息　有利于止血，关心、安慰患者。抢救工作应迅速而不忙乱，以减轻患者的紧张情绪。经常巡视，大出血时陪伴患者，使其有安全感。呕血或解黑便后及时清除血迹、污物，以减少对患者的不良刺激。解释各项检查、治疗措施，听取并解答患者或家属的提问，以减轻他们的疑虑。

（二）病情观察与护理

要严密观察和判断患者病情变化，动态观察患者血压、脉搏、体温、尿量、指甲、皮肤色泽和肢端温度、呕血与黑便的量、性质、次数和速度，及时发现出血先兆，正确判断出血严重程度和出血是否停止等，并详细记录。

1. 根据临床症状判断失血量　可根据患者呕血量，便血量，临床症状如头晕、昏厥、苍白、出汗及体温、脉搏、呼吸、血压等情况来判断和估计出血量。

（1）无全身症状：失血量为循环血量的10%～15%（估计失血量为400～600mL）。

（2）轻度失血：失血20%～25%（800～1200mL）。出现心悸、头晕、面色苍白、口干、冷汗、脉率在100次/分左右、收缩压在12～13.3kPa、脉压小。

（3）中度失血：失血30%～40%（1200～1600mL），除上述症状外，还可出现烦躁不安、肢冷、休克、心率在100～120次/分。

（4）严重失血：失血40%～50%（1600～2000mL），表情淡漠，意识障碍，昏迷，无尿，重度休克，心率120～140次/分，脉搏可触之不清。

2. 观察出血是否停止的参考　确立诊断后须观察出血是否停止以证实治疗是否有效。

（1）经数小时观察，无新的呕血与便血，且血压、脉搏平稳者提示出血停止。

（2）1次上消化道出血之后48小时之内未再有新的出血，可能出血已停止。

（3）中心静脉压（central venous pressure，CVP）监护时，其值在0.49kPa以上者，考虑出血停止；大多患者自然状态良好者。

3. 具体观察项目及措施

（1）开始每15～30分钟记录1次血压、脉搏、呼吸和神志变化。

（2）记录出入量，严密注意呕血、黑便情况。

（3）建立静脉通路至少两条，做好测定中心静脉压准备。

（4）放置导尿管，观察每小时尿量。

（5）肢体湿度和温度，皮肤与甲床色泽。

（6）周围静脉特别是颈静脉充盈情况。

4. 其他观察

（1）体温变化：出血后可有低度或中度发热，一般无须特别处理，高热时可用物理降温。

（2）由门脉高压引起食管、胃底静脉曲张破裂出血的患者，应观察是否有黄疸、腹腔积液及患者的意识状况，发现异常要及时和医生联系。

（3）注意口腔、皮肤的清洁，清除口腔血迹，以免因血腥味引起恶心、呕吐，同时亦可减少感染的机会。

（4）静脉滴注神经垂体后叶素时，要注意观察药物疗效及不良反应，滴速不宜过快，严防引起心律失常、心搏骤停及其他严重不良反应。

（三）三腔管监护

熟练的操作和插管后的密切观察及细致护理是达到预期止血效果的关键。对插三腔管止血的患者，护理中应注意下列几方面。

1. 放置三腔管24小时后应放气数分钟再注气加压，以免食管-胃底黏膜受压过久而致黏膜糜烂，缺血性坏死。

2. 定时测量气囊内压力，以防压力不足或过高。

3. 防止三腔管脱落和气囊破损，发现气囊破裂应拔出三腔管，否则气囊上抬压迫气管易发生呼吸困难或窒息。患者床旁应另备一完好三腔管以便随时应用。

4. 鼻腔应清洁湿润，口唇涂液状石蜡以防干裂，注意呼吸道通畅。

5. 定时抽吸管内液体和血液，抽净为止，可以减少吸收，避免诱发肝性脑病，并能观察有无继续出血。

6. 确认已止血则放气观察24小时，无出血后可拔管，但拔管前应先口服液体石蜡20～30mL，润滑黏膜和管外壁，抽尽囊内气体，最后以缓慢轻巧动作拔出三腔管。

7. 昏迷患者可于囊内气体放出后保留三腔管，从胃管内注入流质和药物。

8. 三腔管压迫期限一般为72小时，若出血不止可适当延长时间。

（四）配合做好内镜检查与治疗的护理

1. 内镜检查与治疗前，做内镜检查与治疗原则上应在出血后5～48小时内进行，重症出血者应在抗休克治疗使收缩压达10.7kPa左右后方可进行检查。急性呕血不止又需紧急内镜检查者，可先止血后检查。检查前应向患者做好解释工作，以减轻患者的心理紧张，便于配合检查。对恶心、呕吐患者可肌内注射山莨菪碱10mg，精神紧张者可肌内注射地西泮10mg。

2. 检查与治疗后，患者需卧床休息，每30～60分钟测量体温、脉搏、呼吸、血压，随病情稳定后可改为4～6小时测量，并详细做好记录，仔细观察有无继续出血情况，一般患者经治疗后呕血现象消失，便血可在36～48小时内停止。如发现患者血压下降、腹痛、烦躁，又伴有血色素下降、血中BUN升高，提示有继续出血，视病情可行再次止血或外科手术治疗。

（五）症状护理

1. 出血前的先兆症状 头晕、恶心、口渴常是呕血前的先兆。腹内肠鸣不已、腹胀则常是便血的先兆。应注意加强床旁护理，观察呕血和黑便，严格交接病情。

2. 呕血与黑便 严密观察呕血和黑便的量、颜色和性质，以正确判断病情。如呕血400mL以上，提示出血量大，可出现失血性休克；如黑便频数、稀薄，提示出血在继续，应配合抢救。出血的性质、颜色可识别出血部位，如呕鲜红色血，为食管-胃底静脉破裂出血，应用三腔管压迫止血，同时应准备足够量的血积极抢救。

3. 皮肤色泽及肢端温度　应严密观察皮肤色泽及肢体温度的改变，如面色苍白，常提示有大出血，应迅速处理；口唇或指甲发绀，说明出血后微循环血流不足，应迅速给氧；四肢厥冷表示休克加重，应注意保温。

4. 尿量　应准确记录尿量。少尿或无尿一般提示出血性休克严重，血容量不足，应保证输血、输液迅速、顺利。同时及时抽血送检，如尿素氮在7.1mmol／L以上，则提示有继续出血，应及时处理。如在17.9mmol／L以上，则提示预后不良。

5. 体温　应每4小时测量1次。出血24小时常有低度或中度发热；严重出血的可有高热。这与出血后血液分解产物的吸收、失血后贫血、体温调节中枢失调有关。高热时可物理降温，无须特殊处理。但应密切观察有无上呼吸道感染等其他原因的发热。

第二章 临床常见危象

第一节 超高热危象

　　超高热系指发热超过41℃以上，主要见于体温调节中枢功能障碍，有以下各种原因：①中暑或日射病；②脑部疾病：如严重脑外伤、脑出血、脑炎与脑肿瘤等；③输血、输液污染引起的严重致热原反应与脓毒症；④麻醉药引起的恶性高热；⑤临终前超高热等。

　　不论病因如何，超高热对细胞膜与细胞内结构有直接损害作用，当深部体温＞41℃时细胞线粒体的氧化磷酸化出现障碍，可引起永久性脑损害；42℃～43℃持续数分钟细胞会陷入不可逆的损害，涉及全身各种细胞，尤以脑、心、肝、肾的变化最为突出，容易造成脑水肿颅内压升高，抽搐、昏迷、心、肝、肾、肺功能衰竭，弥散性血管内凝血（disseminated intravascular coagulation，DIC）等多脏器功能衰竭。

一、病因

　　发热是由于各种原因导致机体产热过多或散热减少，以及体温中枢功能障碍所致。其原因很多且复杂。

（一）感染性发热

　　引起发热的感染性疾病中主要由细菌感染所致，而任何一种致病菌或条件致病菌，或L-型细菌性感染均可分为全身性与局部性感染。全身性感染以伤寒与副伤寒、粟粒型结核与播散性结核（包括腹膜、肠、肠系膜淋巴结、肝、肾、胸膜和肺与肺门淋巴结结核）、脓毒症与感染性心内膜炎、布鲁菌病、黑热病、急性血吸虫病、旋毛虫病等；局部性感染以肝脓肿、胆道与泌尿生殖道感染、腹腔内脓肿（包括肝下、膈下、结肠旁、阑尾周围、腹膜后、盆腔脓肿等）为常见。局部性感染易被临床忽略。

　　病毒、肺炎支原体、立克次体、细菌、螺旋体、真菌、寄生虫等各种病原体所致的感染，均可引起。

（二）恶性肿瘤

　　也是长期发热的常见原因。最常见的为原发性肝癌、淋巴瘤、恶性组织细胞病与白血病，其次为实质性恶性肿瘤如肺癌、肾癌、甲状腺癌等。

（三）结缔组织-血管性疾病

也是较常见原因之一，大多伴有关节痛、皮肤、心、肾等多系统病变引起的相应症状与体征，但少数病例在典型症状出现前数周或数月可出现发热。此类疾病以系统性红斑狼疮、成人少年型类风湿关节炎、多动脉炎、皮肌炎、混合性结缔组织病、风湿热等常见。

（四）其他

肉芽肿性疾病（肉芽肿性肝炎、结节病、局限性回肠炎等）、药物热、伪装热、体腔积血如血胸、血腹、肺梗死等。

二、临床表现

（一）超高热

超高热（体温 > 41℃）是超高热危象的必有表现。凡遇高热患者出现寒战、脉搏快、呼吸急促、烦躁、抽搐、休克、昏迷等，应警惕超高热危象的发生。

（二）超高热伴有多脏器功能受损害的表现

1. 心血管系统　低血压休克、心功能不全、心肌缺血与心律失常等。

2. 中枢神经系统　体温越高对中枢神经系统损害越重，症状出现越早；包括不同程度的意识障碍如谵妄、嗜睡、昏迷、抽搐、大小便失禁、脑膜刺激征、瘫痪、病理反射阳性、脑疝、视神经乳头水肿等。

3. 凝血功能障碍　早期出现凝血酶原时间延长，纤维蛋白原减少，血小板减少，出血时间、凝血时间延长；晚期常有广泛而严重的出血、DIC形成。这与过高热直接损害毛细血管、渗透性增加，肝功能受损凝血因子减少，骨髓受损血小板减少等有关。

4. 肾功能损害　可有血尿、管型、少尿、无尿、血肌酐升高等肾功能不全的表现。

5. 肝功能损害　肝功能异常如谷丙转氨酶（glutamic pyruvic transaminase，GPT）升高、血清胆红素升高，甚至表现为急性肝功能衰竭。

6. 水电解质和酸碱平衡失调。

7. 其他表现　如横纹肌溶解可致血肌酸激酶（creatine kinase，CK）增高等。

（三）原发病的表现

如中毒性菌痢的腹泻、脓血便；流行性乙型脑炎时的抽搐、昏迷等。

三、辅助检查

对发热患者行辅助检查时必须掌握检查目的明确，并以简便快捷为原则。对于通过病史询问和体检能确诊者不一定均作有关检查。

常用的辅助检查包括：

1. 血、尿、粪常规检查

（1）血常规：以白细胞计数和分类计数最具初筛诊断意义。白细胞总数偏低，应考虑疟疾或病毒感染；白细胞总数增高和中性粒细胞左移者，常为细菌性感染；有大量幼稚细胞出现时要考虑白血病，但须与类白血病反应相鉴别。

（2）尿、粪检查：尿液检查对尿路疾病的诊断有很大帮助。对昏迷、高热患者而无阳性神经系统体征时，应做尿常规检查，以排除糖尿病酸中毒合并感染的可能。对高热伴有脓血便或有高热、昏迷、抽搐而无腹泻在疑及中毒性菌痢时应灌肠做粪便检查。

2. 血清学检查　如肥达反应、外斐反应、钩端螺旋体病的凝集溶解试验，乙脑的补体结合试验，系统性红斑狼疮的抗核抗体试验等。

3. 血或骨髓培养　对伤寒、副伤寒、脓毒症、细菌性心内膜炎等疾病的病原诊断均具有决定性意义。

4. X线、CT与MRI检查　CT与MRI检查对诊断骨盆内、膈下与腹腔深部隐蔽性脓肿，尤其对发现腹膜后病灶如淋巴瘤、脓肿、血肿等有重要价值。

5. 超声检查　对疑有急性渗出性心包炎和感染性心内膜炎患者，可行超声心动图检查。腹部超声波检查适用于疑有腹腔内占位性病变、肝脓肿、肝胆道结石以及肾脓肿、泌尿系结石等患者。

6. 活体组织检查　如肝穿刺活组织检查、淋巴结以及皮损与皮下结节活体组织检查等。骨髓检查对白血病、恶性组织细胞病等具有决定性诊断价值。

四、治疗

（一）一般处理

将患者置于安静、舒适、通风的环境。有条件时应安置在有空调的病室内，无空调设备时，可采用室内放置冰块、电扇通风等方法达到降低室温的目的。高热惊厥者应置于保护床内，保持呼吸道通畅，予足量氧气吸入。

（二）支持治疗

患者出现神志改变、呼吸窘迫、血流动力学不稳定等危及生命的症状与体征时，立即实施监护、建立静脉通路、气道管理、补液以及氧疗，必要时予以呼吸支持治疗。

（三）超高热危象的处理

超高热和超高热危象是短暂的临床表现，经适当处理可能很快恢复（如中暑、输液反应等），亦可很快死亡（恶性高温）。早期诊断与早期处理同预后直接有关。因此，对每个可能发生超高热的患者应随时检测体温，一旦出现超高热，应以最快的速度降低中心体温、代谢率，以打断超高热引起的恶性循环，同时防治各种并发症。其中，降温是抢救超高热危象的主要措施。降温速度决定预后，应在1小时内使直肠温度降至

38.5℃以内。

（四）对症治疗

1. 物理降温　一般可用冷毛巾湿敷额部，每5～10分钟更换1次，或用冰袋置于额、枕后、颈、腋和腹股沟处降温，或用25%～50%酒精擦浴。或头置冰帽、冰水灌肠、冷盐水洗胃，或将患者置于空调房内（使室温维持在27℃左右）。应根据具体条件选用。

2. 药物降温　视发热程度可采用口服或肌注解热药。

（1）适应证：

1）婴幼儿高热，因小儿高热引起"热惊厥"。

2）高热伴头痛、失眠、精神兴奋等症状，影响患者的休息与疾病的康复。

3）长期发热或高热，经物理降温无效者。

（2）常用药物：有吲哚美辛、异丙嗪、哌替啶、氯丙嗪、激素如地塞米松等。对于超高热伴有反复惊厥者，可采用亚冬眠疗法、静脉滴注氯丙嗪、异丙嗪各2mg／（kg·次）。降温过程中严密观察血压变化，视体温变化调整药物剂量。

必要时物理降温与药物降温可联合应用，注意观察病情。

（五）抗生素经验性应用

对感染病例早期抗生素经验性应用是有益的。一般来讲，若有明确的病原菌感染，则选择覆盖特定病原菌感染的窄谱抗生素；若不明确，可选择覆盖革兰阳性和革兰阴性需氧菌、厌氧菌的广谱抗生素。

（六）诊断性治疗

当发热病因一时难以查明时，在不影响进一步检查的情况下，可按可能性较大的病因进行诊断性治疗（如疑疟疾，可试用氯喹；疑阿米巴性肝脓肿，行抗阿米巴治疗；疑结核病行抗结核治疗时间以3～4周以上为宜），期望获得疗效而做出临床诊断。诊断性治疗应选用特异性强、疗效确切及安全性大的治疗药物，剂量应充足并完成整个疗程，无特殊原因不得随便更换试验药物。

（七）随访观察

对部分症状轻微、经过详细检查仍不能明确病因的发热待查患者，也可在专科门诊进行长期随访而不作特殊处理，确有不少患者可获自愈。

四、护理要点

（一）一般护理

做好患者皮肤、口腔等基础护理，满足患者的基本需要，尽可能使患者处于舒适状态，预防并发症的发生；做好发热患者的生活护理，如发热患者的衣被常被汗液浸湿，应及时更换。

（二）心理护理

患者由于疾病和高热的折磨，容易出现烦躁、焦虑等心理变化，需要更多的关心、抚慰和鼓励。护士要多接近患者，耐心解答患者提出的各种问题，使患者从精神、心理上得到支持。

（三）病情观察与护理

1. 严密观察体温、脉搏、呼吸、血压、神志变化，以了解病情及观察治疗反应。在物理降温或药物降温过程中，应持续测温或每5分钟测温1次，昏迷者应测肛温。体温的突然下降伴有大量出汗，可导致虚脱或休克，此种情况在老年、体弱患者尤应注意。

2. 观察与高热同时存在的其他症状，如是否伴有寒战、大汗、咳嗽、呕吐、腹泻、出疹或出血等，以协助医生明确诊断。

3. 观察末梢循环情况，高热而四肢末梢厥冷、发绀者，往往提示病情更为严重。经治疗后体温下降和四肢末梢转暖、发绀减轻或消失，则提示治疗有效。

（四）健康教育

1. 饮食指导 告知患者发热是一种消耗性疾病，饮食中注意高热量、高蛋白、高维生素的摄取是必要的。鼓励患者多食一些营养丰富、易消化、自己喜爱的流质或半流质饮食，保证每日总热量不低于12552kJ（3000kcal）；同时注意水分和盐分补充，保证每日入水量在3000mL左右，防止脱水，促进毒素和代谢产物的排出。

2. 正确测量体温 体温测量的正确性对于判断疾病的转归有一定的意义。应教会患者正确测量体温的方法，应告知成人口腔温度和腋下温度测量的方法、时间及测量中的注意事项；应向婴幼儿家属说明婴幼儿肛温测量的方法、时间及注意事项。

3. 加强自我保健教育 指导患者建立有规律的生活；适当的体育锻炼和户外活动，增加机体的耐寒和抗病能力；在寒冷季节或气候骤变时，注意保暖，避免受凉，预防感冒、流行性感冒等；向患者和家属介绍有关发热的基本知识，避免各种诱因；改善环境卫生，重视个人卫生；告诫患者重视病因治疗，如系感染性发热，当抗生素使用奏效时，体温便会下降。

第二节　高血压危象

高血压危象（hypertensive crisis）是指在高血压病程中，由于某些诱因，外周小动脉发生暂时性强烈收缩，血压急剧升高引起的一系列临床表现。高血压危象可见于急进型和缓进型高血压病，也可见于由其他疾病引起的继发性高血压。

一、病因

任何原因引起的高血压均可发生血压急剧升高，正规降血压治疗不能控制者尤为多见；另外某些疾病如急性肾小球肾炎、嗜铬细胞瘤、妊娠高血压综合征和服用某些药物，可以使血压在短时间内突然上升，机体的某些器官一时来不及代偿，也比较容易发生高血压危象。

二、诱发因素

（一）疾病及药物因素

慢性高血压突然升高最为常见，肾血管性高血压、妊娠子痫、急性肾小球肾炎、嗜铬细胞瘤、抗高血压药物撤药综合征、头部损伤和神经系统外伤、分泌肾素肿瘤、服用单胺氧化酶抑制剂的患者、肾实质性疾病，口服避孕药、三环抗抑郁药、阿托品、拟交感药（节食药和苯丙胺样药）、皮质固醇类、麦角碱类等药物均可引起的高血压。

（二）其他因素

极度疲劳特别是用脑过度、精神创伤、精神过度紧张或激动、吸烟、寒冷刺激、更年期内分泌改变等。

三、病情评估

（一）病史

详细询问病史，慢性原发性高血压患者中约1%～2%发展为急进型-恶性高血压，多见于40～50岁者，男女之比约为3∶2。肾血管性或肾实质性高血压进展为急进性-恶性高血压的速度最快，多见于30岁以下或60岁以上者。此外，多有诱发因素存在。

（二）临床表现

本病起病迅速，患者有剧烈头痛、耳鸣、眩晕或头晕、恶心、呕吐、腹痛、尿频、视力模糊或暂时失明等，并常出现自主神经功能失调的一系列表现。每次发作历时短暂，多持续几分钟至几小时，偶可达数日，且易复发。体检时可发现心率增快，血压明显增高，以收缩压升高为主，常≥26.7kpa（200mmHg），但舒张压也可高达18.7kpa（140mmHg）以上。重症者可出现高血压脑病、心绞痛、急性左心力衰竭、急性肾衰竭等相应的临床症状与体征。

（三）实验室及其他检查

1. 肾功能损害指标　血电解质改变和血肌酐、尿素氮升高；尿常规常存在异常（如血尿、蛋白尿）。

2. ECG　缺血或心肌梗死的证据。

3. X 线胸片　观察有无充血性心力衰竭、肺水肿的征象。

4. 头颅 CT　有神经系统检查异常者用以发现有无颅内出血、水肿或栓塞。

5. 心脏超声心动图、经食管超声、胸部 CT、主动脉造影，这些检查主要用于临床怀疑有主动脉夹层动脉瘤和存在其他心血管病变的高血压急症患者。

四、处理

（一）迅速降压

应尽快将血压降至安全水平。无心、脑、肾等并发症者，血压可降至正常水平；而存在重要脏器功能损害的患者，降压幅度过大，可能会使心、肾、脑功能进一步恶化。一般将血压控制在 160～180 / 100～110mmHg 较为安全。常用的降压药物有硝普钠、酚妥拉明、硝酸甘油、呋塞米、利血平等。

1. 硝普钠　作用强而迅速。用法 50～400μg，静脉滴注，适用于高血压脑病、主动脉夹层动脉瘤、恶性高血压及高血压危象合并左心力衰竭。连用一般不超过 1 周，以避免硫氰酸盐引起的神经系统中毒反应。

2. 硝酸甘油　近来有人证明，大剂量静脉滴注硝酸甘油不仅扩张静脉，而且扩张动脉。用法：25mg 加于 500mL 液体内静脉滴注。不良反应较硝普钠少，对合并冠心病和心功能不全者尤为适宜。

3. 二氮嗪（diazoxide）　属小动脉扩张剂，静脉注射后 1 分钟起效，3～5 分钟疗效最大，维持降压时间最短 30 分钟，一般维持 6～12 小时。用法：每次 200～300mg，必要时 2 小时后重复。长期用可致高血糖和高尿酸血症。

4. 酚妥拉明　5mg，静脉注射，可重复使用，每次 5mg 至总量 20mg，有效后静脉滴注维持。适用于各类高血压急症，嗜铬细胞瘤时为首选。

5. 二氮嗪　亦为强有力的血管扩张剂，降压作用迅速。目前主张分次注射，每次 75 或 150mg，以免血压下降过快。

6. 肼屈嗪（hydralazine）　为小动脉扩张药，直接松弛血管平滑肌，降低外周血管阻力，降低舒张压大于降低收缩压，反射性地使心率加快，心排血量增加，并可改善肾血流量。适用于急慢性肾炎引起的高血压。一般常规剂量是 10～20mg 加入 5% 葡萄糖溶液 20mL 内，以每分钟 1mg 速度缓慢静脉推注。在 10～20 分钟内出现血压下降，维持作用 2～9 小时，需要时以 50mg 加入 500mL 溶液内持续静脉滴注，视血压情况调整速度。有头痛、心动过速及水钠潴留等不良反应。有冠心病、心绞痛及心功能不全者忌用。

7. 血管紧张素转换酶抑制剂（angiotensin converting enzyme inhibitor，ACEI）　卡托普利（captopril）为一种 ACEI，是强有力的口服降压药。近年来，许多医院舌下含服卡托普利或硝苯地平（nifedipine）作为高血压急症的急诊治疗。一般前者用量 12.5～25.0mg / 次，后者 10mg / 次，每日 3～4 次，根据病情变化适当增减剂量或口服次数。亦有报道用卡托普利 25mg 与硝苯地平 10mg 同时舌下含服，15～30 分钟后无效可重复1次。总有效率达96.4%。国内现有依那普利、培哚普利（perindopril），后者作用强、维持时间长。该类药物不仅阻断循环肾素-血管紧张素系统（renin-angiotensin system，RAS），更重要的是阻断组织RAS，抑制局部自分泌和旁分泌作用、改善器官和细胞功能。还认为ACEI治疗高血压，与激肽释放酶-激肽系统（kallikrein-kinin system，KKS）活性增加有关。另外有人认为可增加机体对胰岛素的敏感性，改善胰岛素抵抗状态。它比其他降压药物能更有效地逆转左心室肥厚，并改善心泵功能，改善肾血流动力学，降低肾小球内压，减少蛋白尿。适用于急进型高血压，尤其对高血压急症伴心力衰竭者更为适宜。可用本品25～50mg舌下含服，5分钟后，血压平均下降62／24mmHg（8.3／3.1kPa），一般在30～60分钟血压可降至预期水平，维持疗效3小时左右。有效率可达90%以上。

8. 硝苯地平　直接作用于血管平滑肌，使血管扩张，同时有选择性扩张冠状动脉、脑小动脉，从而改善心、脑血流的灌注。适用于急进型高血压、恶性高血压，尤其适用于高血压性心脏病等。常用剂量为10～20mg舌下含服，5～10分钟开始显效。最大效应为30～40分钟，其收缩压、舒张压和平均压分别下降（48±24）mmHg〔（6.5±3.2）kPa〕、（30±18）mmHg〔（4.1±2.3）kPa〕和（40±20）mmHg〔（5.2±2.7）kPa〕。血压下降到理想水平后，每次可用10～20mg，每日3次维持。对老年患者，肾性高血压及肾功能不全患者均适用。

9. 尼卡地平　为第二代钙通道阻滞剂代表性药物。动物实验证明它有高度趋脂性，对细胞膜具有膜稳定作用；可浓集于缺血细胞；可刺激Ca^{2+}从线粒体外流；阻滞钙通道。从而起到对脑和心肌缺血的保护作用。临床上选择地作用于脑血管和冠状动脉，是其他钙通道阻滞剂的2倍。对外周血管也有强的扩张作用。

10. 尼群地平　为第二代钙通道阻滞剂，直接作用于平滑肌扩张周围小动脉，从而使血压下降。有人对高血压急症30例进行观察，舌下含服30mg者，10～30分钟开始降压，平均18分钟，1～2小时达高峰，收缩压平均下降41.25mmHg（5.5kPa），舒张压平均下降33mmHg（4.4kPa），无明显不良反应。

11. 伊拉地平　第二代钙通道阻滞剂，静脉给药，从1.2、2.4、4.8和7.2μg／（kg·h）逐渐增量，每个剂量都用3小时。结果：当输入7.2μg／（kg·h）时，血压明显下降，安全、无不良反应，对轻度心力衰竭亦无不良反应。适用于治疗高血压急症的患者。

12. 阿替洛尔　心脏选择性$β_1$受体阻滞剂，适用于血压高、心率偏快者。口服每次25～50mg，血压下降后每次25mg，每日2次维持。维持量应个体化。

13. 25%硫酸镁　10mL，深部肌内注射；或25%硫酸镁溶液10mL，加于10%葡萄糖液20mL内缓慢静脉注射。

14. 人工冬眠　全剂量或半剂量，前者用氯丙嗪50mg、异丙嗪50mg和哌替啶100mg，加于10%葡萄糖500mL内静脉滴注。

若药物疗效不佳，必要时考虑静脉放血。治疗过程中，要注意不宜使血压下降过快、过多。血压降低后，以口服降压药继续治疗。

（二）控制脑水肿

可用脱水剂如甘露醇、山梨醇或快作用利尿剂呋塞米或依他尼酸钠注射，以减轻脑水肿。

（三）制止抽搐

地西泮、巴比妥钠等肌内注射，或给予水合氯醛保留灌肠。

五、护理要点

（一）一般护理

1. 休息　嘱患者绝对卧床休息，床头抬高30°，减少搬动、刺激，使之情绪安定，对烦躁不安者，可服用少量镇静剂。坠床或意外伤昏迷者头偏向一侧。

2. 吸氧　给予鼻导管或面罩吸氧，流量为每分钟2～4L。

3. 饮食　以低盐、清淡、低胆固醇和低动物脂肪食物为宜；肥胖者需适当控制进食量和总热量，以控制体重；禁止吸烟和饮酒；昏迷者应给予鼻饲饮食。

4. 病室环境　整洁、安静、温湿度适宜。

5. 防止便秘　避免便秘排便时过度用力。应调节饮食以防大便秘结，必要时给予缓泻药。

6. 加强皮肤护理及口腔护理　意识不清者，易发生压疮，应2小时翻身1次，保持床铺清洁、干燥、平整。注意协助做好口腔护理。

（二）病情观察与护理

1. 注意神志、血压、心率、尿量、呼吸频率等生命体征的变化，每日定时测量并记录血压。血压有持续升高时，密切注意有无剧烈头痛、呕吐、心动过速、抽搐等高血压脑病和高血压危象的征象。给予氧气吸入，建立静脉通路，通知病危，准备各种抢救物品及急救药物，详细书写特别护理记录单；配合医生采取紧急抢救措施，如快速降压，制止抽搐，以防脑血管疾病的发生。

2. 患者如出现肢体麻木，活动欠灵，或言语含糊不清时，应警惕高血压并发脑血管疾病。对已有高血压心脏病者，要注意有无呼吸困难、水肿等心力衰竭表现；同时检查心率、心律有无心律失常的发生。观察尿量及尿的化验变化，以发现肾脏是否受累。发现上述并发症时，要协助医生相应的治疗及做好护理工作。

3. 迅速、准确按医嘱给予降压药、脱水剂及镇痉药物，注意观察药物疗效及不良反应，严格按药物剂量调节滴速，以免血压骤降引起意外。

4. 出现脑血管意外、心力衰竭、肾衰竭者，给予相应抢救配合。

（三）健康教育

1. 向患者提供有关本病的治疗知识，注意休息和睡眠，避免劳累。

2. 对拟出院患者做好保健指导，劝告患者严格控制盐的摄入量，适当参加体育锻炼，注意保证充足的睡眠时间，正确掌握饮食，忌烟酒，按医嘱服药，定期复查。

第三节　高血糖危象

高血糖危象（hyperglycemia crisis）指糖尿病患者昏迷。根据其发生机制不同，可分为两类，一是糖尿病酮症酸中毒，Ⅰ型糖尿病患者中比较常见；另一类是糖尿病高渗性非酮症性昏迷，在Ⅱ型糖尿病患者中更为多见。

糖尿病酮症酸中毒

糖尿病酮症酸中毒（Diabetic Ketoacidosis，DKA）是由于体内胰岛素缺乏，胰岛素的反调节激素增加，引起糖和脂肪代谢紊乱，以高血糖、高血酮和代谢性酸中毒为主要特点的临床综合征。

一、病因和发病机制

（一）病因

诱发本症的原因主要是急性化脓性感染，胰岛素中断或不适当地减量，各种手术、创伤、麻醉、呕吐、腹泻、食欲减退或饮食不洁及过量、妊娠及分娩、强烈精神刺激，以及对胰岛素产生抗药性等。临床上往往几种诱因同时存在。

（二）发病机制

本症的主要发病机制是胰岛素绝对或相对性分泌不足，导致糖、脂肪及蛋白质的代谢紊乱，并继发性引起水、电解质及酸碱平衡失调。此外拮抗胰岛素的激素，包括胰高血糖素、生长激素、儿茶酚胺、肾上腺皮质激素同时分泌过多，亦为产生酮症酸中毒的重要因素。

二、病理生理

（一）酸中毒

糖尿病代谢紊乱加重时，脂肪动员和分解加速，大量脂肪酸在肝经β氧化产生大量乙酰乙酸、β-羟丁酸和丙酮，三者统称为酮体。当酮体生成量剧增，超过肝外组织的氧化能力时，血酮体升高称为酮血症，尿酮体排出增多称为酮尿，临床上统称为酮症。乙酰乙酸和β-羟丁酸均为较强的有机酸，大量消耗体内储备碱，若代谢紊乱进一步加剧，血酮体继续升高，超过机体的处理能力，便发生代谢性酸中毒。

（二）高酮体血症

脂肪大量分解后的终末代谢产物乙酰辅酶A，在肝脏不能被氧化为丙酮酸，生成大量酮体（如乙酰乙酸、β-羟丁酸、丙酮），当生成量超过肾脏排泄速度时，体内就会形成高酮体血症。

（三）水、电解质代谢紊乱

酮症酸中毒时，由于血糖增高，大量的糖带着水从肾脏丢失，患者厌食、恶心、呕吐，水的摄入量减少，使脱水加重。大量蛋白质分解，产生酸根，排出时又带走不少水分。严重脱水使细胞外液容量减少，血压下降，可引起循环衰竭及急性肾衰竭。

血钠、氯、磷、镁都有大量丢失。血钾初期体内已下降，但由于酸中毒，大量的氢离子进入细胞内，钾离子交换到细胞外，此期血清钾可正常或偏高。随着酸中毒的纠正，氢离子从细胞内到细胞外，大量钾离子进入细胞内，此时可引起严重的低血钾，如不及时纠正，可致心律失常，严重时可发生心搏、呼吸骤停。

（四）带氧系统异常

酸中毒时，体内不出现缺氧，但当酸中毒纠正后，糖化血红蛋白高，2，3-二磷酸甘油酸降低，血氧解离曲线左移，两者均使氧释放减少，可造成组织缺氧。

（五）周围循环衰竭和肾功能障碍

严重失水，血容量减少，加以酸中毒引起的微循环障碍，若未能及时纠正，最终可导致低血容量性休克，血压下降。肾灌注量的减少，引起少尿或无尿，严重者发生肾功能衰竭。

（六）中枢神经功能障碍

在严重失水、循环障碍、渗透压升高、脑细胞缺氧等多种因素综合作用下，引起中枢神经功能障碍，出现不同程度的意识障碍、嗜睡、反应迟钝，以至昏迷，后期可发生脑水肿。

三、病情评估

（一）病史

有糖尿病病史。可发生于任何年龄，以30～40岁多见，有明确糖尿病病史及使用胰岛素史、反复出现酮症的病史，大多为胰岛素依赖型糖尿病。本症性别差异不显著。

（二）临床表现

早期患者仅表现为原有糖尿病的症状加重，多饮、口渴、乏力、嗜睡等症状，随着病情发展，患者出现食欲减退、恶心、呕吐，或有腹痛；呼吸深大，呼气有铜臭味（或烂苹果味）；脱水貌，皮肤黏膜干燥、弹性差，眼球下陷；心动过速，脉搏细数；血压下降，甚至休克或心肾功能不全；神志由烦躁不安、嗜睡逐渐发展为昏迷。

（三）实验室检查

1. 尿 尿糖、尿酮体强阳性。当肾功能严重损害而阈值增高时，尿糖、尿酮体阳性程度与血糖、血酮体数值不相称。可有蛋白尿和管型尿。

2. 血 血糖多数为16.7～33.3mmol/L（300～600mg/dL），有时可达55.5mmol/L（1000mg/dL）以上。血酮体升高，多在4.8mmol/L（50mg/dL）以上，二氧化碳结合力降低，轻者为13.5～18.0mmol/L，重者在9.0mmol/L以下。$PaCO_2$降低，pH<7.35。碱剩余负值增大（>-2.3mmol/L）。阴离子间隙增大，与碳酸氢盐降低大致相等。血钾正常或偏低，尿量减少后可偏高，治疗后可出现低钾血症。血钠、血氯降低，血尿素氮和肌酐常偏高。血清淀粉酶升高可见于40%～75%的患者，治疗后2～6天内降至正常。血浆渗透压轻度上升，白细胞数升高，即使无并发感染，也可达10×10^9/L，中性粒细胞比例升高。

（四）诊断和鉴别诊断

对昏迷、酸中毒、失水、休克的患者，均应考虑本病的可能性，尤其对原因不明意识障碍，呼气有酮味、血压低而尿量仍多者，应及时做有关化验以争取及早诊断的及时治疗。少数患者以本病作为糖尿病的首发表现，某些病例因其他疾病或诱发因素为主诉也容易让医务人员误诊。

要注意与急性胃炎、急腹症、糖尿病患者并发其他致昏迷疾病（如脑血管意外等）相鉴别，更要注意与低血糖昏迷、高渗性非酮症糖尿病昏迷及乳酸性酸中毒之间的鉴别（见表2-1）。

四、处理

治疗原则，应用速效胰岛素迅速纠正代谢紊乱，纠正酸中毒和水、电解质失衡。

（一）治疗过程中的检验

全部病例均应住院救治，并立即做血糖、血酮、尿糖、尿酮，此后每2小时复查1次，待血糖下降至14mmol/L后，改每6小时复查1次。同时在治疗前做血气分析、血电解质、二氧化碳结合力、尿素氮、心电图，以后每4～6小时复查1次。

（二）足量补液

补液是救治糖尿病酮症酸中毒首要的、极其关键的措施。患者常有重度失水，可

	酮症酸中毒	低血糖昏迷	高渗性昏迷	乳酸性酸中毒
病史	常有感染、胰岛素治疗中断等病史	有应用降糖药物、进食过少等病史	多见于老年人,常有感染、胃肠炎等病史	常有肾功能不全,服降糖灵等病史
起病时症状	糖尿病症状加重、伴有胃肠道症状等。	多以交感神经兴奋症状为主	多以中枢神经症状为主	有胃肠道症状及伴发病症状
体征	脱水征,呼吸深快,可有酮味	皮肤潮湿多汗,呼吸平稳	脱水征,呼吸加快,无酮味	脱水征,呼吸深快,无酮味
血糖	显著增高(>16.7)	显著降低(<2.8)	极度增高(>33.3)	正常或增高
尿糖	＋＋＋～＋＋＋＋	－	＋＋＋＋	＋或－
尿酮	＋＋～＋＋＋＋	－	＋或－	－或＋
血酮	显著升高	正常	偏高或正常	正常或偏高
HCO_3^-	降低	正常	正常或降低	降低
乳酸	稍升高	正常	正常	显著升高
血浆渗透压	偏高或正常	正常	显著升高(>350)	正常

表2-1 糖尿病并发昏迷的鉴别要点

体重10%以上。只有在有效组织灌注改善、恢复后,胰岛素的生物效应才能充分发挥。补液时通常宜用等渗氯化钠注射液。开始时补液速度应较快,在2小时内输入1000～2000mL,第3～6小时再输入1000～2000mL,第1天输液总量达4000～5000mL,严重失水者可达6000～8000mL。根据血压、心率、每小时尿量及末梢循环情况,决定输液量和速度,有心功能不全的患者应强调监测中心静脉压,以防止发生心力衰竭。血钠浓度过高(>160mmol/L)时,可用5%葡萄糖注射液(必须加入一定量的胰岛素)代替等渗氯化钠注射液,此时宜保持血浆渗透压平稳下降,血糖水平可保持相对稳定。如治疗前已有低血压或休克,快速输入晶体液不能有效升高血压,应输入胶体溶液并采用其他抗休克措施。

(三)小剂量胰岛素治疗

大量基础研究和临床实践证明,小剂量胰岛素治疗方案(即每小时每千克体重0.1U,加入生理盐水中持续静脉滴注),能使血糖平稳下降,每小时约降低3.9～6.1mmol/L,还有较少引起脑水肿、低血糖、低血钾等优点。治疗中应强调监测血糖,更应注意观察一般状况、生命体征及综合生化指标,如2小时后病情无改善,综合生化指标无好转,血糖无肯定下降,应酌情增加胰岛素剂量。当血糖下降速度较快或降至较低水平(<13.9mmol/L)时,宜将胰岛素加入5%葡萄糖氯化钠注射液中继续静脉滴注,至食欲恢复后可改为肌内或皮下注射,每4～6小时1次,直至酮症消失后再改

为常规治疗。

（四）电解质紊乱的纠正

糖尿病酮症酸中毒时，低钠、低氯已通过补充生理盐水得到补充。体内钾缺失常较严重，治疗前因酸中毒影响血钾可正常甚至增高，血钾不能反映体钾缺失真实程度，治疗4～6小时后血钾常明显降低，尤其在胰岛素与碱剂同时应用时，细胞摄钾功能异常增高，有时可达危险程度。如治疗前血钾低于正常，开始治疗时即需补钾，一般在治疗开始1～4小时补钾。每小时补钾1.0～1.5g，或1000mL液体中3～4g氯化钾于4～6小时内输完。此外，低钾常伴有低镁血症，当补钾后临床症状不见好转时，应用镁剂治疗。血镁用药，一般可用25%～50%硫酸镁10mL，深部肌内注射，或重症给予10%硫酸镁20mL加入10%葡萄糖200mL中缓慢静脉滴注。低磷时可补磷酸钾。

（五）谨慎补碱

轻症患者经输液和注射胰岛素后，酸中毒可逐渐纠正，不必补碱。一般认为，血pH >7.1或HCO_3^- >10mmol／L，无明显酸中毒大呼吸时，可暂不予补碱；如血pH≤7.1或HCO_3^-≤5mmol／L时，宜小剂量补碱（避免使用乳酸钠）。静脉滴注5%碳酸氢钠50～100mL，2小时后，如酸中毒无明显改善，可重复补碱，至血碳酸氢根浓度达到15mmol／L时，即应停止补碱。

（六）处理诱发病和防治并发症

1. 休克　如休克严重且经快速输液后仍不能纠正，应详细检查分析其原因，如有无并发感染或急性心肌梗死，给予相应措施。

2. 严重感染　是本症的常见诱因，亦可继发于本症。因DKA可引起低体温和血白细胞升高，故此时不能以有无发热或血常规改变来判断，应积极处理。

3. 心力衰竭、心律失常　年老或并发冠状动脉病变，尤其是急性心肌梗死，补液过多可导致心力衰竭和肺水肿，应注意预防。可根据血压、心率、中心静脉压、尿量等情况调整输液量和速度，并视病情应用利尿剂和正性肌力药。血钾过低、过高均可引起严重心律失常，宜用心电图监护，及时治疗。

4. 肾功能衰竭　应强调早期发现，脱水症状已改善，尿量不见增加，血BUN趋于增高时，即应按急性肾衰竭处理。

5. 脑水肿　死亡率甚高，抢救过程中要注意避免诱发本病的因素。若血糖已降低，酸中毒已改善时，昏迷反而加重，并出现颅内压增高的征象，应及早给予甘露醇、呋塞米、地塞米松等治疗。

五、护理要点

（一）一般护理

1. 休息　患者绝对卧床休息，注意保暖，吸氧。有休克者使患者的头和腿均抬高

30°的卧位和平卧位交替使用。保持呼吸道通畅，防止舌后坠堵塞喉头，适当吸痰。

2. 饮食护理　严格和长期执行饮食管理，禁止食用含糖较高的食物，按一定比例分配糖、蛋白、脂肪，对患者饮食进行检查，督促、教育患者遵守饮食规定。

3. 皮肤护理　因糖尿病患者易生疖、痈，故应保持皮肤清洁，勤换内衣裤，勤洗澡，保持床单清洁；如发生疖、痈，应及时处理，必要时抗生素治疗。

4. 口腔护理　糖尿病患者抵抗力降低，进食量减少，细菌易在口腔内迅速繁殖，并分解为糖类，使发酵和产酸作用增强，导致口腔局部炎症、溃疡等并发症，可用2%～3%硼酸溶液（可改变细菌的酸碱平衡起抑菌作用）。霉菌感染时，可用1%～4%碳酸氢钠溶液漱口。通过口腔护理保持口腔清洁、湿润，使患者感觉舒适。

5. 记录24小时出入量　定时留尿测定尿糖量。

6. 胰岛素治疗的护理　定时注射胰岛素，30分钟后保证患者进食。收集小便，检查尿糖，防止发生低血糖。

（二）病情观察与护理

1. 严密观察体温、脉搏、呼吸、血压及神志变化，通过观察生命体征能及时反映出病情好转及恶化。低血钾患者应做心电图监测，为病情判断和判断治疗反应提供客观依据。

2. 遵医嘱及时采血、留尿，送检尿糖、尿酮、血糖、血酮、电解质及血气等。

3. 认真按医嘱查对胰岛素类型及用量，注意观察，避免出现低血糖昏迷。

4. 昏迷患者应保持呼吸道通畅。应密切观察和详细记录患者意识状态、瞳孔、血压、脉搏、呼吸等变化，还应注意呼吸道、口腔、泌尿道、皮肤、眼睛、大便、肢体等的护理，防止并发症的发生。

5. 快速建立两条静脉通道，纠正水、电解质失调，维护酸碱平衡，纠正酮症，抗感染等。一条为扩容治疗，按医嘱给予适宜、适量的液体及足量的抗生素，以疏通微循环增加心肌收缩力，恢复正常的血流；另一条作为维持稳定血压，输入血管活性药物等。

6. 因患者血液中酮体堆积，呼吸中枢兴奋出现深呼吸，造成换气过度，二氧化碳排出增多；由于酸性代谢产物大量堆积，使血中碳酸氢钠浓度降低，二氧化碳结合力降低脱水，使血容量减少，组织灌注不良，组织缺氧。因此，应快速纠正缺氧，在短时间内用鼻导管或面罩给予高浓度的氧气吸入，但不宜超过24小时，待二氧化碳结合力恢复正常，呼吸转为平稳后，可给予低浓度、低流量持续吸氧，每分钟氧流量为1～2L，浓度为24%～28%。

（三）康复

1. 指导患者积极治疗糖尿病，避免诱发因素。

2. 指导患者根据病情坚持饮食疗法、运动疗法和药物疗法。当出现酮症酸中毒时，要卧床休息。

3. 指导患者正确用药方法，口服降糖药物应严格掌握服用剂量、时间、不良反应等基本用药知识。

4. 为患者设计有姓名、年龄、住址、疾病名称的卡片，患者随身携带，病情危重时便于送往医院治疗。

5. 糖尿病患者应戒烟、戒酒及其他不良嗜好，注意生活的规律性。

6. 指导患者定期复查有关项目，有变化及不适时随时就诊。

高渗性非酮症昏迷

糖尿病非酮症高渗性昏迷（hyperosmolar nonketotic diabetic com a，HNDC）是糖尿病急性重症并发症的另一特殊类型。又称高渗性昏迷。本症起病隐袭，病情凶险，死亡率高（50%以上），发病率占糖尿病的1.5%～2.0%。血糖异常增高，多超过33mmol／L（600mg／dL），常见56.0mmol／L（1000mg／dL）以上，造成血液高渗、利尿失水是本症的基本病理生理。血浆酮体一般不高，或仅轻度增高。起病多有诱因。

一、病因和发病机制

多种临床情况可成为本症的诱因。

1. 感染　见于肺炎、泌尿道感染、胰腺炎、急性胃肠炎、亚急性细菌性心内膜炎等。

2. 应激因素　严重烧伤、中暑、脑外伤、心脏直视手术、脑血管意外、心肌梗死、淋巴瘤、某些急诊伴发病等。

3. 摄水不足　是诱发本症的重要因素，可见于口渴中枢敏感性下降的老年患者，不能主动进水的幼儿或卧床患者，精神失常或昏迷患者，以及胃肠道疾病患者等。

4. 失水过多　见于严重的呕吐、腹泻及大面积烧伤患者。

5. 高糖的摄入　见于大量服用含糖饮料、静脉注射高浓度葡萄糖、完全性静脉高营养，以及含糖溶液的血液透析或腹膜透析等。值得提出的是，本症被误认为脑血管意外而大量注射高渗葡萄糖液的情况在急诊室内并不少见，结果造成病情加剧，危及生命。

6. 治疗用药　使用肾上腺皮质激素、呋塞米及噻嗪类利尿剂、苯妥英钠、普萘洛尔、氯丙嗪、降压片、左旋多巴、免疫抑制剂等。

7. 中枢神经损害　见于儿童中枢神经系统发育不良、脑外科疾病及手术等所致的中枢性渗透压调节功能障碍。

以上诸因素均可使机体对胰岛素产生抵抗、升高血糖、加重脱水，最终导致本症的发生。

本症发病机制复杂，未完全阐明。患者年老、脑血管功能差，极度高血糖、失水严重、血液浓缩、继发性醛固酮分泌增多加重高血钠，使血浆渗透压增高，脑细胞脱水，从而导致本症突出的神经精神症状。缺乏酮症的原因尚无满意解释，推测患者体内尚有一定量的胰岛素抑制脂肪分解。此外，高血糖和高渗透压本身也可能抑制酮体生成。

二、病情评估

（一）病史

患者有糖尿病病史，发病前数天或数周，常有糖尿病逐渐加重的临床表现，如烦渴、多饮、多尿、乏力、头晕、食欲下降或呕吐等。

（二）临床表现

起病比较缓慢，通常需数天甚至数周。常先有多尿、烦渴、多饮，但多食不明显，或反而食欲减退、厌食，以致常被忽视。失水程度逐渐加重，出现神经精神症状，表现为嗜睡、幻觉、定向障碍、偏盲、上肢拍击样震颤、癫痫样抽搐（多为局限性发作）等。本症容易并发脑血管意外、心肌梗死或肾功能不全等。

（三）实验室检查

尿糖强阳性，但无酮症或较轻，血尿素氮及肌酐升高。血糖常高至33.3mmol／L（600mg／dL）以上，血钠升高可达155mmol／L，但也有正常，甚或偏低者。血浆渗透压显著增高达330～460mOsm／（kg·H$_2$O），一般在350mOsm／（kg·H$_2$O）以上。

根据高血糖、高血浆渗透压状态，无明显酮症酸中毒、重度脱水和突出的精神神经系统表现，结合病史不难诊断，但患者多为老年，多无糖尿病史，可继发于各种严重疾病，临床表现复杂多变，误诊、漏诊率较高。因此，临床上应提高对本病的警惕性。并注意与酮症酸中毒、乳酸性酸中毒、低血糖性昏迷、脑炎、脑瘤、脑血管意外鉴别。

三、处理

高渗性昏迷治疗原则与酮症酸中毒相似。

（一）尽快输液纠正失水及血容量不足

失水、血容量不足是本症一系列临床表现的病理生理基础，故纠正失水宜较酮症酸中毒更积极一些。可按体重10%～15%估计给液量。除非并有心功能不全，否则应快速输注。前4小时输入液量的1／3，12小时内输入补液量的一半加尿量，余下1／2在以后的12小时内输完。如血压正常，血钠大于155mmol／L，可先用0.45%低渗盐水，但不宜太多，先输1000mL后视血钠含量酌情决定，血浆渗透压<320mmol／L时改为等渗溶液。低渗溶液输入太快应注意脑水肿并发症。血压低者宜采用生理盐水。

（二）胰岛素的应用

本症对胰岛素可能较酮症酸中毒敏感，所需胰岛素用量较少。仍主张以小剂量持续滴注，每小时5～6U。如血压偏低，首剂可给14～20U静脉推注。血糖下降至14.0～16.8mmol／L（250～300mg／dL）时改用5%葡萄糖液加胰岛素6～8U维持，方法与酮症酸中毒相同。

（三）碱性药物的应用与电解质补充

本症一般无须使用碱性药物。如二氧化碳结合力＜11.23 mmol／L可酌情给予5%碳酸氢钠溶液200～400mL滴注。虽然血钾可能正常，但体内总体钾含量减少。经充分补液和使用胰岛素后，血钾将下降。治疗开始后2小时即应给予补钾。原则也与酮症酸中毒相同。应密切注意治疗过程中由于输液太快、太多及血糖下降太快，造成脑细胞从脱水转为脑水肿的可能。其发生机制可能由于长时间组织缺氧，细胞内外渗透压持续不平衡，血浆高渗状态的骤然下降，水分向细胞内转移而造成。此时患者意识障碍加深或一度好转后又昏迷。应及时采用脑细胞脱水剂如甘露醇、地塞米松静脉滴注或静脉注射。

（四）积极治疗诱发病，去除诱因

选用恰当的抗生素预防和治疗感染。防止心力衰竭、肾功能衰竭。二氧化碳结合力＜11.23mmol／L时应注意乳酸性酸中毒可能。

四、护理要点

（一）一般护理

同糖尿病酮症酸中毒。

（二）病情观察与护理

同糖尿病酮症酸中毒，在病情观察方面尚需注意以下情况，如迅速大量输液不当时，可发生肺水肿等并发症。补充大量低渗溶液，有发生溶血、脑水肿及低血容量休克的危险，故应随时观察呼吸、脉搏，如发现呼吸困难、咳嗽、咳粉红色泡沫样痰、烦躁不安、脉搏加快，特别是在昏迷好转过程中出现上述表现，应及时处理，并调整输液速度或停止输液。

为防止输液过量，应及时测定中心静脉压。此外，应注意患者血压、脉搏、尿液情况及意识状态。在治疗过程中如意识逐渐恢复而再次出现意识不清应立即停用低渗溶液；如发现尿色变为粉红，应及时报告医生。

（三）康复

同糖尿病酮症酸中毒。

第四节　低血糖危象

正常情况下，通过神经内分泌等调节，糖的分解代谢与合成代谢保持动态平衡，血糖浓度亦相对稳定。正常人血糖虽受进食、饥饿、劳动、运动、精神、生长发育等多种因素影响，但波动范围狭窄，一般血糖浓度饱餐后很少超过8.89mmol／L（160mg／dL），饥饿时很少低于3.33 mmol／L（60mg／dL），此为血糖内环境稳定性。当某些病理和生理原因使血糖降低，引起交感神经兴奋和中枢神经异常的症状及体征时，称为低血糖危象。

一、病因和发病机制

低血糖症常见的病因有：

（1）胰岛素过多（如胰岛素瘤、胰岛细胞增生、降糖药物治疗）。

（2）摄食不足或耗糖过度。

（3）肝脏疾病（如肝硬化、急性黄色肝萎缩、肝癌等）。

（4）垂体前叶、甲状腺或肾上腺皮质功能低下等。

（5）中胚层源性肿瘤（如纤维肉瘤、平滑肌肉瘤等）。

（6）反应性低血糖（如早期糖尿病、功能性低血糖、胃大部切除术后）。

（7）药物中毒（如乙醇、阿司匹林等）、荔枝中毒。

（8）食管肿瘤、吞咽困难、孕妇、剧烈运动等。

上述诸多因素均可导致血糖过低以致脑部或（及）交感神经受到影响，产生一系列症状群。

因为脑的主要能源是葡萄糖，但脑细胞储糖量很有限，主要靠血糖随时供给。脑部变化初期反映为大脑皮质受抑制，晚期神经细胞坏死、中脑及延脑活动受影响。同时高胰岛素血症可以促进钠、钾离子进入细胞内，导致脑水肿和颅内压增高。若低血糖昏迷时间持续超过6小时，脑细胞可因缺乏能量而发生不可逆的变性、坏死，严重损害中枢神经功能，因此本症最突出的表现是意识障碍。若血糖急剧下降但历时短暂，则以肾上腺过多症候群为著。由于肾上腺素释放增加，引起交感神经兴奋。一般而言，血糖值越低，持续时间越长，发病越快，其症状越明显，预后也越差，即使治疗恢复也成为痴呆或去大脑僵直状态。

二、病情评估

（一）病史

低血糖症常呈发作性，发作时间及频度随病因不同而异，常在饥饿或运动后出现，多在清晨空腹或下半夜发生。少数患者亦可在餐后发作。

（二）临床表现

低血糖症呈发作性，发作时间及频数随病因不同而异。典型临床表现主要包括以下两种。

1. 交感神经过度兴奋　表现为心悸、软弱、饥饿感、脉快、出冷汗、皮肤苍白、手足颤抖。如继续发展，可伴有一系列程度不同的脑功能障碍表现。

2. 脑功能障碍　表现为精神不集中，思维和言语迟钝、头晕、不安、视物不清、步态不稳，有时可出现易怒、幻觉、行为怪异，常被误诊为精神病。病情严重者可出现癫痫样抽搐甚至昏迷。

（三）诊断和鉴别诊断

1. 有低血糖危象发作的临床表现。
2. 即刻测血糖<2.8mmol／L。
3. 立即给予葡萄糖后可以消除症状。

鉴别诊断：患者出现昏迷时应注意与糖尿病酮症酸中毒、非酮症高渗性昏迷、癫痫、癔症、脑血管病、药物中毒等所致的昏迷鉴别。主要靠发作时血糖检查及注射葡萄糖后的反应鉴别。

三、处理

要充分认识反复、严重的低血糖发作，低血糖持续时间过长或可引起不可逆脑损害。因此，对低血糖症应尽早识别，及时处理。

（一）低血糖症发作时的紧急处理

轻症者，一般经喂食糖果、糖水等食物即可缓解；疑似低血糖昏迷的患者，应立即抽血做有关检查，并马上供糖而不必等待检查结果，可给予以下治疗。

1. 立即静脉注射50%葡萄糖溶液60～100mL，多数患者能立即清醒，继而进食；未恢复者可反复注射直至清醒。处理后即使意识完全恢复，仍需继续观察，因为由于口服降糖药引起的低血糖症，血液中较高的药物浓度仍继续起作用，患者再度陷入昏迷的可能性仍很大，宜继续静脉滴注5%～10%的葡萄糖，根据病情需要观察数小时至数天，直至病情完全稳定为止。

2. 血糖不能达到上述目标，或仍神志不清者，必要时可选用：氢化可的松100mg静脉推注，并视病情需要再以100mg加入5%～10%500mL葡萄糖液中缓慢滴注，一般一日总量在200~400mg；或给予高血糖素0.5~1.0mg皮下、肌内或静脉注射，一般20分钟内起效，但维持时间仅1.0~1.5小时。

（二）病因治疗

如手术切除胰岛β细胞瘤、腺癌及中胚层源性肿瘤等。如未找到肿瘤，可从胰尾起行逐段胰腺部分盲目切除，直至血糖回升，并需注意切除异位腺瘤。

四、护理要点

（一）一般护理

1. 患者出现低血糖表现应绝对卧床休息，立即口服葡萄糖或静脉推注葡萄糖液。注意保暖，避免受凉。对于有抽搐患者，除补糖外可酌情用适量镇静剂，并注意保护患者，防止外伤。昏迷患者应按昏迷常规护理。

2. 间歇期患者应合理饮食，注意休息，生活规律，防止刺激，减少发作。胰岛素细胞瘤的患者，因常年患病又有脑症状，多有情绪低沉、神志模糊和悲观失望，医护人员态度要和蔼，耐心鼓励患者安定情绪，建立战胜疾病的信心。嘱患者随身携带糖块，遇有心悸、出汗、烦躁等先兆症状时随时口含糖块，防止发作。

（二）病情观察与监护

1. 密切观察生命体征及神志变化，例如有无心悸、出汗、头昏等低血糖先兆，定时监测血糖，注意血压、脉搏、呼吸等生命体征的变化。要注意观察尿、便情况，记录出入量。观察治疗前后的病情变化，评估治疗效果。

2. 临床上可见到低血糖症抢救成功后再度发生昏迷的病例，因此患者清醒后，仍需要观察12~48小时，以便及时处理。

3. 在糖尿病的治疗过程中注射胰岛素或口服降糖药过多时，要注意低血糖的发生。除要严格掌握剂量外，还要密切观察，熟悉低血糖的诊断、临床症状、不同患者存在个体敏感性的差异。

（三）康复

指导患者避免精神刺激，饮食有节有时，起居有常，不妄劳作，坚持力所能及的体育锻炼，以增强体质。对各种病因进行针对性预防，如肝功能受损者应积极保肝治疗；半乳糖血症应停服乳类食品；延迟型倾倒综合征患者应少食多餐等。

第五节　甲状腺危象

甲状腺功能亢进危象（crisis of hyperthyroidism）是甲状腺功能亢进症患者在急性感染、精神创伤、妊娠或甲状腺手术等各种诱因的刺激下，大量甲状腺激素释放入血，病情突然加重而出现的一系列临床症状。病情危重，死亡率高，必须及时抢救，否则患者往往死于高热、心力衰竭、肺水肿及水、电解质紊乱。

一、病因和发病机制

甲状腺危象的发病诱因有以下几点。

（一）手术性因素

甲亢患者在手术中或术后4～16小时内发生危象常与手术直接有关。凡在术后16小时后出现者，应寻找感染病灶或其他诱因，如输液、输血反应等。甲状腺本身的手术或其他急诊手术如急腹症、剖宫产，甚至拔牙等均可引起危象。手术引起甲亢危象的原因如下：甲亢病情未控制是术前未用抗甲状腺药物做准备或准备不充分，甲亢病情未完全控制；或甲状腺手术延误致抗甲状腺药物停用过久，碘剂作用脱逸，甲状腺又可以合成并释放甲状腺激素。甲状腺激素释放是手术应激或手术时挤压甲状腺，导致大量甲状腺激素释放入血循环。全身麻醉亦可使组织中的甲状腺激素进入血液循环。术中或术后并发喉头水肿，行气管切开等，造成再次手术刺激。

（二）非手术性因素

手术以外的诱因引起，常见有如下几种：感染是细菌或病菌感染是目前诱发危象的主要原因，多见于急性扁桃体炎、肾盂肾炎、支气管肺炎、阑尾炎、败血症、术后伤口感染等急性及严重感染病例。停用抗甲状腺药物：甲亢病情未控制，突然停用抗甲状腺药物而激发危象。精神神经因素为严重精神创伤、精神紧张、恐惧等亦为激发危象的常见原因。有因精神创伤及惧怕甲状腺手术而激发危象的报道。代谢性疾病是糖尿病酮症酸中毒、严重脱水、电解质紊乱、酸碱失衡等。应激是过度紧张、高温环境、过度疲劳、情绪激动等应激可导致甲状腺激素突然释放。其他是过度挤压甲状腺、同位素碘治疗引起放射性甲状腺炎等均可导致大量的甲状腺激素释放入血。

甲状腺危象的发病机制和病理生理尚未完全阐明。由于危象都发生于甲亢未能有效控制者，而且危象发作时血中甲状腺素明显增高，因此许多学者认为危象的病因是单位时间内甲状腺素分泌过盛，导致机体代谢紊乱的结果。但甲亢患者服甲状腺素后，一般不引起危象，因此不能简单地认为甲亢危象是由于血中甲状腺素过多所致。重症甲亢长期不能控制者常伴有潜在性肾上腺皮质衰竭，有些病例死后尸解发现肾上腺皮质有萎缩、变性及出血。激发危象的诱因与肾上腺危象的诱因相同，危象的许多表现与肾上腺危象相似，用大剂量肾上腺皮质激素治疗危象亦能收到较好疗效。这些均支持危象的发生与肾上腺皮质衰竭有密切的因果关系。但完全凭此解释危象发生的全部过程尚存不足，可能为多种因素相互作用的结果。

二、病情评估

（一）病史

有甲亢病史，或体检发现甲状腺肿大伴血管杂音、甲亢眼征等支持有甲亢病史，并应努力询问或寻找感染等诱因史。

（二）症状和体征

几乎所有患者均呈急性起病，外科手术所致危象多在术后12～24小时内。放射性 ^{131}I 治疗引起危象一般在服药后2周内发生，但多数发生于1周内。危象发生前甲亢症状往往加剧，可有数天至数周左右的前驱期，表现为心悸加剧、多汗明显、烦躁、失眠、食欲减退、恶心、大便次数增加、体重显著减轻等，亦可有中等程度发热即所谓危象前期，若不及时治疗则迅速发展至危象期。其主要临床表现如下。

1. 发热　常有发热，多超过39℃，有时可达40℃以上。一般为持续性高热，常规退热措施及药物往往不易奏效。

2. 皮肤症状　皮肤湿润、发红、潮热多汗，重者大汗淋漓，常与发热同时出现，与感染性发热在退热时伴多汗有所不同。至晚期出现循环衰竭及休克时则皮肤转为苍白、末梢发绀、湿冷等。

3. 心血管系统症状　心动过速，常达160次／分钟以上，与体温升高程度不成比例，多呈窦性。可有心房纤颤及其他心律失常，有甲亢性心脏病的患者易出现心力衰竭或肺水肿，血压升高，以收缩压升高明显，脉压增大，病情发展可出现血压下降及休克。

4. 胃肠道症状　食欲极差，恶心、呕吐，腹泻十分突出，每日达十多次，严重者可有黄疸。

5. 神经及精神症状　表现为烦躁不安、激动、谵妄、嗜睡、木僵、四肢震颤、抽搐，严重时呈昏迷状态。部分患者出现幻觉、定向力丧失、精神失常等。

6. 水与电解质紊乱　由于代谢亢进，高热、呕吐、腹泻、摄入减少等因素，多数患者均有不同程度的失水及电解质紊乱，轻至中度代谢性酸中毒。电解质紊乱以低血钠为常见，其他包括低血钾、低血钙、低血镁及低血磷等。

7. 其他　体重明显减轻，少数患者有胸痛、呼吸急促等。

（三）实验室及其他检查

1. 血白细胞常可升高。
2. 甲状腺功能检测T_3、T_4升高。
3. 肝功能血清转氨酶可升高；黄疸指数可超过正常。

（四）诊断

本症诊断主要根据临床表现，实验室检查帮助较小。如果原已有甲状腺功能亢进史、突眼或甲状腺肿，则足以依靠临床表现确诊，而不必等化验结果。但对原来未获确诊或误诊者。特别是淡漠型甲亢，患者来诊时已进入危象期，则应努力寻找甲状腺功能亢进证据，如突眼、甲状腺肿大等。并详细询问家属，以明确甲状腺功能亢进既往史。努力寻求诱发因素，如甲状腺或其他部位手术、感染等的证据。

临床表现中以下几点最有诊断价值：①高热、大汗，体温39℃以上，退热药无效。②心动过速，心率超过120次／分钟。③谵妄、激动、极度不安或精神错乱。④腹泻，但大便检查无明显异常。

具备上述条件多可诊断，若查得游离T_4升高、TSH降低更有助确诊。

（五）鉴别诊断

败血症、肺和肠道感染，其他原因引起的心力衰竭、糖尿病酮症或低血糖、中暑及震颤性谵妄（如乙醇脱瘾综合征）等。

三、处理

（一）降低血循环中甲状腺激素水平

阻断甲状腺激素的合成，抑制其继续释放，是抢救甲亢危象的重要措施之一。应用碘剂可抑制已合成的甲状腺素释放，抗甲状腺药能阻断甲状腺激素的合成，两者共同使用可迅速降低血循环中甲状腺激素的水平。一般立即给予丙硫氧嘧啶600mg，服药后1小时发挥作用，以后20mg，4～6小时1次，不能口服者鼻饲，也可给予甲巯咪唑，但丙硫氧嘧啶能抑制外周T_4转变为T_3，故为首选。抗甲状腺药应用1小时后使用碘剂，如复方碘溶液口服，首剂30～60滴，以后20～40滴，每6小时1次。

（二）降低周围组织对甲状腺素的反应

常用药物有两类。

1. β受体阻滞剂　常用普萘洛尔20～80mg口服，4～6小时1次，或静脉注射1mg，5分钟1次，心率下降后再改口服。
2. 利血平与胍乙啶　有严重心力衰竭及哮喘者不宜用普萘洛尔，可用利血平1mg肌内注射，6小时1次，可改善精神、兴奋症状；胍乙啶能使组织中的儿茶酚胺消耗，并阻断节后肾上腺素能神经释放儿茶酚胺，每日100～200mg分次口服，24小时后起效。

上述两药低血压者禁用。

（三）碘剂

服抗甲状腺药物后1~2小时再加服复方碘溶液，首剂30~60滴，6小时后每6~8小时给5~10滴；或用碘化钠0.5~1.0g缓慢静脉滴注，于8小时内滴完，24小时内可用2~3g，以后视病情好转逐渐减量，一般使用3~7天停药。

（四）肾上腺皮质激素

能改善机体的反应性，提高应激能力，降低血中甲状腺素的分泌，抑制T4脱碘转变为T_3，对可能存在的肾上腺皮质功能衰竭进行替代治疗，并具有非特异性退热、抗毒、抗休克作用，故在甲亢危象尤其是高热、虚脱及休克时宜用皮质激素。可用氢化可的松琥珀酸钠200~400mg（或相当于此剂量的地塞米松15~30mg）静脉滴注。亦可口服地塞米松，每次2mg，6小时1次。

（五）抗感染与支持疗法

有针对性地给予足量的抗生素，积极预防和控制感染。在此基础上，可由静脉滴入大量的葡萄糖、维生素C、维生素B族以及适量的辅酶A、ATP等，以补充由于代谢亢进所致的机体消耗和促进代谢的恢复，而且对肝脏亦有保护作用。

（六）换血疗法

上述方案治疗无效时或反而加重，提示血循环中的甲状腺素下降缓慢。放血300~500mL，去除血浆，将RBC混悬于复方氯化钠中重新输回，隔6~12小时1次。必要时可补充正常人的血浆或血清蛋白。也可选用透析疗法。

（七）对症治疗

1. 人工冬眠　冬眠药物能使大脑皮质及脑干网状结构处于抑制状态，从而使机体对外界反应降低，并具有降温及代谢降低的作用，缓解各器官组织的危象状态。以冬眠Ⅱ号为宜，因其有降低心率作用。冬眠Ⅱ号处方为哌替啶50~100mg，异丙嗪25~50mg，海得琴0.3~0.6mg，肌内注射或加入葡萄糖液中静脉滴注，每6~12小时1次，以达亚冬眠为度。

2. 吸氧　有缺氧表现时，给予吸氧。

3. 降温　轻度发热可用退热剂，但水杨酸类退热药能与血中甲状腺素载体蛋白结合，使游离的T_4、T_3增加，加重甲亢症状，故不能使用。高热可用物理降温，包括冰袋、乙醇擦澡、冰水洗胃、灌肠等，必要时使用冬眠疗法。

四、护理要点

（一）一般护理

1. 意识清醒时应鼓励患者多饮水，增加排尿量，以促进体内血钙的排出。

2. 应给予易消化、低钙的流食或半流食，限制牛奶等摄入。

3. 加强生活护理，本病患者因有骨骼系统的症候群，护理上应注意协助患者料理生活，保持舒适卧位，限制患者运动，防止发生骨折。

4. 因患者有不同程度的精神症状，必要时加床档，适当应用约束带，保护患者，防止发生意外。

5. 按时采取动、静脉血及尿标本，不可在输液侧肢体采血标本，以保证化验数据的准确可靠。

（二）病情观察与护理

1. 严密观察病情变化　注意血压、脉搏、呼吸、心率、心律的变化，每15～30分钟测量1次，做好重症记录。如有异常应及时通知医生处理。记录液体出入量。

2. 输液时应注意滴速，保持输液通畅　输入碘化钠溶液时，需用黑纸将输液管、输液器罩上，以避免光照。碘溶液对血管刺激较大，注意不要漏到血管外，应避免浓度过高或滴注速度过快，以防引起静脉炎和组织损伤。

3. 患者体温过高　要及时降温，以免加重脑耗氧量；可选用氯丙嗪降温，此药即有降温作用，又可阻滞中枢神经冲动；亦可采用物理降温，方法为头部带冰帽，四肢大血管处放置冰袋等。降温时需密切观察体温下降情况及一般状态，防止因体温骤降而发生虚脱。

4. 甲亢危象　患者可出现烦躁、谵妄、抽搐甚至昏迷，故在治疗过程中应严密观察神志的变化，给予专人护理，加床栏，防止坠床。治疗开始后应密切观察昏迷程度的改变，并记录时间，及时报告医生，以便及时调整治疗方案。神志恢复后亦不可大意，以防因其他原因再度昏迷。

5. 由于患者恶心、呕吐、腹泻极其严重，导致体液大量丢失，造成血容量不足、电解质紊乱等，所以迅速补液是治疗甲亢危象的一个重要措施，也是某些药物的重要给药途径；同时还要注意液体的滴速，因甲亢危象患者大多伴有心功能不全，所以滴速不宜太快，以免加重心脏负荷。根据医嘱所进液体的种类、先后顺序仔细认真核对，严格执行。

6. 患者出现恶心、呕吐时，可针刺人中、合谷、曲池等穴位，必要时给予维生素 B_6、甲氧氯普胺等。腹泻严重时，应注意肛周护理，便后清洗肛门，预防肛周感染，同时应保持被褥的清洁干燥。

7. 当患者出现四肢无力、精神萎靡、腹胀、肠鸣音减弱或消失、心音低钝时，应尽早补钾，调整饮食，鼓励患者进食含钾较高的食物。出现全身无力等其他严重缺钾表现时，应尽快抢救。及时吸氧，保持呼吸道畅通，咳嗽时协助患者头偏向一侧，以免痰液无力咳出，阻塞呼吸道，必要时可拍背协助排痰。补钾可根据缺钾的轻重给予口服或静脉点滴。点滴时速度不宜过快，浓度不宜太大。一般每日总量3～5g，加入5%葡萄糖

1000～1500mL，每日100mL溶液中含钾0.3g为宜，每小时输入氯化钾不超过1g，滴速每分钟40滴为宜。补钾时应注意患者的尿量，严格掌握见尿补钾的原则。

8. 密切观察血压、脉搏的变化　是确定休克及监测病情进展的重要措施。当患者出现脉搏细速、血压下降、脉压进一步缩小、尿量减少时，表示病情危重，应立即报告医生及时处理。

9. 观察神志、皮肤的变化　当患者出现烦躁、皮肤苍白，继而表现神情淡漠、反应迟钝、口唇肢端发绀、四肢湿冷等，为病情严重表现，须报告医生立即采取抢救措施。

（三）康复

1. 加强心理指导，说明不良情绪对疾病的影响，应保持精神愉快，勿受凉及过劳，防止感染，预防危象的发生。

2. 指导患者定时服药及复查，服用抗甲状腺药物时，严格掌握剂量及疗程，讲解药物的作用、不良反应。坚持服药，完成疗程。

3. 指导患者定期复查血T_3、T_4及相关的项目以决定治疗方案。

4. 出院时指导患者合理安排工作和休息，避免过劳、紧张，保持情绪稳定。

5. 出院带药时为患者提供药物知识，指导正确用药。

6. 指导患者门诊随访知识。

第三章　临床生命体征监测

第一节　体温监测

一、体温形成的机制

人体不断地进行着能量代谢，而能量代谢和物质代谢紧密相关。糖、脂肪、蛋白质这三种营养物质，在代谢氧化过程中释放出大量的能量，其中50%左右的能量变为体热，以维持体温，并不断地以热能的形式散发于体外。另有45%的能量转移到三磷腺苷（adenosine triphosphate，ATP）的高能磷酸键中，以供机体利用。机体利用的最终结果仍转化为热能而散发于体外。由于上述代谢过程使机体的产热与散热保持着动态平衡，即正常体温。

二、体温调节的机制

正常情况下，人的体温保持在相对恒定的状态，通过大脑和丘脑下部的体温调节中枢的调节及神经体液的作用，使产热和散热保持动态平衡。人体产热主要是通过内脏器官尤其是肝脏的代谢和骨骼肌的运动而进行的，散热则是通过辐射、传导、对流、蒸发等方式进行的。

辐射散热：辐射散热是机体的热能以热射线（红外线）的形式，直接向周围温度较低的物体传递热能，不需要空气或其他介质传递，即在真空环境中也可进行传递，约占机体散热总量的60%。影响辐射散热的因素，主要是机体与环境之间的温度差。周围物体的温度越低，散热作用越大，反之则小。如果环境温度高于体温时，机体反而要接受高热物体的辐射热。其次与机体有效散热面积的大小相关，如四肢外侧及其末端的散热效应大于内侧及躯干，故皮温较低。

传导散热：传导散热是机体直接接触温度较低的物体时所进行的热能传递。体内深部组织器官的温热，就是经逐层组织向体表传递的。这种散热作用的大小与所接触物体之间的温度差和接触面积大小及其导热性有关。因此，胖人由于皮下脂肪层较厚，传导散热作用较差，故较瘦人略厌热。

对流散热：对流散热是机体附近的空气层接受机体辐射和传导的热能后膨胀上升而带走热能，外围较冷的空气继续补充流至身体附近。所以风速越大，散热作用越大。

蒸发：是液体变为蒸气的过程。蒸发散热占总散热量的20%～30%。在33.8～35℃气温中，蒸发是主要的散热方式。水分由肺脏和皮肤排出化为蒸气，无感蒸发占一定比例，人体每日约有300mL水分由皮肤蒸发，约500mL水分由肺蒸发。

机体以不同方式散热的比例，随着身体情况和环境的温、湿度而改变。与产热和散热有关的活动，包括血管舒缩、出汗、寒战与喘气。

三、影响体温的因素

人体内部温度虽然比较恒定，但在正常生理状况下，受昼夜、性别、年龄、肌肉活动及其他因素的影响，仍可产生一定幅度的波动。

1. 昼夜变化　体温一般在清晨2～6时最低，下午2～8时最高，但变化范围不超过1℃。这种周期性变化，可能与人体的昼夜周期活动规律有关。如长期上夜班工作的人，其体温就呈现夜间偏高，而白天偏低的变化。

2. 性别　女性体温比男性高约0.3℃，且女性的基础体温还随其月经周期波动，即在月经期和月经后至排卵前的时期内体温略偏低，排卵日的体温最低，排卵后至下次月经前的时期内，体温又略升高。女性在妊娠期体温也略高于孕前，这种变化可能与体内黄体酮或其代谢产物的作用有关。

3. 年龄　新生儿尤其是早产儿的体温调节功能及汗腺发育不完善，加之体表面积相对较大、皮下脂肪较薄、肌肉不发达、运动力弱等原因，其体温易受环境温度的影响而暂时变动，低时可达35℃或不升，高时可超过37℃。儿童由于代谢率高，体温略高于成人。老年人代谢率低，则体温偏低。

4. 进食及运动因素　进食后尤其进蛋白质食物后，机体代谢率增快，产热量增加，体温增高；当机体运动时，特别是剧烈运动时，由于体内热量骤增，大大超过散热量，也可使体温暂时升高。

5. 环境因素　无论何种原因造成的传导（传导是指机体的热量直接传至与之接触的物体上）、对流、辐射、蒸发等，某一散热机制发生障碍时，均可使体温升高。

6. 情绪因素　情绪激动和精神紧张，可使交感神经兴奋释放出肾上腺素、甲状腺素及肾上腺皮质激素，代谢率增高，而使体温一过性增高。

四、体温的监护

（一）正常体温及其变动范围

临床上正常体温通常用腋窝、口腔、直肠温度为标准。人体的正常温度比较恒定，但在身体不同部位测得温度略有不同，以上3个部位进行体温测量，其温度差一般不超过1℃。其正常值：口腔温度舌下为36.2～37.0℃；腋窝温度为36.0～36.6℃；直肠温度为36.5～37.5℃。

体温并不是固定不变的，体温可随性别、年龄、昼夜、运动和情绪的变化等各种因素而出现生理性变动，但在这些条件下，体温的改变往往在正常范围内或呈一过性改变，其变动范围应不超过1℃。

（二）异常体温

体温高于或低于正常为异常体温。

1. 发热 在致热原的作用下或体温调节中枢的功能障碍时，使产热增加，而散热不能相应地随之增加或散热减少，体温升高超过正常范围，称为发热。发热是临床常见的症状。临床上发热的原因大致可分为两类：感染性发热和非感染性发热。各种病原体如病毒、细菌、真菌、螺旋体、立克次体、支原体、寄生虫等感染引起的发热属于感染性发热。非感染性发热包括无菌性坏死性物质的吸收引起的吸收热、变态反应性发热、体温调节中枢功能失常引起的中枢性发热。

（1）根据体温升高的程度，可将发热分为低热（口腔温度不超过38℃）、中度热（口腔温度38.0～38.9℃）、高热（口腔温度39～40℃）、过高热（口腔温度40℃以上）。

（2）根据体温发热的过程，一般分为三个阶段。

体温上升期：其特点为产热大于散热。患者主要表现为畏寒、皮肤苍白、无汗，甚至寒战。

高热持续期：其特点为产热和散热在较高水平上趋于平衡，体温维持在较高状态。患者主要表现为颜面潮红、皮肤灼热、口唇干燥、呼吸和脉搏加快。

退热期：其特点为散热增加而产热趋于正常，此时体温恢复正常的调节水平。患者主要表现为大量出汗和皮肤温度降低。

（3）根据体温变动的特点，常见的热型有四种。

1）间歇热：发热期与正常或正常以下体温期交替有规律地进行，如疟疾等。

2）弛张热：体温在39℃以上，波动幅度大，24小时内温差达2℃以上，但在波动中始终未降到正常，常见于败血症。

3）稽留热：体温一直升高，而且波动的幅度很小，多见于急性传染病，如肺炎等。

4）不规则热：是一种常见热型，一日体温变化极不规则，且持续时间不定，常见于流行性感冒，肿瘤患者发热等。

发热时，体温突然退至正常，称为骤退；逐渐恢复至正常，称为渐退；体温降至正常后又有短期发热，称为复发。

2. 体温过低 体温在35℃以下称为体温过低，可见于早产儿及全身衰竭的危重患者。体温过低，开始时可出现寒战，当体温继续下降时，四肢开始麻木，并丧失知觉，血压下降，呼吸减慢，甚于意识丧失，出现昏迷。

五、温量体温的方法

（一）目的

通过观察体温的变化，了解患者的一般情况及疾病的发生、发展规律，协助医生做出正确诊断，为预防、治疗、护理提供依据。

（二）评估

1. 患者的一般情况，如年龄、性别、文化程度、意识、疾病类型、抗生素的使用等，判断适宜采用何种测体温的方法。

2. 30分钟内患者有无进食、活动、坐浴、冷热敷、情绪波动等影响体温的生理因素存在。

（三）计划

目标/评价标准

（1）患者能叙述测量体温的目的。

（2）患者能配合测量体温。

（3）患者能说出体温的正常范围及影响体温的生理因素。

（四）实施

将消毒的体温计用纱布擦干，甩水银柱至35℃以下，置容器内携至病房。对新入院患者应给予解释，根据病情选择测量方法。

1. 腋下测温法　为患者解开胸前衣纽，擦干腋下汗液，将体温计放于腋窝深处，紧贴皮肤，嘱患者屈臂过胸，10分钟后取出，查看度数，记录。

2. 口腔测温法　将口表水银端放于患者舌下，嘱患者闭口，勿用牙咬。3分钟后取出，擦净，查看度数，记录。

3. 直肠测温法　患者取屈膝侧卧位，肛表水银端涂以润滑剂，然后将肛表徐徐插入肛门3～4cm，3分钟后取出擦净，用卫生纸为患者擦净肛门，盖好被，安置患者躺卧舒适，查看度数，记录。

4. 注意事项

（1）测温前后，应检查体温计的数目，检查有无破损，水银柱是否甩至35℃以下，甩表时，切勿触及他物。

（2）测量体温部位周围，注意是否有冷、热源，如冰袋、热水袋等。患者是否吃过生冷、热食物，是否灌肠、坐浴、冷热敷等，如有上述情况须隔半小时后方可再测。

（3）凡精神异常、昏迷、小儿、口鼻手术、呼吸困难等患者不可测口表。测温时应守护在旁。

（4）凡腹泻、直肠或肛门手术等患者不可测肛表。极度消瘦患者不宜测腋表。

（5）体温与病情不符时，须在监护下重测，必要时可同时做肛表和口表对照，予以复查。

（6）测口温时，如体温计水银槽头被咬破水银误服，应立即口服牛奶、蛋清，或在不影响病情的情况下，服大量粗纤维及胶囊内装棉花吞服。

（7）测量完毕，将体温计甩至35℃以下，消毒备用。

5. 体温曲线的绘制

（1）将所测体温绘于体温单上，符号为：口温"●"，腋温"¤"，肛温"◎"。用蓝笔画于体温单相应格内，相邻两次温度用蓝笔相连。

（2）物理降温半小时后所测体温，画在降温前温度的同一纵格内，用红圈表示，以红虚线和降温前的温度相连。

（3）如体温和脉搏在体温单的同一点上，则先画上体温符号，再用红笔在其外划一圆圈。

6. 体温计的消毒与检查方法　体温计须每周消毒1次，遇有污染随时消毒，传染患者设专用体温计，用后单独消毒。

常用消毒溶液有：0.5%～1%过氧乙酸、70%酒精等。

消毒方法：将用过的体温计先浸泡于过氧乙酸液中，5分钟后取出冲净、擦干，再放入另一盛过氧乙酸消毒液的容器中浸泡半小时后取出，用水冲净、擦干、备用。口表、腋表、肛表应分别清洁、消毒。

检查方法：为保证体温计的准确性，应将全部体温计的水银甩至35℃以下，放入40℃以下的温水内，3分钟后取出检视，体温计之间相差0.2℃以上或水银头有裂痕者取出不用。

第二节　脉搏监测

一、脉搏的产生与生理变化

当心脏收缩时，动脉血管内压力增加，管壁扩张；心脏舒张时，血压下降，血管壁回缩。大动脉管壁这种有节律的舒缩，向外周血管传递，就产生了脉搏。因此在正常情况下，脉率和心率是一致的，当脉搏微弱难以测到时，应测心率。

（一）脉搏的速率

正常脉搏的速率与心率一致，在安静状态下每分钟60～100次（呼吸1次脉跳4次），男性60～80次／分钟，女性70～90次／分钟。正常人于饭后、体力劳动及情绪激动时均可使脉搏增快，所以检查时应在安静状态下进行。婴儿的脉率可达130次／分钟，至3岁左右约为100次／分钟。

病理情况下，脉搏可增快或减慢，成人脉搏每分钟超过100次／分钟，称为脉率增快，见于发热（体温每升高1℃，脉搏每分钟约增加10～15次）、甲状腺功能亢进、贫血、疼痛、休克、心脏疾病等。脉搏在60次／分钟以下，称为脉搏徐缓，见于颅内压增高（反射作用）、梗阻性黄疸（胆盐兴奋迷走神经）、完全性房室传导阻滞及迷走神经张力过高等，但脉搏徐缓也可见于久经锻炼的运动员和体力劳动者。

（二）脉搏的节律

脉搏的节律是心室收缩节律的反映，正常人的脉搏规则、强弱一致。健康的青年及儿童可出现呼吸性不整脉（窦性心律不齐），即吸气时脉搏加快，呼气时脉搏减慢。

当心脏的激动起源失常或激动传导失常时，可产生各种心律失常。在脉搏节律上表现为规则（快而规则或慢而规则）和不规则（快而不规则或慢而不规则），后者称为不整脉，见于频发期前收缩、心房颤动、室上性心动过速伴房室传导阻滞等。

（三）脉搏的强弱或大小

脉搏的强弱或大小决定于动脉充盈度和周围血管的阻力，即与心搏量和脉压大小有关。心搏量增加，周围动脉阻力较小时，则脉搏强而大，称为洪脉，见于高热、甲状腺功能亢进、主动脉瓣关闭不全等情况；反之，脉搏弱而小，称为细脉或丝脉，见于心功能不全、主动脉瓣狭窄。

（四）波形

波形是将血流通过动脉时动脉内压力上升和下降的情况用脉波计描记出来的曲线。临床上常见的脉波有：水冲脉，脉搏骤起骤降，急促而有力；交替脉，为一种节律正常而强弱交替出现的脉搏；奇脉，在吸气时脉搏明显减弱甚至消失。

二、异常脉搏的监护

（一）频率异常

1. 速脉（数脉）　成人脉率每分钟在100次以上称为心动过速，临床多见于发热、甲状腺功能亢进等患者。

2. 缓脉（迟脉）　成人脉率每分钟在60次以下称为心动过缓，临床多见于颅内压增高、房室传导阻滞的患者。

（二）节律异常

1. 间歇脉　常由期前收缩所致，在一系列正常均匀的脉搏中，出现一次提前的搏动，其后出现一补偿性间歇，称间歇脉，并可由有规律的间歇，形成二联律和三联律。中医学对数而不规则的间歇脉称促脉，缓而不规则的间歇脉称结脉，有规律的间歇脉称代脉。

2. 脉搏短绌　其特点是心律完全不规则，心率快慢不一，心音强弱不等，脉搏完全不规则，强弱不等，心率快于脉率，故临床上心房纤颤患者，须同时测量心率和脉率。

（三）脉搏强弱的改变

1. 丝状脉（细脉）　脉搏如丝，快而细微，多见于心力衰竭、休克的患者。

2. 洪脉　动脉充盈度和脉压较高，脉搏强大有力，多见于高热、高血压、甲状腺功能亢进等患者。

（四）脉搏紧张度的改变

动脉硬化时管壁变硬、失去弹性而且呈迂曲状，用手触摸有紧张条索感。

（五）异常脉搏的护理

1. 如果诊脉不能准确反映心脏动脉搏动次数时，应同时听诊，如细脉患者需两人同时分别听心率与数脉率。

2. 如果患者首次出现脉搏异常又无法判明原因时，应行心电图检查，进行分析。

3. 诊脉不满意时，应改变诊脉肢体的姿势，保持放松或局部垫软垫以突出诊脉部位的动脉，可得到满意的诊脉效果。

4. 偏瘫患者患肢的脉搏若较难测得，应改在健侧肢体测量。

5. 脉搏异常的患者常心理负担较重，应针对性地做好解释和心理安慰，使其解除顾虑。

三、脉搏的测量

凡表浅靠近骨骼的大动脉均可以用来测量脉搏。常取的部位有桡动脉，其次为颞动脉、颈动脉、面动脉、肱动脉、股动脉、足背动脉及胫后动脉等。测量时护士应备有秒表和记录单。

（一）目的

通过观察脉搏的变化，可间接了解心脏的情况，观察疾病的发生、发展规律，为诊断、治疗、护理提供依据。

（二）评估

1. 患者的一般情况，如年龄、性别及目前病情和治疗情况。

2. 患者30分钟内有无剧烈活动、情绪波动等影响脉搏的生理因素存在。

3. 患者有无偏瘫、功能障碍。

（三）计划

1. 目标／评价标准

（1）患者能叙述测量脉搏的目的。

（2）患者能配合测量脉搏。

（3）患者能说出脉搏的正常范围及其生理变化。

2. 用物准备　治疗盘内备有秒针的表、笔、记录本、听诊器（必要时）。

（四）实施

1. 诊脉前使病人处于安静状态，手臂放在舒适的位置。

2. 用食指、中指、无名指的指端按桡动脉处，压力大小适中，以清楚触到脉搏为度，计数1分钟脉率。

3. 脉搏异常及心脏病患者复验，以求准确。

4. 注意事项

（1）不可用拇指测量，因拇指小动脉搏动易与患者的脉搏相混淆。

（2）脉搏细弱者，测量困难时，可改测心率代替触脉。若与病情不符应重测。

（3）如患者有脉搏短绌时，应由两人测量，一人数脉搏，一人听心率，同时数1分钟，以分数式记录：心率／脉率／分钟。

（4）7岁以下患者可免数脉搏。

5. 脉搏曲线的绘制　脉率以红点"●"表示，相邻的脉搏用红线相连。心率以红圈"○"表示。用骨棒制成上述符号，用红油印打印在体温单上，相邻的心率也用红线相连。在脉率和心率两曲线之间用红笔画线填满。

第三节　呼吸监测

一、呼吸产生的机制

呼吸是人体内、外环境之间进行气体交换的一种生理功能，主要是吸入氧气，呼出二氧化碳。呼吸运动是由呼吸肌的节律性收缩与舒张形成的。呼吸肌为骨骼肌，无自律性。呼吸的节律性活动受神经系统及化学、物理因素的调节。平静呼吸时，吸气肌、膈肌、肋间外肌收缩，肋骨、胸骨上抬，膈肌下降，胸腔容积变大，肺内压低于大气压，此时气体进入肺内，完成吸气动作；然后吸气肌松弛，胸廓被动回缩，膈肌上升，肺内压高于大气压，肺内气体排出，完成呼气动作。

二、呼吸的生理变化

健康人在平静状态下的呼吸运动具有稳定的节律，这是通过神经中枢及神经反射性调节来实现的。当二氧化碳浓度增高和缺氧时，可通过神经反射或直接作用于呼吸中枢。另外肺牵张反射，也可改变呼吸节律。呼吸运动还受颈动脉体和主动脉化学感受器的呼吸反射影响，当二氧化碳浓度高到一定程度或酸碱度降低时也会发生反应，影响正常的呼吸运动。此外，呼吸运动的节律还可受意识的支配。

正常健康人平静呼吸时，呼吸频率为16～20次/分钟，呼吸率与脉率之比为1：4，新生儿的呼吸频率约44次/分钟，随着年龄的增长而减少。运动、情绪等因素也可影响呼吸频率。每次平静呼吸的气体交换量（即一次呼吸的气体容积）称为潮气量，正常人约为500mL。

三、异常呼吸的监护

（一）异常呼吸

1. 速率的改变　由于发热、缺氧等原因可使呼吸增至每分钟40次；某些药物中毒、颅内压增高等，可使呼吸减慢至每分钟10次以下。

2. 呼吸困难　由呼吸的速率、深浅度和节律的改变而造成，分为呼气性呼吸困难（见于支气管哮喘、肺气肿等）、吸气性呼吸困难（见于异物、白喉、肿瘤所造成的呼吸道狭窄）、混合性呼吸困难（吸气、呼气均费力，见于肺炎、肺不张、胸膜炎等）。

3. 潮式呼吸　潮式呼吸又称阵-施氏呼吸，是一种周期性呼吸异常，由于高度缺氧、呼吸中枢的兴奋性降低，使呼吸中枢受抑制。呼吸变浅变慢，以至呼吸停止。由于呼吸停止，血液中氧分压进一步下降，二氧化碳分压逐步升高，达到一定程度后，缺氧对颈动脉体与主动脉体的化学感受器刺激作用加强，二氧化碳分压的升高，则刺激延髓的二氧化碳敏感区，两者的共同作用，反射性的刺激呼吸中枢，开始了呼吸，使呼吸加深加快，达到高峰后，由于呼吸的进行血氧分压升高，二氧化碳分压又降低，减少了对呼吸中枢的刺激作用，呼吸又逐渐减弱以至暂停，从而形成了周期性的变化称潮式呼吸。

4. 间断呼吸　又称毕奥氏（Biol）呼吸，表现为呼吸和呼吸暂停现象交替出现。其特点是有规律的呼吸几次后，突然停止呼吸，间断一个短时间后，随即又开始呼吸，如此反复交替。间断呼吸产生的机制同潮式呼吸，为呼吸中枢兴奋性显著降低的表现，但比潮式呼吸更为严重，多在呼吸停止前出现，常见于颅内病变或呼吸中枢衰竭的患者。

5. 深度呼吸　又称库斯莫氏（Kus smaul）呼吸，是一种深而规则的大呼吸，多见于代谢性酸中毒，如糖尿病酮症酸中毒。

6. 浮浅性呼吸　是一种浅表性不规则的呼吸，有时呈叹息样，见于濒死的患者。

7. 蝉鸣样呼吸　即吸气时有一种高音调的音响，多由于声带附近阻塞，使空气进入发生困难所致，多见于喉头水肿痉挛、喉头异物时。

8. 鼾声呼吸　由于气管或大气管内有较多的分泌物潴积，使呼气时发出粗糙的鼾声，多见于深昏迷者。

（二）异常呼吸的护理

1. 评估患者目前的健康状况　如有无咳嗽、咳痰、咯血、发绀、呼吸困难及胸痛等主要症状。

2. 适当的休息与活动 如果 病情需要卧床休息，护士应向患者解释其重要性，同时要创造一个良好的休息环境；如病情好转，允许增加活动量，要注意患者对增加的活动量的耐受程度，以能耐受不疲劳为度。

3. 保持一定的营养与水分 选择易于咀嚼和吞咽的食物，注意患者对水分的需要，记录24小时出入量。指导患者进餐不宜过饱，避免产气食物，以免膈肌上抬，影响呼吸。

4. 吸氧 保持呼吸道通畅。

5. 心理、社会支持 护士应发展和保持与患者之间的治疗性联系，多与患者沟通交流，同时重视患者对群体关系的需求。

6. 健康教育 戒 烟限酒，养成规律的生活习惯；教会患者噘嘴呼吸、腹式呼吸等呼吸训练的方法。

四、呼吸的测量

（一）目的

测量患者每分钟的呼吸次数，观察、评估患者的呼吸状况。

（二）评估

1. 患者的一般情况，如年龄、性别、意识、目前病情和治疗情况。

2. 患者30分钟内有无剧烈活动、情绪波动。

（三）计划

1. 目标／评价标准

（1）患者能说出测呼吸的目的。

（2）患者能配合测量呼吸。

2. 用物准备 治疗盘内备秒表、笔、记录本、棉签（必要时）。

（四）实施

1. 在患者安静情况下测量，将手放在患者桡动脉处，似数脉搏状。但注意观察患者胸部和腹部的起伏，一呼一吸为1次。

2. 成人和7岁以上儿童数30秒后乘2，如呼吸不规则数1分钟。

3. 注意事项 观 察患者呼吸的节律、频率及深浅度，危重患者呼吸微弱不易观察时，可用少许棉花置于患者鼻孔前，观察棉花吹动情况，记录1分钟呼吸次数。

4. 呼吸曲线的绘制 用蓝"O"表示，相邻的呼吸用蓝线相连。

第四节　血压监测

一、血压形成的原理及影响因素

（一）血压形成的原理

血压（Blood Pressure，BP）是指血管内血液流动时对血管壁所施的侧压力。压力来源于左心室收缩产生的推动力和血管对血流的阻力。当心脏收缩时，动脉血压达到最高值，称为收缩压（systolic pressure）；心脏舒张时，血压降低，在舒张末期血压降至最低值，称为舒张压（diastolic pressure），两者之差为脉压（pulse pressure）。测量的血压是判断心功能与外周血管阻力的最好方法。

（二）影响血压的因素

1. 心排血量　在安静状态下，心脏每分钟排血量约4L血液，当参加大运动量活动时，每分钟输出量可达30～40L。而当心排血量减少时，血压即下降。

2. 循环血量　如大出血致循环血量减少时，对动脉的压力亦相应减少，而使血压降低；增加循环血量时，如输血，可加大对动脉的压力，而致血压升高。

3. 心率　心率增快在一定限度内是一种加大排血量的因素，所以它与动脉血压成正比。在搏出量和外周阻力不变的条件下，心率越快，动脉血压也越高，不过此刻舒张压升高更明显。这是因为心室每收缩1次射入大动脉的血液有2/3左右是在心舒期流至外周。当心率增快时，心舒期缩短，致使大动脉中所增加的血液来不及全部流出，导致舒张期末大动脉血液容积与血管容积比值较之前增大。所以每当心率增快时，动脉血压的升高主要表现为舒张压升高，故脉压减小；反之亦然。

4. 外周阻力　是构成血流阻力的各种因素的总称，有妨碍血液从大动脉向外周血管流动的作用；相对而言，也可以将其认为是一种"增加"大动脉血液容积的因素，所以它也与动脉血压成正比。在排血量不变的条件下，外周阻力越大，动脉血压就越高，不过此刻舒张压升高比较明显。这是因为在这种情况下，大动脉血液流出困难，导致舒张末期大动脉血液容积与血管容积比值较前增大。所以每当外周阻力增加时，动脉血压的增高主要表现为舒张压升高，故脉压减小；反之亦然。

5. 大动脉管壁弹性　大动脉靠其弹性而具备被动扩张和弹性回缩的能力。射血期内大动脉扩张，血管容积扩大，血液对其管壁的侧压力降低，使收缩压不致过高；心舒期大动脉的弹性回缩，血管容积减小，推动血液向外周流出，防止了血液对其管壁的侧压力急剧下降，使舒张压不致过低。这是大动脉管壁弹性对动脉血压显示的缓冲作用的两个方面的表现。此外，大动脉管壁弹性在显示其缓冲作用的同时，大大降低了动脉血压的波动幅度（脉压），起到滤波作用，以保证输给组织的血流尽可能地平稳。

二、异常血压的监护

（一）异常血压

1. 高血压（hypertension）　未服抗高血压药情况下，成人收缩压≥140mm Hg和（或）舒张压≥90mmHg。95%的患者为病因不明的原发性高血压，多见于动脉硬化、肾炎、颅内压增高等，最易受损的部位是心、脑、肾、视网膜。

2. 临界高血压　成人血压值在正常和高血压之间，如收缩压高于18.6kPa（140mmHg）而低于21.3kPa（160mmHg），或舒张压高于12kPa（90mmHg）而低于21.7kPa（95mmHg），称为临界高血压。

3. 低血压　成人收缩压低于12kPa（90mmHg），舒张压低于6.6kPa（60mmHg），称为低血压。

4. 脉压的变化　脉压增大，常见于主动脉瓣关闭不全、主动脉硬化等；脉压减小，可见于心包积液、缩窄性心包炎等。

（二）异常血压的护理

1. 密切监测血压　定时间、定部位、定体位、定血压计。

2. 观察病情　指导患者按时服药，观察药物的不良反应；注意有无潜在的并发症发生。

3. 休息与活动　注意休息，减少活动，保证充足的睡眠时间。

4. 环境　安静、舒适，温湿度适宜。

5. 情绪　保持稳定，减少导致患者情绪激动的因素。

6. 饮食　易消化、低脂、低胆固醇、高维生素，富含纤维素；根据血压的高低限制盐的摄入；避免刺激辛辣食物。

7. 健康教育　戒烟限酒；保持大便通畅，必要时给予通便剂；养成规律的生活习惯；学会观察有无高血压并发症的先兆。

三、测血压的方法（以测肱动脉血压为例）

（一）目的

通过观察血压的变化，可以了解循环系统的功能状况，为诊断、治疗、护理提供依据。

（二）评估

1. 患者的一般情况　如年龄、性别、意识以及目前的病情、治疗情况、合作程度。

2. 30分钟内患者有无吸烟、活动、情绪波动。

3. 患者有无偏瘫、功能障碍。

（三）计划

1. 目标／评价标准

（1）患者能叙述测量血压的目的。

（2）患者能配合测量血压。

（3）患者能说出血压的正常范围，并判断何为高血压、何为低血压。

2. 用物准备　治疗盘内备血压计、听诊器、笔、记录纸。

（四）实施

1. 测量前患者须休息片刻，取坐位或卧位。

2. 露出上臂伸直（袖口不宜过紧），掌心向上，使患者心脏、肱动脉与血压计零点处于同一水平。

3. 放平血压计，驱尽袖带内空气，将袖带平整地缠于上臂，使其下缘距肘窝2～3cm，松紧适宜。

4. 戴好听诊器，将其放在肘窝内侧，摸到肱动脉搏动处，用手固定。

5. 打开水银槽开关，关紧橡皮球气门，握住输气球向袖带内打气至肱动脉搏动消失。注意打气不可过猛、过高。

6. 微开气门，使水银柱缓慢下降，听到第一声搏动即为收缩压，以后搏动渐渐增大，至搏动声突然变弱或消失，即为舒张压。

7. 测毕，解去袖带并排尽空气，拧紧气门，关上开关，按要求将血压计放好。

8. 协助患者穿好衣袖，安置舒适的位置休息。

9. 记录结果，采取分数式，即收缩压／舒张压（kPa）。

10. 注意事项

（1）测量血压前，询问患者有无高血压病史。

（2）检查血压计水银有无破损，是否保持在"0"处，橡胶管及气球有无漏气。

（3）袖带不宜过宽或过窄，成人一般10～12cm，小儿袖带宽度为上臂的1／3～1／2。过宽测得血压偏低，反之偏高。松紧度适宜，过紧测得血压偏低，反之偏高。

（4）测量血压时，血压计"0"位与肱动脉、心脏在同一水平，以防肢体过高，测得血压偏低。肢体过低，则测得血压偏高。

（5）发现血压听不清或异常时，应重测，应使水银柱降至"0"度再测。

（6）对偏瘫的患者，应在健侧肢体测量；对上肢有大面积烧伤、脉管炎、血管畸形等病变时，可测量下肢腘窝动脉处。

（7）测量血压时，应将血压计放平，充气不宜过猛，勿使汞柱超过玻璃管最高刻度。

（8）测量完毕，必须将袖带内气体排尽，将血压计向水银槽方向倾斜45°，使水银全部进入水银槽内，关闭水银槽开关。携带时应保持水平位置，勿震动，应定期检测。

11. 电子血压计的使用方法　应用电子血压计测量血压时，将袖带平整无折地缠于上臂中部，使传感器位于脉搏明显处，开启电源开关，指示灯亮，按下打气电钮，袖带内即自动充气，这时电表指针移动，待稳定时，二指针所指读数分别为收缩压和舒张压，然后记录；如患者须定时测量血压，则按下计时电钮（如每5分钟、15分钟、30分钟……测1次），到时血压计能自动显示出读数。

第四章　呼吸系统常见疾病

第一节　急性感染性喉炎

急性感染性喉炎（acute infectious laryngitis）为喉部黏膜弥漫性炎症，好发于声门下部，又称急性声门下喉炎。春、冬二季发病较多，常见于1～3岁幼儿，男性发病较多。

一、临床表现

典型病例有短期（数天）咳嗽、鼻卡他症状和低热等症状，随后发展成典型的症候群：声音嘶哑、犬吠样咳嗽和吸气性喉鸣。症状常以夜间为重，并在第2～3天夜间达高峰。多继发于上呼吸道感染，也可为急性传染病的前驱症状或并发症。可有不用程度的发热，夜间突发声嘶、犬吠样咳嗽和吸气性喉鸣。咽喉部充血，声带肿胀，声门下黏膜呈梭状肿胀，以致喉腔狭小发生喉梗阻。呈吸气性呼吸困难，鼻翼扇动，吸气时出现三凹征。面色发绀，有不同程度的烦躁不安。白天症状较轻，夜间加剧（因入睡后喉部肌肉松弛，分泌物潴留阻塞喉部，刺激喉部发生喉痉挛）。少数患儿有呛食现象，哺乳或饮水即发呛，吃固体食物呛咳较轻。

为了便于观察病情，掌握气管切开的时机，按吸气性呼吸困难的轻重将喉梗阻分为四度。

1. 一度喉梗阻　患儿在安静时如常人，只是在活动后才出现吸气性喉鸣和呼吸困难。胸部听诊，呼吸音清楚，如下呼吸道有炎症及分泌物，可闻及啰音及捻发音，心率无改变。

2. 二度喉梗阻　患儿在安静时也出现喉鸣及吸气性呼吸困难。胸部听诊可闻及喉传导音或管状呼吸音。支气管远端呼吸音降低，听不清啰音。心音无改变，心率较快，120～140次／分。

3. 三度喉梗阻　除二度梗阻的症状外，患儿因缺氧而出现阵发性烦躁不安，口唇及指（趾）发绀，口周发青或苍白。胸部听诊呼吸音明显降低或听不见，也听不到啰音。心音较钝，心率在140～160次／分以上。

4. 四度喉梗阻　经过呼吸困难的挣扎后，渐呈衰竭，半昏睡或昏睡状态，由于无力呼吸，表现暂时安静，三凹征也不明显，但面色苍白或发灰。此时呼吸音几乎全消失，仅有气管传导音。心音微弱极钝，心率或快或慢，不规律。

二、诊断及鉴别诊断

小儿急性喉炎发作快，有其特殊症状，声嘶、喉鸣、犬吠样咳嗽、吸气性呼吸困难，一般诊断无困难，但应与白喉、急性喉炎、喉水肿、喉痉挛、急性会厌炎、喉或气管异物等婴幼儿喉梗阻相鉴别。

三、治疗

小儿急性喉炎病情发展快，易并发喉梗阻，应及时治疗。使用抗生素及肾上腺皮质激素治疗，疗效迅速良好。

（一）给氧

缺氧或发绀患儿应给氧，以缓解缺氧。

（二）肾上腺皮质激素疗法

激素有抗炎、抗病毒及控制变态反应的作用，治疗喉炎效果良好，用量要大，否则不易生效。凡有二度以上喉梗阻者均用激素治疗，常用泼尼松、地塞米松或氢化可的松；病情较轻者，可口服泼尼松1～2mg／kg，每4～6小时1次。一般服药6～8次后，喉鸣及呼吸困难多可缓解或消失，呼吸困难缓解后即可停药。二度以上喉梗阻者可用地塞米松0.1～0.3mg／kg或0.6mg／kg，或氢化可的松5～10mg／kg静脉滴注，共2～3天，或甲泼尼龙，至症状缓解。

（三）镇静剂

急性喉炎患儿因呼吸困难，缺氧，多烦躁不安，宜用镇静剂，如异丙嗪每次1～2mg／kg有镇静和减轻喉头水肿的作用。氯丙嗪则使喉肌松弛，加重呼吸困难，不宜使用。

（四）雾化吸入

现多用雾化泵雾化吸入，将布地奈德吸入溶液1～2mg加入雾化器中，雾化吸入后加速喉部炎症及水肿的消退，并稀释分泌物。另外，可用肾上腺素雾化吸入，可有效减轻呼吸道梗阻。剂量为0.5mg，用2.5mL生理盐水稀释，此种溶液可按需给予，严重病例甚至可持续给药。

（五）直接喉镜吸痰

三度呼吸困难患儿，由于咳嗽反射差，喉部或支气管内有分泌物潴留，可在直接喉镜下吸出，除去机械性梗阻，减轻因分泌物刺激所引起的喉痉挛，多可立即缓解呼吸困难。在进行直接喉镜检查吸痰的同时，还可喷雾1%～3%的麻黄碱和肾上腺皮质激素，以减轻喉部肿胀，缓解呼吸困难。吸痰后，应严密观察病情变化，必要时进行气管切开术。

（六）抗生素疗法

急性喉炎病情进展迅速，多有细菌感染，应及早选用适当、足量的抗生素控制感染，常用者为青霉素、头孢菌素、红霉素和交沙霉素等。一般患儿，用一种抗生素即可，病情严重者可用两种以上抗生素。应取咽拭子做细菌培养及药物敏感试验，以选用适当抗生素。

（七）气管切开术

四度呼吸困难者，应立即行气管切开术抢救。三度呼吸困难经治疗无效者也应做气管切开。

（八）其他对症疗法

体温高者，应用物理或药物降温。进流质或半流质易消化食物，多饮水，必要时输液。中毒症状重者，可输全血或血浆。痰黏稠干燥者用雾化吸入。

第二节　重症肺炎

小儿肺炎（infantile pneumonia）是危害小儿健康，威胁小儿生命的常见病、多发病，是婴幼儿时期主要死亡原因。小儿重症肺炎除呼吸系统症状体征外，常并发心力衰竭、呼吸衰竭、休克、弥散性血管内凝血、中毒性脑病等，是儿科危重症之一。

一、临床表现

（一）一般症状

发病前多有轻度的上呼吸道感染或支气管炎。多数起病急骤，发热38～39℃，亦可高达40℃，新生儿、重度营养不良、佝偻病等患儿可以体温不升或低于正常。除发热外可有疲乏、困倦、精神不振或烦躁不安，小婴儿可有呛奶。

（二）呼吸系统症状和体征

咳嗽，早期为刺激性干咳，极期咳嗽反略减轻，恢复期咳嗽有痰。呼吸增快，气促，40～80次/分，常见呼吸困难、鼻翼动、三凹征及口周或指甲发绀。肺部体征早期不明显，可有呼吸音粗糙或稍低，以后可闻及中、细湿啰者，以背部两肺下方及脊柱旁较多，于深吸气末更为明显。叩诊多正常，但如病灶融合累及部分或整个肺叶时则出现实变体征；叩诊浊音，语颤增强，呼吸音减弱或出现支气管呼吸音。

（三）重症肺炎的临床表现

小儿重症肺炎除以上症状、体征外，还有如下临床表现。

1. 循环系统　主要表现为急性充血性心力衰竭，这是小儿重症肺炎最常见的严重并发症。诊断依据如下。

（1）呼吸困难突然加重，烦躁不安，面色苍白或发绀，不能以肺炎或其他并发症解释者。呼吸频率超过60次／分。

（2）心率增快在160～180次／分以上，不能以体温升高和呼吸困难解释，或心音低钝、出现奔马律。

（3）肝脏增大≥3厘米或进行性增大。

（4）胸部X线检查可有心脏扩大。

2. 神经系统　由于缺氧和脑水肿，可表现为嗜睡、精神萎靡或烦躁不安。严重者有中毒性脑病，表现惊厥、半昏迷或昏迷、呼吸不规则甚至呼吸中枢麻痹。眼底可有视神经盘水肿。脑脊液检查可有压力升高，细胞、蛋白、糖及氯化物正常。

3. 消化系统　患儿常有呕吐、腹胀、腹泻，严重病儿可有中毒性肠麻痹，表现严重腹胀，使膈肌升高压迫肺部，加重呼吸困难。腹部听诊肠鸣音消失。

4. 感染性休克和弥散性血管内凝血（disseminate intravascular coagulation，DIC）　重症肺炎时，某些细菌感染可以引起微循环衰竭，发生感染中毒性休克，表现四肢发凉、皮肤发花、脉弱而速、血压下降等。还可引起弥散性血管内凝血，表现皮肤、黏膜出血点或瘀斑，以及消化道、呼吸道、泌尿道等出血。

5. 呼吸衰竭　是重症肺炎的严重表现，可引起死亡。除表现呼吸困难、鼻翼扇动、三凹征、口唇发绀、嗜睡或躁动外，严重者呼吸由浅快转为浅慢，节律紊乱、常出现下颌呼吸或呼吸暂停。可同时伴有末梢循环衰竭及脑水肿、脑疝的表现，如四肢末端发凉、发绀，血压下降，昏睡或昏迷等。

根据血气改变可分为：

Ⅰ型呼吸衰竭：动脉血氧分压（partial pressure of oxygen in arterial blood，PaO_2）≤6.67kPa（50mmHg），动脉血二氧化碳分压（partial pressure of carbon dioxide in arterial blood，$PaCO_2$）正常。

Ⅱ型呼吸衰竭：PaO_2≤6.67kPa（50mmHg），$PaCO_2$≥6.67kPa（50mmHg），严重者$PaCO_2$≥9.33kPa（70mmHg）。

二、实验室及其他检查

（一）血象

细菌性肺炎时白细胞总数多增高，一般可达15×10⁹～30×10⁹／L〔（1.5万～3万）／mm³〕或以上，中性粒细胞增加，并有核左移现象。但在重症金黄色葡萄球菌肺炎、某些革兰阴性杆菌肺炎时白细胞可不增高或反而降低。病毒性肺炎时白细胞数大多正常或降低。血涂片中性粒细胞碱性磷酸酶染色对鉴别细菌性肺炎与病毒性肺炎有一定参考意义。

（二）病原学检查

细菌学检查包括痰及鼻咽腔分泌物做涂片或细菌培养。涂片检查细菌对革兰阴性杆菌性肺炎的早期诊断有一定价值。如细菌培养，对肺炎的病原学诊断较有意义；如并发胸腔积液，可将穿刺液送培养；如疑有败血症可送血培养；如疑有病毒性肺炎可做鼻咽部洗液病毒分离，或免疫荧光检查及双份血同型病毒抗体测定。

（三）X线检查

X线检查在肺炎的诊断上很重要，可帮助确定肺炎的性质。不同肺炎X线表现有区别，如金黄色葡萄球菌肺炎，肺部可见小圆形病灶及肺脓肿、肺大疱、脓胸、脓气胸等。一般细菌性肺炎可见两肺中带纹理粗重及小点片状阴影。病毒性肺炎小片状阴影可以融合成大片状。支原体肺炎常可见不整齐云雾状轻度肺浸润阴影，以两下肺叶多见。X线检查还可发现肺炎的某些并发症，如脓胸、气胸及脓气胸等。

三、诊断与鉴别诊断

（一）诊断

根据发热、咳嗽、喘憋等症状，肺部叩诊及听诊的异常改变，可以做出初步诊断。配合胸部X线检查可以进一步明确诊断。咽培养或痰培养对了解病原菌有参考价值。确诊肺炎后，应进一步判定病情的轻重，判断有无心力衰竭、中毒性脑病、休克及弥散性血管内凝血、呼吸衰竭等，以便早期发现及治疗。

（二）鉴别诊断

1. 支气管炎 轻症肺炎与支气管炎相似，支气管炎一般全身症状较轻，多无明显呼吸困难和发绀，肺部可听到中湿啰音，多不固定，随咳嗽而变，但听不到细湿啰音。

2. 肺结核 当肺炎病程较长或一般抗生素治疗不顺利时应注意是否有肺结核，但一般肺结核肺部啰音常不明显。可根据结核接触史、结核菌素试验、结核中毒症状、胸片表现等鉴别。

四、治疗

（一）一般治疗

环境保持安静，保持室温在20℃左右，相对湿度50%左右。每日定时通风换气。给予易消化饮食，保证液体入量。呼吸困难者吸氧，保持呼吸道通畅，痰多者给予超声雾化或祛痰药，以利于痰液排出。烦躁不安或惊厥时可给予氯丙嗪及异丙嗪各1mg／kg，肌内注射，也可给予苯巴比妥8～10mg／kg，肌内注射或水合氯醛50mg／kg灌肠。

（二）抗感染治疗

肺炎球菌行肺炎首选青霉素，青霉素过敏者可用红霉素或林可霉素。金黄色葡萄球菌肺炎可选用苯唑西林钠，或红霉素、万古霉素、头孢噻吩、头孢唑啉等。大肠埃希菌、克雷白杆菌、流感杆菌肺炎可选用氨苄西林、羟苄西林或哌拉西林，并可与氨基糖苷类抗生素，如阿米卡星联合治疗；也可用头孢类抗生素如头孢他啶。绿脓杆菌肺炎选用羧苄西林、哌拉西林，可与氨基糖苷类抗生素如阿米卡星联合应用。对青霉素过敏或上述药物疗效不佳者选用第二、三代头孢菌素如头孢他啶、头孢哌酮等。病毒性肺炎一般选用阿昔洛韦或更昔洛韦。支原体肺炎则以红霉素效果较好。

疑难点评：小儿重症肺炎的抗感染治疗策略

重症肺炎诊断明确后，有条件的应该在使用抗生素治疗前采血做细菌培养和药敏试验，尽可能建立一条单独应用抗生素的静脉通路，这样可以使抗菌药物的使用合理化，并可避免不良反应发生。抗菌药物应用原则上应在循证医学的基础上进行，但是目前多数为经验型治疗。

由于重症肺炎患儿治疗窗很小，故初始治疗药物的抗菌谱要尽量广，应覆盖所有的病原体。有充分的数据显示初始治疗抗感染药物选用不当，未及时适当治疗对预后可产生不良后果。因此，对重症肺炎的患儿，要选用质量可靠的广谱抗生素，直到病原体和抗菌谱确诊，开始限制抗菌药物的数量和缩小抗菌谱，但在基层很难做到，可以观察疗效，有效的指标主要为体温下降、中毒症状好转、能喝水或哺乳或者进食，一般应在体温稳定3~5天开始减量并逐渐停药。

抗感染治疗是重症肺炎治疗成败的关键措施，传统采用抗生素升阶梯治疗，这种治疗对轻、中度肺炎治疗是适宜的。但重症肺炎必须采用降阶梯治疗，以防止病情迅速恶化，并有效抑制感染的进程，减少细菌耐药，改善患者预后，避免抗生素的不良反应或并发症。应全面理解抗生素的降阶梯治疗的关键，重视整体性以及初始经验性治疗和后续靶向性治疗这两个连续阶段，并适时实现其两者间的转换。

由于现有临床检测水平的局限性，药敏结果相对滞后，体内外药敏并非完全相符。所以，决定降阶梯转换时机的最重要评估参数，除特异性的病原学诊断依据外，还应依据临床的治疗反应。

（三）严重并发症的治疗

实施早期心肺功能监护和无创心肺功能支持优先策略，是处理婴儿重症肺炎的有效措施。

1. 快速心肺功能评估和监测　婴儿重症肺炎常处于心肺功能衰竭的高危状态，快速心肺功能评估操作可概括为望、听、触三个步骤。三者同时进行，望和听贯彻评估始终。望：患儿体位或姿势、面色、眼神和呼吸状态（胸廓起伏、三凹征）、口鼻分泌物及对环境或外刺激的肢体和语言反应。触：肢体温度、肌张力和肌力、中心（颈内和股动脉）和周围脉搏（桡动脉和肱动脉）强弱和节律。听：呼吸呻吟、痰鸣，用听诊器听心率、心律和吸气相呼吸音强弱。及时地辨认潜在性或代偿性呼吸、循环功能不全状态，并给予及时、适宜的心肺功能支持是正确有效治疗婴儿重症肺炎的基础。

2. 保持气道通畅及优先应用经鼻持续气道正压通气（nasalcontinuouspositiveairway pressure，NCPAP）支持策略　对于重症肺炎患儿，保持合适的体位和气道通畅非常重要。翻身拍背，雾化吸痰是最基础的呼吸治疗。应用NCPAP的指征：自主呼吸较强，有低氧血症Ⅰ型呼吸衰竭，或者低氧血症合并二氧化碳潴留（$PaCO_2$<80mmHg）的Ⅱ型呼吸衰竭，收治儿童重症监护病房（pediatric intensive care unit，PICU）后的婴儿重症肺炎均直接应用NCPAP；除急性心肺功能衰竭、全身衰竭、重症休克、pH值<7、中枢性呼吸衰竭行直接气管插管机械通气外，Ⅱ型呼吸衰竭者亦首先应用NCPAP系统，并在短时间（15~30分钟）内根据疗效决定是否继续应用。在病情允许时，应仔细检查NCPAP系统、患儿状态或调整其参数后可再一次使用观察疗效。终止NCPAP行机械通气指征：NCPAP支持下病情仍不能控制，pH值持续<7.20达8小时以上或病情进行性加重。NCPAP应用需要积累一定的临床经验，一般宜在PICU内应用。对于综合医院的儿科抢救室和专业病房内的抢救室，在充分培训基础上，也可以开展此项技术。

3. 婴儿重症肺炎合并呼吸衰竭、休克和心衰的处理：ABC原则

A（Airway）：气道管理和通畅气道。湿化、雾化及排痰，解除支气管痉挛和水肿。

B（Breathing）：无创和有创呼吸支持。

C（Circulation）：维持心血管功能。判断液体平衡状态，给予扩容和限液利尿，纠正酸碱平衡，应用血管活性药、正性肌力药、强心药和加压药。

4. 调整呼吸和循环功能支持的治疗原则和策略。

（1）呼吸衰竭所致的心力衰竭：应积极改善通气和肺氧合，其中闭塞性毛细支气管炎、喘憋性肺炎所致的呼吸衰竭主要是改善通气，急性肺损伤（acute lung injury，ALI）所致的呼吸衰竭主要改善肺氧合，通过呼吸支持才能达到控制心力衰竭的目的。

（2）因缺氧致呼吸功增加引起的代偿性心功能不全：主要是调整心脏前后负荷（NCPAP、充分镇静、退热等）和维持内环境稳定，以减轻心脏负荷为治疗心力衰竭的主要措施。

（3）肺血多的先天性心脏病肺炎合并心力衰竭和呼吸衰竭：常在充血性心力衰竭急性加重基础上导致呼吸衰竭，因此治疗主要是强心、限液、利尿，应用NCPAP限制肺血流量和减轻左心后负荷的作用。

（4）ALI和急性呼吸窘迫综合征（acute respiratory distress syndrome，ARDS）时伴有的心力衰竭：是多器官功能障碍综合征（multiple organ dysfunction syndrome，MODS）的一部分，此时存在心脏和外周循环两方面的因素，临床多表现为休克，需经谨慎扩容试验后（2~3mL/kg）才可判断有效循环血量的状态，进一步决定液体的量和速度。地高辛和血管活性药物是治疗的一部分。

附：小儿支原体肺炎

支原体肺炎是由肺炎支原体引起的肺炎，过去也称为原发性非典型肺炎，是与典型的大叶性肺炎相对而言，典型的大叶性肺炎是由肺炎链球菌感染引起的，临床表现为发热、咳嗽、咯铁锈色痰，X线胸片见大片状阴影，青霉素治疗有效，而支原体肺炎表现与典型肺炎相似，但病原体不是链球菌，而是支原体，青霉素治疗无效，且病程长，所以称非典型肺炎。这种肺炎是学龄儿童及青少年常见的肺炎，近年来，成人和婴幼儿也不少见。支原体肺炎全年均可发病，但发病高峰是秋冬季，是由口鼻分泌物经空气传播，可引起散发和小流行。

（一）病原学

支原体是介于细菌与病毒之间，能独立生活的最小微生物，无细胞壁，仅有由三层膜组成的细胞膜，是多种疾病的致病体。

目前已发现8种类型，其中只有肺炎支原体肯定对人致病，主要引起呼吸系统疾病，如咽炎、支气管炎、肺炎等。由于支原体无细胞壁，所以凡能阻碍微生物细胞壁合成的抗生素（如青霉素、头孢菌素等）对支原体无效。

（二）支原体肺炎的临床表现

支原体肺炎起病缓慢，潜伏期为2～3周，病初有全身不适、乏力、头痛。2～3天后出现发热，体温常达39℃左右，可持续1～3周，可伴有咽痛和肌肉酸痛。咳嗽为本病突出的症状，一般于病后2～3天开始，初为干咳，后转为难治性剧咳，常有黏稠痰液，偶带血丝，少数病例可类似百日咳样阵咳，可持续1～4周。肺部体征多不明显，甚至全无，少数可听到干、湿啰音，故体征与剧咳及发热等临床表现不一致，为本病特点之一。婴幼儿起病急，病程长，病情较重，表现为呼吸困难、喘憋、喘鸣音较为突出；肺部啰音比年长儿多。部分患儿可有皮疹、溶血性贫血、脑膜炎、心肌炎、肾炎、吉兰-巴雷（格林-巴利）综合征等肺外表现。极少部分患儿呈现重症肺炎的表现，如持续高热、剧烈咳嗽、多脏器损害，病情进展快，治疗效果差，可导致死亡。

（三）支原体肺炎的诊断

本病的重要诊断依据为肺部X线改变。支原体肺炎的肺部X线有四种改变，一种为支气管肺炎的改变，常为单侧性，以右肺中下肺野多见；也可为间质性肺炎的改变，两肺呈弥散性网状结节样阴影；还有一种是均匀一致的片状阴影与大叶性肺炎改变相似者；再就是肺门阴影增浓和胸腔积液。上述改变可相互转化，有时一处消散，而另一处又出现新的病变，即所谓游走性浸润；有时呈薄薄的云雾状浸润影。本病的另一个诊断依据是病原学检查。患儿的痰、鼻和喉拭子培养可获肺炎支原体，但需时约3周，不能用于早期诊断。发病后2周，约半数病例产生抗体，我们可以测患儿体内的支原体抗体来进行诊断，也可以通过红细胞冷凝集试验阳性来诊断。

（四）支原体肺炎的治疗

小儿支原体肺炎的治疗与一般肺炎的治疗原则基本相同，采取综合治疗措施。包括一般治疗、对症治疗、抗生素的应用、肾上腺皮质激素，以及肺外并发症的治疗5个方面。

1. 一般治疗

（1）呼吸道隔离：由于支原体感染可造成小流行，且患儿病后排支原体的时间较长，可达1~2个月之久。婴儿时期仅表现为上呼吸道感染症状，在重复感染后才发生肺炎。同时在感染支原体期间容易再感染其他病毒，导致病情加重迁延不愈。因此，对患儿或有密切接触史的小儿，应尽可能做到呼吸道隔离，以防止再感染和交叉感染。

（2）护理：保持室内空气新鲜，供给易消化、营养丰富的食物及足够的液体。保持口腔卫生及呼吸道通畅，经常给患儿翻身、拍背、变换体位，促进分泌物排出，必要时可适当吸痰，清除黏稠分泌物。

（3）氧疗：对病情严重有缺氧表现，或气道梗阻现象严重者，应及时给氧。其目的在于提高动脉血氧分压，改善因低氧血症造成的组织缺氧。给氧方法与一般肺炎相同。

2. 对症处理

（1）祛痰：目的在于使痰液变稀薄，易于排出，否则易增加细菌感染机会。但有效的祛痰剂甚少，除加强翻身、拍背、雾化、吸痰外，可选用溴己新、乙酰半胱氨酸等祛痰剂。

（2）止咳：由于咳嗽是支原体肺炎最突出的临床表现，频繁而剧烈的咳嗽将影响患儿的睡眠和休息，可适当给予镇静剂如水合氯醛或苯巴比妥，酌情给予小剂量可待因镇咳，但次数不宜过多。可雾化吸入布地奈德及沙丁胺醇降低气道高敏，减少咳嗽。

（3）平喘：对喘憋严重者，可选用支气管扩张药，如氨茶碱口服，4~6mg/（kg·次），每6小时1次；亦可用沙丁胺醇、布地奈德等吸入。

（4）退热：可选用布洛芬、对乙酰氨基酚等。

3. 抗生素的应用　根据支原体微生物学特征，凡能阻碍微生物细胞壁合成的抗生素如青霉素等，对支原体无效。因此，治疗支原体感染，应选用能抑制蛋白质合成的抗生素，主要是大环内酯类抗生素如阿奇霉素、红霉素、吉他霉素等。疗程2~3周。

4. 肾上腺糖皮质激素的应用　目前认为支原体肺炎是人体免疫系统对支原体做出的免疫反应，所以，对急性期病情发展迅速严重的支原体肺炎或肺部病变迁延而出现肺不张、肺间质纤维化、支气管扩张或有肺外并发症者，可应用肾上腺皮质激素。如氢化可的松或琥珀酸氢化可的松，每次5~10mg/kg，静脉滴注；或地塞米松每次0.1~0.25mg/kg，静脉滴注；或泼尼松1~2mg/（kg·d），分次口服，一般疗程3~5天。应用激素时注意排除结核感染。

5. 肺外并发症的治疗　目前认为肺外并发症的发生与免疫机制有关。因此，除积极治疗肺炎、控制支原体感染外，可根据病情使用激素，针对不同并发症采用不同的对症处理办法。

（五）支原体肺炎的预后

大部分患儿经过2～3周的治疗，症状体征消失，肺部炎症完全吸收，极少一部分患儿可遗留有慢性咳嗽、肺不张、闭塞性细支气管炎等，个别重症病例可导致死亡。

第三节　哮喘持续状态

哮喘发作时出现严重呼吸困难，在合理应用拟交感神经药物和茶碱类药物仍不见缓解，病情进行性加重，称为哮喘持续状态（status asthmaticus），又称哮喘严重发作。由于哮喘持续状态时支气管呈严重阻塞，是一种威胁生命的严重状态，一旦确定诊断，应积极进行治疗。

一、临床表现

哮喘急性发作或加重时，突然出现气促、咳嗽、胸闷等症状，或进行性加重，常伴有呼吸窘迫、呼气流速下降为其特征。其发作可因数小时内接触致敏原等刺激物、呼吸道感染或治疗失败所致，病情加重可在数天、数小时内出现，亦可在数分钟内危及生命。在病情危重时患儿因喘息说话困难，语言不连贯，大汗，呼吸频率>25～30次／分，心率>140次／分，呼气峰值流速（peak expiratory flow rate，PEFR）低于预计值60%，呼吸减弱，呼吸音甚至听不到，并出现发绀、烦躁、意识障碍甚至昏迷，为致命性哮喘发作。

二、出现哮喘持续状态的危险因素及表现

（一）病史

激素依赖的慢性哮喘；存在重症加强护理病房（Intensive Care Unit，ICU）抢救史或多次住院史；有机械通气史；既往48小时反复去过急诊室；突然开始的严重的呼吸困难，治疗效果甚差者；在严重发作时患儿、家属及医生均认识不足；不按医嘱服药者；具有心理社会学问题，如精神抑郁、家庭不和睦出现危机时；否认本身症状严重性及脑水肿低氧惊厥。

（二）体检

奇脉：正常人呼吸时，脉波大小多无变化，或只有轻度变化（低于1.33kPa），如脉波在呼气终了时变强，吸气时衰弱，差别明显增加，则称为奇脉，如差别2.67kPa，多伴有严重肺气肿、气道阻塞，这是判断严重哮喘的一个可靠指标（除非患儿有心包收

缩及填塞情况）；还可有低血压、心动过速、呼吸增快、发绀、气短、昏睡、激动、三凹征、严重呼吸困难、呼吸音减低。

三、实验室检查

（一）PEFR及第1秒用力呼气容积（forced expiratory volume in one second，FEV_1）

测定此项检查特别有助于支气管舒张剂应用前后的对比，如重复给予支气管舒张药后PEFR或FEV_1仍<40％预计值，意味患者已处于哮喘持续状态。

（二）血气测定

对肺泡通气情况评估很有意义。如为正常$PaCO_2$值，意味着呼吸肌疲劳即将出现，如$PaCO_2$超过正常值，就必须小心监测。

（三）胸部X线检查

当患儿疑有感染或有急性哮喘并发症（气胸、纵隔气肿或肺不张）或疑有气道异物时可进行胸部X线检查（尽量在床边检查）。

（四）氨茶碱血药浓度测定

在平时应用氨茶碱的患儿需进行血药浓度测定，以指导氨茶碱的进一步使用。

（五）血电解质测定

有助于补液。

四、哮喘持续状态治疗

严重哮喘一旦被确定即需急诊治疗，住入重症监护病房，进行心脏监测。

（一）氧疗

为保证组织有充分氧气应保持供氧，吸氧浓度以40％为宜，流量相当于6~8L／min，应用一般面罩吸入更为合适，使血气维持在$PaO_2$9.3~12kPa（70~90mmHg）更为理想，不要应用氧气罩，因为氧气不会到达下气道，反因氧气对有些哮喘患儿有刺激而引起咳嗽或病情加重，且不宜观察病情。多数患儿经30％~50％给氧后即可纠正低氧血症，但有的患儿给予充分氧疗后PaO_2仍处于6.7~8.0kPa（50~60mmHg），应考虑可能因大量分泌物、肺不张或肺炎所引起，此时除积极输氧外还要清除痰液，虽然多数哮喘患儿血氧过低甚至严重缺氧，但氧分压低于8.0kPa（60mmHg）的情况不多见，由于8.0kPa氧分压相当于动脉血氧饱和度的90％，故很少有哮喘患儿发绀或大脑功能受损，一旦出现发绀，意味着严重哮喘发作。在急性哮喘发作时，输氧量很少会使$PaCO_2$升高（慢性肺心病的患儿除外），因此没有必要用特殊的面罩或装置输氧。

（二）镇静

缺氧及早期的呼吸性碱中毒可使哮喘患儿出现烦躁、不安、恐惧，有的甚至出现因刺激所致的持续性、痉挛性咳嗽，此时应考虑使用镇静药。镇静药应选择不抑制呼吸中枢的药物，如5%水合氯醛。麻醉药或巴比妥酸盐类药物（地西泮等）禁用或少量慎用，若在气管插管下可不受限制。

（三）紧急的药物治疗

1. 吸入β₂受体激动药　首选，对于急性重症哮喘患儿缓解症状和治疗的效果及安全性已无争议，β₂受体激动药的作用较为持久，且β₂受体激动药所产生的心血管不良反应较少，常用有沙丁胺醇或特布他林。在第1小时内每20分钟吸1次，1小时内吸3次，以后可以酌情连续吸入，每2～4小时可重复吸入1次，直至病情稳定。

2. 糖皮质激素　糖皮质激素和β受体激动药联合应用是治疗严重哮喘的基础，糖皮质激素应用不足，已被证明是哮喘致死的主要因素。糖皮质激素对哮喘的作用是抑制炎症细胞趋化效应和炎性反应，减少炎性和细胞因子的释放，降低黏膜上皮和微血管的通透性，减轻黏膜水肿，并通过腺苷酸环化酶增强β₂受体激动药的效应，减轻支气管的痉挛作用。严重哮喘对糖皮质激素的反应迟缓，通常在4～6小时内还见不到明显的效应，而在轻、中度患儿，反应约需1小时，对严重哮喘发作应尽早使用糖皮质激素。对糖皮质激素的应用可应用甲泼尼龙2～6mg／（kg·d），分2～3次输注，或氢化可的松（有酒精过敏者禁用），或琥珀酸氢化可的松，通常用静脉注射5～10mg／kg，必要时可加大剂量。一般静脉糖皮质激素使用1～7天，症状缓解后即停止静脉用药。若需持续使用糖皮质激素，可改为口服泼尼松1～2mg／（kg·d）（每天最大量40mg），分2～3次服，3～4天后停用。短期使用糖皮质激素的不良反应很少，严重哮喘是一种危险情况，绝不要因为担心不良反应而对糖皮质激素的应用有所犹豫。无甲泼尼龙时，可用地塞米松每次0.25～0.75mg／kg，但效果不如前者。也可以雾化吸入布地奈德，雾化吸入0.5～1.0mg／次，2次／天，可以与沙丁胺醇和异丙托溴铵一起吸入。

3. 抗胆碱药　抗胆碱药在体内与乙酰胆碱竞争结合M受体，主要通过抑制分布于气道平滑肌上的M受体，从而松弛平滑肌；其次可降低细胞内环鸟苷酸（cyclic guanosine monophosphate，cGMP）水平、提高环磷腺苷（cyclic adenylic acid，cAMP）／cGMP比值，抑制肥大细胞的介质释放，有一定支气管舒张作用，目前临床联合应用异丙托溴铵（溴化异丙托品）与激动药能增加其疗效。剂量为≤2岁：125μg（0.5mL）；＞2岁：250μg（1mL），为0.025%溶液稀释至2～3mL，每天3～4次雾化吸入。

4. 氨茶碱　小儿慎用，氨茶碱是茶碱和乙烯二氨组成的一种复合物，因而易溶于水。氨茶碱具有较明显中枢性呼吸刺激作用，可加强呼吸肌收缩，在急性重症哮喘发作时，氨茶碱仍为有价值药物。氨茶碱的支气管舒张效应与其血药浓度间呈明显的相关，由于氨茶碱的有效剂量和中毒剂量相近，应用时需进行血清氨茶碱浓度测定。

在哮喘严重发作时，可给予负荷剂量氨茶碱，在不同年龄及不同病情应用氨茶碱量不同，在应用负荷剂量后30~60分钟，有条件者可测量氨茶碱血药浓度，如>20μg/mL则停止继续给维持量，如低于10μg/mL，可适当增加药量（增加20%注射量）。以后可在给药12小时、24小时后取血查血药浓度。

氨茶碱开始负荷剂量为5~6mg/kg，要求在20~30分钟静脉滴入，以后<9岁者1.1mg/（kg·h），>9岁者0.7mg/（kg·h），如患儿给过静脉氨茶碱，不要用负荷剂量，可每次3~4mg/kg，以后0.7~1.1mg/（kg·h）。如不用维持静脉给药亦可用氨茶碱每次4~5mg/kg，每6小时重复静脉滴注1次，以20~30分钟静脉滴入，2岁以下因氨茶碱清除率低，最好持续维持给药，其持续给药剂量为：2~6个月内，0.5mg/（kg·h）；6~11个月，0.7mg/（kg·h）。

5. 硫酸镁　镁离子舒张支气管的机制未完全清楚，一般认为镁能调节多种酶的活性，能激活腺苷环化酶，使三磷腺苷生成cAMP，提高cAMP/cGMP的比值，使肥大细胞介质不易释放，能激活低下的肾上腺素能受体功能，并降低支气管平滑肌的紧张度，使支气管扩张而改变通气情况，故目前硫酸镁在哮喘急性发作中正在取得一定地位，特别是对常规药物治疗无效者，是较安全治疗哮喘的药物，一般在静脉注射后20分钟有明显支气管扩张作用，尤其对极度烦躁患儿有一定镇静作用，儿童用量为每次0.025g/kg（25%硫酸镁每次0.1mL/kg）加10%葡萄糖溶液20mL在20分钟内静脉滴注，每日1~2次。用以上剂量静脉注射比较安全，但注射时仍应注意其呼吸、血压变化，少数患儿出现乏力、胸闷、呼吸减弱、呼吸困难情况，可用10%葡萄糖酸钙静脉注射。

6. 注射用β₂肾上腺素受体激动药　对于能够使用雾化器或面罩的患儿，注射用药不但没有帮助，反而会增加毒性。因此，此种方法只用于呼吸严重受抑制的患儿。

（1）肾上腺素皮下注射：在用β₂受体激动药吸入、氨茶碱静脉滴注不能缓解症状时，或对于那些极度烦躁，无法吸入β₂受体激动药或在气道上存在广泛黏液栓塞，或严重的支气管痉挛，以致吸入药物无法起到作用者，可皮下注射1：1000肾上腺素0.01mL/kg，儿童最大不超过0.3mL。

（2）静脉注射沙丁胺醇：小儿很少用。如雾化吸入沙丁胺醇及静脉滴注氨茶碱后病情未见好转，可用沙丁胺醇静脉注射，学龄儿童剂量为每次5μg/kg，如病情十分严重，亦可将沙丁胺醇2mg加入10%葡萄糖溶液250mL静脉滴注，速度为1mL/min，即速率保持在8μg/min左右，静脉滴注20~30分钟，起效时间为20~30分钟，密切观察病情。若病情好转速度减慢，维持时间一般在4~6小时，故6~8小时可重复用药。有时注射β₂受体激动药会引起心律不齐，因此要进行心电监护；静脉注射β₂受体激动药常引起严重低钾血症。如出现心律失常或肌肉无力情况时，应随时注意，对学龄前期小儿沙丁胺醇剂量应减半。

（3）异丙肾上腺素：在以上治疗措施无效时，可用异丙肾上腺素静脉滴注，最开始以每分钟0.1μg/kg缓慢滴注（0.5mg异丙肾上腺素加入10%葡萄糖100mL，5μg

／mL），在心电图及血气监护下可每10~15分钟增加剂量，按0.1μg／（kg·min）的速度增加，直到PaO_2及通气功能改善，或心率达到180~200次／分钟时停用，有时可发生心律失常，如室性心动过速、室颤等，故必须进行心电监护及血气监测才可应用，症状好转可维持用药24小时。由于$β_2$受体激动药主要通过松弛支气管平滑肌起作用，故具有明显黏膜水肿，不仅仅是支气管痉挛的病症，单独使用$β_2$受体激动药不能从根本上进行彻底的治疗。开始时一些严重哮喘患儿对$β_2$受体激动药的反应快，而在有严重支气管痉挛时可产生不敏感性，故在治疗中应使患儿峰流速仪监测达到预计值50%~75%时才不至于在治疗过程中复发。

（四）维持体液及酸碱平衡

哮喘持续状态由于呼吸增加及摄入量不足常伴有轻度脱水，适当补充水分以维持血容量使黏稠黏液栓塞排出，但如过多液体输入可能会引起肺水肿，严重急性哮喘存在明显胸内负压，较易在肺间质内蓄积液体，可进一步加重小气道阻塞。由于哮喘急性期抗利尿激素分泌，如过多输液亦可出现低钠血症及水中毒。在临床中患者常因轻度脱水而需补液，开始可给予1／3张含钠液体，最初2小时内给予5~10mL／kg，以后用1／5~1／4张含钠液维持，见尿后补钾，根据年龄及脱水程度，一般补液量每天50~120mL／kg。哮喘持续状态时的呼吸性酸中毒，应以改善通气来纠正；代谢性酸中毒常可用吸氧及补液来纠正；明显的代谢性酸中毒可使用碳酸氢钠，稀释至等张液（碳酸氢钠为1.4%）滴注，未能纠正时可重复同剂量上次。

（五）抗心力衰竭治疗

低氧血症、高碳酸血症、酸中毒可导致肺动脉痉挛—肺动脉压力增高—充血性心力衰竭。同时双肺严重气肿—心舒张功能受限—体循环、肺循环瘀血—心力衰竭加重。抗心力衰竭的原则是吸氧、镇静、强心、利尿及减轻心脏前后负荷。

（六）抗生素治疗

有细菌感染指征，可给予抗生素。勿大量、长期使用，否则，青霉素类药物可增加气道的敏感性。红霉素类药物对气道反应性影响不大，但可减慢氨茶碱的代谢。脱水及肾上腺素治疗后，外周血白细胞可明显增高，应与感染相鉴别。胸部X线片上，斑点状肺不张可与肺炎相混淆。

（七）气管插管及机械通气

对以上治疗无反应的呼吸衰竭患儿，需用呼吸辅助通气治疗。机械呼吸的指征如下。

1. 持续严重的呼吸困难。
2. 呼吸音降低到几乎听不到哮鸣音及呼吸音。
3. 因过度通气和呼吸肌疲劳而使胸廓运动受限。
4. 意识障碍、烦躁或抑制甚至昏迷。

5. 吸入40%氧气后发绀毫不缓解。

6. $PaCO_2 \geq 8.6kPa$（65mmHg）。

机械通气的目的是在尽量减少气压伤的基础上足够的氧合和维持通气直至其他治疗充分显效。

疑难点评：哮喘持续状态的诊治要点

哮喘持续状态是儿科一种常见的，对一般支气管舒张药治疗无效并发展为呼吸衰竭的致死性哮喘。虽然病情严重者对生命构成威胁，但绝大多数患儿经及时抢救能完全恢复。

哮喘发作的主要病理生理改变为气道阻力增高，以及因此而产生的肺气肿和通气血流比例失调。在疾病早期，由于缺氧和无效腔增大，每分通气量代偿性增加，导致动脉血CO_2降低；随着呼吸功增加、代偿机制的恶化和CO_2产生量增多，最终引起CO_2潴留。缺氧、二氧化碳潴留和酸中毒可引起继发性心力衰竭和循环衰竭。

哮喘发作大多继发于呼吸道感染，哮喘持续状态者主要表现为进行性呼吸困难加重、频繁咳嗽和喘鸣。如在呼吸困难加重基础上出现肺部呼吸音及喘鸣音消失，奇脉压大于1.33～2.00kPa（10～15mmHg），提示气道严重阻塞，需急诊监护和干预。对以往有严重哮喘发作，糖皮质激素依赖病史者应特别注意。对初次哮喘发作者应注意鉴别气道异物、小儿慢性肺疾病（如特发性肺纤维化、支气管肺发育不良）。

对于以往有哮喘发作住院史、近期频繁使用β受体激动药、在积极控制哮喘治疗中出现呼吸衰竭症状、气胸以及高碳酸血症者，应考虑收入ICU救治。哮喘持续状态的监护内容与毛细支气管炎和重症肺炎基本相同。但应注意的是其$PaCO_2$的意义与肺炎有所不同。由于哮喘影响通气较为突出，其血气分析$PaCO_2$对通气状态变化较为敏感。监测$PaCO_2$有助于了解患儿通气的代偿能力或治疗后通气改善情况。在轻至中度哮喘发作患儿中，$PaCO_2$一般不高或略降低；如果其$PaCO_2$水平高于正常，则提示患儿处于通气失代偿边缘，或已进入极危重期，应给予积极干预和密切注意病情动态变化。对于血气分析结果持续不缓解者应及时检查肺部体征和动态随访X胸片，了解其是否出现气胸等并发症。哮喘发作期发生的气胸一般多为张力性气胸，应尽可能及时发现和处理，否则极易导致患儿死亡。

疑难点评：5岁以下小儿哮喘的诊断难点

5岁以下儿童哮喘的诊断是很困难的，因为在这个年龄段，咳嗽和喘息是很常见的症状，这些儿童并不一定患有哮喘，特别是3岁以下的儿童，喘息发作与病毒性呼吸道感染密切相关，2岁以前主要是以呼吸道合胞病毒感染为主，学龄前儿童其他病毒感染的概率较大。5岁以下儿童出现喘息症状有以下三种情况。

早期一过性喘息：通常在3岁以前终止发作，喘息的原因与早产和父母吸烟有关。

早期持续性喘息：3岁以前发病，具有典型的反复发作性喘息，喘息发作与病毒性呼吸道感染有关，没有特应性的表现，无特应性家族史。喘息症状可持续到学龄期，大部分儿童可持续至12岁。引起喘息的原因：2岁以前是呼吸道合胞病毒感染，2岁以后是其他病毒感染。

迟发性喘息／哮喘：这些儿童有典型的特应性背景，如湿疹、气道有哮喘的病理特征，喘息发作通常持续到成人期。

疑难点评：小儿哮喘的治疗注意事项

有些家长对于小儿哮喘的治疗存在着一些误区，认为孩子还小，等孩子长大了哮喘疾病自然而然就会好了，有些家长抱着这样的态度，对孩子的病情并不在意，或者治治停停，其实这是非常错误的，容易使小儿哮喘反复发作，迁延至成人，期间还可能引发危险。

哮喘发病有自己的规律，大约50%以上的小儿哮喘患者在学龄前或青春发育期病情可缓解。这是因为在小儿生长发育过程中，由于机体免疫、内分泌等各种功能的变化，哮喘会自然缓解，可能会控制住哮喘的发展，但并不是所有的患儿都能达到这种自然缓解的状态。

如果对哮喘不予认真治疗，一味等待它的自愈，在这个过程中，哮喘反复发作，炎症反复刺激，会使气道纤维组织增生，腺体增大，平滑肌肥厚，造成气道结构重塑，肺功能下降，这种损害是永久性、不可逆的，会严重影响孩子的生长发育，甚至因哮喘发作导致猝死。

因此儿童期是治疗哮喘的最关键时期，而且小儿哮喘的治疗越早效果越好。经过合理、规范治疗，完全可以把哮喘控制住，避免其向成年哮喘发展。

吸入激素不良反应很小，目前来说，治疗小儿哮喘最有效的药物是吸入性糖皮质激素。因为哮喘其实是一种慢性的气道过敏性炎性反应，但是这种炎症不同于平时所说的细菌引起的炎症，用抗生素是没有效果的。

很多家长一听到激素就觉得不良反应很大，不愿意使用。其实这种吸入激素的治疗方法，激素用量很小，一天的吸入量一般不超过400μg，而且药物可以直接作用于气道病变部位，全身吸收很少，不良反应非常小。

国外曾经做过9年跟踪研究，结果发现，使用吸入激素治疗哮喘的患儿与正常同龄儿童相比，在身高、体重等指标上并无差别。

小儿哮喘的治疗用激素切忌治治停停，多数患儿需要长年使用吸入激素，才能控制住哮喘的发展，绝不能治治停停，因为气道炎性反应是持续存在的，只是发作期加重，缓解期减轻。

第四节　气管异物

气管异物（foreign bodyin trachea）是较常见的儿童意外急症，也是引起5岁以下幼儿死亡的常见原因之一。据统计，气管异物7岁以内儿童多见，尤其以刚学会走路到2岁的小儿发病多，病死率高。这是由于小儿的生理特点决定的，小儿的气管与食管交叉处的会厌软骨发育不成熟，功能不健全，容易将口含物吸入气管内引起气管阻塞，导致窒息。婴幼儿由于牙齿未萌出或萌出不全，咀嚼功能未发育成熟，吞咽功能不完善，气管保护性反射不健全。当异物落入气管后，最突出的症状是剧烈的刺激性呛咳，由于气管或支气管被异物部分阻塞或全部阻塞，出现气急、憋气，也可因一侧的支气管阻塞，而另一侧吸入空气较多，形成肺气肿，较大的或棱角小的异物（如大枣）可把大气管阻塞，短时间内即可发生憋喘死亡。还有一种软条状异物（如酸菜条）吸入后刚好跨置于气管分支的嵴上，像跨在马鞍上，虽只引起部分梗阻，却成为长期的气管内刺激物，患儿将长期咳嗽、发热，甚至导致肺炎、肺脓肿形成，也可危及生命。

一、临床表现

突发刺激性咳嗽、反射性呕吐、声音嘶哑、呼吸困难，患儿张口可听到异物冲击声。如异物堵住了喉部、气管处，患儿面色发绀、气喘、窒息，很快呼吸停止；如异物堵住左右主支气管分叉处，可导致一侧肺不张，呼吸困难逐渐加重，抢救不及时也很快呼吸停止。

二、诊断及救护措施

及时的诊断和处理是抢救成功的关键，医师也应该向家长普及相关的救护知识。

（一）拍背法

让小儿趴在救护者膝盖上，头朝下，托其胸，拍其背部，使小儿咯出异物。

（二）催吐法

用手指伸进口腔，刺激舌根催吐，适用于较靠近喉部的气管异物。

（三）迫挤胃部法

救护者抱住患儿腰部，用双手食指、中指、无名指顶压其上腹部，用力向后上方挤压，压后放松，重复而有节奏进行，以形成冲击气流，把异物冲出。此法为美国海默来克医师所发明，故称"海默来克手法"。

上述方法未奏效，应分秒必争尽快送往医院耳鼻喉科，在喉镜或气管镜下取出异物，切不可拖延。呼吸停止给予口对口人工呼吸。

三、预防

教育儿童养成良好卫生习惯，不要随意把异物放到嘴里，以免误吸入气管。进食时避免孩子打闹、说话，以防食物呛入气管。家长不应将硬币、瓜子、花生等放在小儿能够着的地方。

疑难点评：小儿气管、支气管异物误诊的原因及对策

气管异物是小儿时期的常见意外，对气管、支气管异物的正确诊断是治疗的关键。但是，由于小儿的特殊性，病史不详，往往以发热、咳嗽等症状就诊。如临床医师对本病警惕性不高，则容易误诊。

1. 误诊原因

（1）家长不在现场，婴幼儿太小，不会表达，较大儿童因害怕挨骂而隐瞒病史，故异物进入史不详。

（2）经诊医生对呼吸道异物缺乏认识和经验。由于花生、瓜子等植物性异物含游离脂酸，对黏膜的刺激性大，易引起弥散性炎性反应，且异物存留时间愈久，反应愈重，故易将炎症等并发症当作病因治疗，久治不愈。

（3）X线胸片或胸透检查报告阴性，异物引起的症状不明显或不典型时，轻易排除呼吸道异物。因瓜子、花生类X线透视不能显示异物阴影，特别是气管异物或细小异物未造成呼吸道阻塞时，阳性率甚低，因此，常导致临床误诊。

2. 预防误诊对策

（1）病史最重要，应详细追问异物吸入史或异物接触史，以及痉挛性呛咳、剧烈阵咳、声嘶、气急、发绀等症状，尤其是进食或玩耍中突然发生上述症状者应高度怀疑。

（2）X线胸片报告肺不张、肺气肿、纵隔摆动等现象，即使异物进入史不详，也应警惕异物存在。

（3）对有明确异物进入史的患儿，即使X线检查多次为阴性，仍不能放弃气管、支气管异物的诊断，应结合临床症状和体征综合分析，如听诊哮鸣音、呼吸音减弱、气管前壁异物拍击音、撞击感等，应警惕异物存在。

（4）对反复发作肺炎、肺不张、肺气肿或迁延性肺炎而治疗效果不佳者，应怀疑有气管、支气管异物。

第五节　急性呼吸衰竭

急性呼吸衰竭（acute respiratory failure）是指各种疾病累及呼吸中枢或呼吸器官，引起通气和换气功能障碍，出现低氧血症或伴高碳酸血症，并由此引起的一系列生理功能和代谢紊乱的临床综合征。

一、临床表现

（一）严重呼吸困难和发绀

早期可有呼吸频率增快，继而鼻翼扇动、三凹征出现等；中枢性呼吸衰竭临床表现呼吸节律不齐，可有潮式呼吸，晚期出现间歇、叹气、抽泣样等呼吸，呼吸次数减少，微弱无力，直至呼吸停止。发绀首先出现在口唇、口周及甲床等处，其程度与缺氧轻重并不完全一致，如严重贫血，血红蛋白<50g／L，虽缺氧并不发绀，故不能单纯根据发绀而判断有无缺氧。

（二）神经与精神症状

早期可见烦躁不安、出汗、易激动。随着缺氧加重，出现嗜睡、头痛等。晚期出现意识模糊，甚至昏迷、抽搐等脑水肿或脑疝症状。

（三）其他

早期心率增快，血压升高。晚期则心率减慢，心律失常，脉搏细弱，可有休克。胃肠道因严重缺氧而表现腹胀、肠鸣音减弱、呕咖啡色胃内容物等。

二、诊断

（一）诊断要点

1. 临床表现

（1）呼吸系统：

1）呼吸困难：表现为呼吸频率加快、鼻翼扇动、三凹征阳性、喘憋、发绀等。

2）呼吸抑制：表现为呼吸节律的改变，潮式呼吸，间歇呼吸，叹息样呼吸，双吸气，下颌呼吸，点头样呼吸，鱼口样呼吸，呼吸微弱、浅慢，呼吸音减弱或消失，呼吸暂停或骤停。

（2）循环系统：心率由过速到减慢，心律失常，心音低钝，血压由升高到下降，右心衰竭或休克。

（3）神经系统：烦躁不安、谵妄、嗜睡、头痛、意识障碍、凝视，甚至昏迷、惊厥等，瞳孔缩小或忽大忽小，视盘水肿。

    2. 血气分析诊断标准

    （1）呼吸功能不全：$PaO_2 < 10.6kPa$（80mmHg），$PaCO_2 \geqslant 6kPa$（45mmHg），动脉血氧饱和度（oxygen saturation in arterial blood，SaO_2）<91%。

    （2）呼吸衰竭：

    1）儿童：$PaO_2 \leqslant 8.0kPa$（60mmHg），$PaCO_2 \geqslant 6.7kPa$（50mmHg），$SaO_2 \leqslant 85\%$。

    2）婴幼儿：$PaO_2 \leqslant 6.7kPa$（50mmHg），$PaCO_2 \geqslant 6.0kPa$（45mmHg），$SaO_2 \leqslant 85\%$。

呼吸衰竭还可分为：

    1）Ⅰ型呼吸衰竭：PaO_2为呼吸衰竭标准，$PaCO_2$正常。

    2）Ⅱ型呼吸衰竭：PaO_2和$PaCO_2$均达呼吸衰竭标准。

具有上述临床表现中第（1）项，伴或不伴第（2）、（3）项，同时具有血气分析诊断标准中第（2）项，可诊断为急性呼吸衰竭。

（二）鉴别诊断

    1. 代谢性酸中毒　见于尿毒症、糖尿病酮症酸中毒、某些代谢性疾病时，表现为呼吸深快，PaO_2多正常。

    2. 急性呼吸窘迫综合征（acute respiratory distress syndrome，ARDS）　见于卡氏肺孢子虫肺炎、弥漫性肺间质纤维化、呼吸道合胞病毒性肺炎、白血病、创伤、休克、多器官功能不全综合征等，早期PaO_2、$PaCO_2$均降低，晚期$PaCO_2$上升，吸氧不能升高PaO_2，$PaO_2 / FiO_2 \leqslant 26.6kPa$（200mmHg），多与Ⅰ型呼吸衰竭同时存在，治疗相近。

三、治疗

积极寻找和去除病因，改善通气功能，有效地防治感染，维持重要脏器功能，维持水电解质平衡，及时给予呼吸机辅助呼吸。

（一）一般治疗

    1. 去除病因　积极治疗引起呼吸衰竭的原发疾病和诱因，应用有效的抗生素防治感染。

    2. 加强护理　保持呼吸道通畅，翻身拍背，吸痰，清除呼吸道分泌物，温湿化吸氧，雾化吸入药物，解除气管痉挛。

    3. 氧疗　呼吸衰竭时机体缺氧，应提高吸氧浓度。吸氧方式有鼻导管、口罩、面罩或头罩。

    （1）鼻导管吸氧：氧流量，儿童1~2L / min，婴幼儿0.5~1.0 / min，新生儿0.3~0.5L / min，吸入气氧浓度（fractional concentration of inspired oxygen，FiO_2）30%~40%；

（2）开式口罩吸氧：氧流量，儿童3～5L/min，婴幼儿2～4L/min，新生儿1～2L/min，FiO$_2$45%～60%；

（3）面罩或头罩吸氧：氧流量3～6L/min，FiO$_2$40%～50%。

对新生儿和婴儿不主张持续高浓度吸氧，吸入氧浓度应<60%，以免氧中毒及对视网膜等处的发育造成影响，待病情稳定后应改为间歇吸氧。通常，对于Ⅰ型呼吸衰竭患儿应给予高浓度吸氧（>35%），使PaO$_2$迅速提高到8kPa，或SaO$_2$在90%之上；对于Ⅱ型呼吸衰竭患儿应给予低浓度吸氧（<32%），且应持续给氧。

（二）药物治疗

1. 兴奋呼吸　小儿呼吸兴奋药应用明显减少。有呼吸暂停时可用氨茶碱，负荷量4～6mg/kg，首次静脉注射后以2mg/kg维持治疗，每间隔8小时用1次。有镇静剂中毒时可用多沙普仑（吗啉吡酮），每次0.5～1.5mg/kg，静脉滴注，但不用于新生儿。还有纳洛酮，每次0.03～0.10mg/kg，静脉推注，可用于酒精中毒或麻醉药过量致呼吸抑制时。

2. 维持重要脏器功能　呼吸衰竭时常会对心、脑等重要器官造成损害，治疗中应综合分析。

（1）呼吸衰竭合并心功能不全者：可应用强心剂、利尿剂及血管活性药物。心肌缺氧易致心律失常，故强心药应缓慢、小剂量给予，血管活性药可选用酚妥拉明0.3～0.5mg/kg（每次不超过10mg）加入10%葡萄糖20mL中稀释后静脉滴注，或多巴酚丁胺2～10/μg/（kg·min）持续静脉滴注，或东莨菪碱每次0.03～0.05mg/kg，15分钟内快速静脉滴注，每日2～3次。

（2）呼吸衰竭合并脑水肿者：应用甘露醇，每次0.25～1.0g/kg静脉推注，每日2～3次，严重时可加用地塞米松，每日0.5mg/kg静脉注射，疗程一般不超过3～5天。

3. 纠正酸碱失衡和水电解质紊乱　呼吸衰竭时常合并电解质和酸碱度的失衡，对呼吸性酸中毒或混合性酸中毒时以积极改善通气功能为主，当合并代谢性酸中毒，血pH值<7.2时，可给予5%碳酸氢钠溶液，每次2～5mL/kg，用葡萄糖液稀释为1.4%等渗液后静脉滴注。如有血气结果，可按公式：碳酸氢钠（mL）=｜-BE｜×0.5×体重（kg），或（22-测得HCO$_3$mmol/L）×0.6×体重（kg），先用1/2量，剩余半量据具体情况而定。同时根据血液电解质检查结果及时纠正低钾、低氯等电解质紊乱。基础代谢量每日210kJ/kg（50kcal/kg），补液量每日60～80mL/kg，具体可根据病情酌情增加，补液成分以生理维持液为宜或按脱水性质而定。

4. 防治感染　呼吸道感染常是呼吸衰竭的原发病，亦是呼吸衰竭治疗过程中病情加重的并发症，如吸入性肺炎、呼吸机相关性肺炎等。病原体以革兰阴性杆菌多见，常为耐药菌株。对呼吸衰竭患儿的肺部感染应按重症肺炎处理，治疗时可选用第三代头孢菌素与β内酰胺酶抑制药等。也可静脉滴注免疫球蛋白，每次400mg/kg，1次/天，连用3~5天。吸痰时应注意无菌操作，每日消毒呼吸机管道，条件许可时应尽早拔除气管插管。

（三）其他治疗

1. 经鼻持续气道正压通气（continuous positive airway pressure，CPAP）

（1）适应证：新生儿、婴幼儿肺部疾病，新生儿肺透明膜病、肺不张、肺炎、胎粪吸入综合征、肺水肿、反复呼吸暂停者。如FiO_2为30%~50%时，PaO_2仍<8.0kPa（60mmHg），$PaCO_2$正常或<6.7kPa（50mmHg），有自主呼吸，也可应用CPAP。

（2）参数调节：开始时氧流量为3~4L/min，压力0.3~0.4kPa（3~4cmH$_2$O），$FiO_2$40%~60%，10~15分钟后测血气，如PaO_2仍低，可增加压力，每次增加（0.1~0.2kPa）1~2cmH$_2$O，最大可达0.98kPa（10cmH$_2$O），每分钟氧流量最大8~10L，FiO_2每次增加5%~10%，最大可达80%。维持PaO_2为8.0~9.3kPa（60~70mmHg）。如PaO_2仍<8.0kPa（60mmHg），可进行气管插管，呼吸机辅助呼吸治疗。

（3）撤除步骤：如PaO_2>9.3kPa（70mmHg），症状好转，病情稳定，可逐渐先降FiO_2，再降压力，每次FiO_2降5%，至FiO_2为40%时，再降低CPAP，每次0.2kPa（2cmH$_2$O），当CPAP为0.2kPa（2cmH$_2$O）时病情仍稳定，PaO_2为6.7~9.3kPa，可撤除CPAP，改头罩吸氧。

2. 常频机械通气　是抢救重症呼吸衰竭最有效的方法。

（1）应用指征：

1）呼吸频率仅为正常的1/2时。

2）呼吸微弱，全肺范围的呼吸音减低。

3）呼吸骤停，频繁或长达10秒以上的呼吸暂停。

4）吸高浓度氧气FiO_2>60%，或压力≥0.78kPa（8cmH$_2$O）时，仍有发绀，PaO_2<6.7kPa（50mmHg）。

5）急性呼吸衰竭，$PaCO_2$>8.0kPa（60mmHg），pH值<7.3；慢性呼吸衰竭，$PaCO_2$<3kPa（70mmHg），pH<7.2。

6）病情迅速恶化，神经精神症状加重，相关治疗无效。

7）有下列情况应尽早使用，如ARDS的小早产儿，出生体重<1350克；肺出血的进展期；心跳、呼吸暂停经复苏后未建立规则的自主呼吸者。

（2）禁忌证：肺大疱，未经引流的张力性气胸或大量胸腔积液。

（3）参数初调：

1）吸气峰压（peak inspiratory pressure，PIP）：采用能维持满意通气的最低压力。无呼吸道病变、早产儿呼吸暂停时1.5~1.8kPa（15~18cmH$_2$O）；ARDS、肺不张、胎粪吸入、肺炎时2.0~2.5kPa（20~25cmH$_2$O）。

2）呼气末正压（positive end-expiratory pressure，PEEP）：无呼吸道病变时0.2~0.3kPa（2~3cmH₂O）；肺不张、ARDS时0.4~0.6kPa（4~6cmH₂O）；胎粪吸入、肺炎时0~0.3kPa（0~3cmH₂O）。

3）呼吸频率（breathing rhythm，BR）：无呼吸道病变时20~25次／分；有呼吸道病变时30~45次／分。

4）吸气／呼气时间比值（inspiratory to expiratory，I／E）：无呼吸道病变时吸气时间0.50~0.75秒；肺不张、ARDS时I／E为1：（1~1.2）；胎粪吸入、肺炎时I／E为1：（1.2~1.5）。

5）供气流量：4~10L／min。

6）FiO₂：无呼吸道病变时<40%；有呼吸道病变时40%~80%。

7）潮气量：无呼吸道病变时8~10mL／kg，ARDS时4~7mL／kg。

（4）调整范围：调节原则是尽可能采用低的FiO₂和PIP，持续PaO₂为8~12kPa。每次调整范围，呼吸率（respiratory rate，RR）为2~10次／分，PIP为0.2~0.3kPa（2~3cmH₂O），PEEP为0.2~0.3kPa（2~3cmH₂O），吸气时间（inspiratory time，Ti）或呼气时间（expiratory time，TE）为0.25~0.50秒，FiO₂为50%，当PaO₂接近正常时，FiO₂为20%~30%。

（5）调节方法：影响PaO₂的因素是FiO₂与平均气道压（mean airway pressure，MAP）。增加PIP、吸气时间、PEEP可提高MAP。具体方法如下。

1）提高PaO₂：可采用增加FiO₂、增加PIP、增加RR、增加PEEP，延长吸气时间，延长吸气平台。

2）降低PaCO₂：可采用增加PIP、增加RR、降低PEEP，一般FiO₂≤60%，如>70%则应<24小时，以防氧中毒。

（6）撤机指征：

1）自主呼吸有力，能维持自主呼吸2~3小时无异常。

2）FiO₂≤40%，PIP≤2.0kPa（20cmH₂O）时血气正常。

3）呼吸道分泌物少，能耐受每2小时1次的吸痰操作，全身状况好。

4）ARDS患儿日龄>3天。

（7）撤机步骤：

1）撤机过程中监测心率、呼吸、血气，如有异常，立即恢复原参数。

2）在PIP降至1.5~2.2kPa（15~22cmH₂O），PEEP≤0.5kPa（5cmH₂O），FiO₂<50%时考虑撤机，自主呼吸出现后便呼吸机与自主呼吸同步。

3）自主呼吸良好，血气正常，改为间歇指令通气（intermittent mandatory ventilation，IMV），逐渐降低PIP、PEEP、FiO₂及RR，维持Ti在0.5~1.0秒。

4）当PIP降至1.5~1.8kPa（15~18cmH₂O）、PEEP0.2~0.4kPa（2~4cmH₂O）、FiO₂≤40%、RR≤6次／分、血气正常时，改为CPAP，此时应提高FiO₂5%~10%，预

防缺氧。如患儿耐受良好,每次逐渐降低FiO$_2$5%、CPAP 0.1kPa(1cmH$_2$O)。

5)当FiO$_2$为25%～40%,CPAP为0.2kPa(2cmH$_2$O)时,在患儿最大吸气时拔管。拔管后改用头罩吸氧,或用鼻塞CPAP,并逐渐降低FiO$_2$,每次5%,直至改为吸入空气。

3. 高频通气(high frequency ventilation,HFV) 凡超过正常呼吸频率4倍、潮气量小于先于解剖无效腔的机械通气为高频通气。

(1)通气种类:

1)高频正压通气(high frequency positive pressure ventilation,HFPPV):频率为60～100次／分钟,导管内径3～5mm,潮气量3～4mL／kg。

2)高频喷射通气(high frequency jet ventilation,HFJV):频率为100～300次／分钟,导管内径1.6～2.2mm,潮气量3～5mL／kg。需要适当的自主呼气时间,可用开放气道通气。

3)高频振荡通气(high frequency oscillatory ventilation,HFOV):频率为300～2400次／分钟,潮气量1～2mL／kg,有侧支通气,起CPAP作用。

儿科常用HFJV或HFOV。

(2)适应证:用于常规呼吸机治疗效果不好的难治性呼吸衰竭,或长期常规呼吸机治疗后发生支气管肺发育不良,或有气胸等常规呼吸机治疗禁忌证。

1)用常规呼吸机难以维持通气和血气正常的肺损伤。

2)严重的间质肺气肿。

3)气胸与支气管胸膜瘘。

4)支气管镜检查。

目前常用于新生儿RDS、肺出血、胎粪吸入综合征、ARDS、肺炎。

(3)参数调节:HFOV调节原则是开始应用较高的MAP,稍高于常规机械通气,如PaO$_2$无上升可每次增加0.1～0.2kPa(1～2cmH$_2$O)。新生儿振荡频率10～15Hz(1Hz＝60次／分),婴儿与儿童为5～10Hz。吸气／呼气时间比值(I／E)为1:3。通过振荡幅度(25%～100%)、振荡频率调节通气。潮气量1～2mL／kg,与振荡频率成反比。根据PaCO$_2$调节振荡频率。低肺容量调节方式用于限制性通气障碍如间质肺气肿,高肺容量调节方式用于新生儿RDS、ARDS。

4. 呼吸机应用后的并发症

(1)呼吸机相关肺炎(ventilator associated pneumonia,VAP):指应用呼吸机后>48小时发生的细菌性肺炎,多由铜绿假单孢菌、大肠埃希菌、克雷白杆菌、耐药金黄色葡萄球菌或表皮葡萄球菌引起。可从气管深处吸痰做镜检或培养,应用有效抗生素,注意管道接头、湿化器、吸痰导管消毒。

(2)肺不张:导管位置过低滑入左侧或痰堵造成肺不张,可向外拔出,或翻身拍背吸痰。

(3)窒息:由堵管或脱管引起。可更换新管,重新插管、固定。

（4）喉、气管损伤：水肿者可静脉滴注糖皮质激素、抗生素，局部雾化吸入1%麻黄碱。

（5）肺损伤：如PIP＞2.5kPa（25cmH$_2$O），或PEEP＞0.8kPa（8cmH$_2$O），大潮气量，易发生气漏、间质性肺气肿、张力性气胸、纵隔气肿、肺泡上皮损伤、肺水肿。注意压力不能过高，潮气量不能过大。发生张力性气胸立刻进行闭式引流。

（6）氧中毒：FiO$_2$＞70%、时间＞24小时，可发生支气管肺发育不良、早产儿视网膜病变，任何年龄可发生肺氧中毒。注意FiO$_2$应＜60%。

第五章　气管、支气管疾病

第一节　急性上呼吸道感染

急性上呼吸道感染（acute upper respiratory tract infection）是指鼻腔、咽或喉部急性炎症的概称，是呼吸道最常见的一种传染病。常见病因为病毒感染，少数由细菌引起。病原体入侵上呼吸道后，引起局部黏膜充血、水肿等卡他症状。本病全年皆可发病，冬、春季节多发，主要通过飞沫传播，一般为散发，但常在气候突变时流行。因病毒种类多，感染后产生免疫力弱，且无交叉免疫，故可多次发病。患者不分年龄、性别、职业和地区。不仅具有较强的传染性，而且可引起严重并发症，应积极防治。

一、诊断

（一）症状与体征

1. 普通感冒　俗称"伤风"，又称急性鼻炎或上呼吸道卡他，以鼻咽部卡他症状为主要表现。成人多数为鼻病毒引起，次为副流感病毒、呼吸道合胞病毒、埃可病毒、柯萨奇病毒等。起病较急，初期有咽干、咽痒或烧灼感，发病同时或数小时后，可有喷嚏、鼻塞、流清水样鼻涕，2～3日后变稠。可伴咽痛，有时由于耳咽管炎使听力减退，也可出现流泪、味觉迟钝、呼吸不畅、声嘶、少量咳嗽等。一般无发热及全身症状，或仅有低热、不适、轻度畏寒和头痛。检查可见鼻腔黏膜充血、水肿、有分泌物，咽部轻度充血。如无并发症，一般经5～7日痊愈。

2. 病毒性咽炎、喉炎和支气管炎　根据病毒对上、下呼吸道感染的解剖部位不同引起的炎症反应，临床可表现为咽炎、喉炎和支气管炎。

（1）急性病毒性咽炎：多由鼻病毒、腺病毒、流感病毒、副流感病毒以及肠病毒、呼吸道合胞病毒等引起。临床特征为咽部发痒和灼热感，疼痛不持久，也不突出。当有咽下疼痛时，常提示有链球菌感染。咳嗽少见。流感病毒和腺病毒感染时可有发热和乏力。体检咽部明显充血和水肿，颌下淋巴结肿大且有触痛。腺病毒咽炎可伴有眼结膜炎。

（2）急性病毒性喉炎：多由鼻病毒、流感病毒甲型、副流感病毒及腺病毒等引起。临床特征为声嘶、讲话困难、咳嗽时疼痛，常有发热、咽炎或咳嗽，体检可见喉部水肿、充血，局部淋巴结轻度肿大和触痛，可闻及喘息声。

（3）急性病毒性支气管炎：多由呼吸道合胞病毒、流感病毒、冠状病毒、副流感病毒、鼻病毒、腺病毒等引起。临床表现为咳嗽、无痰或痰呈黏液性，伴有发热和乏力。其他症状常有声嘶、非胸膜性胸骨下疼痛。可闻及干、湿啰音。胸部X线片显示血管阴影增多、增强，但无肺浸润阴影。流感病毒或冠状病毒急性支气管炎常发生于慢性支气管炎的急性发作。

3. 疱疹性咽峡炎　常由柯萨奇病毒A引起，表现为明显咽痛、发热，病程约1周。检查可见咽充血，软腭、腭垂、咽及扁桃体表面有灰白色疱疹，有浅表溃疡，周围有红晕。多于夏季发作，多见儿童，偶见于成人。

4. 咽结膜热　主要由腺病毒、柯萨奇病毒引起。临床表现有发热、咽痛、畏光、流泪、咽及结膜明显充血。病程4~6日，常发生于夏季，游泳中传播。儿童多见。

5. 细菌性咽-扁桃体炎　多由溶血性链球菌引起，次为流感嗜血杆菌、肺炎球菌、金黄色葡萄球菌等引起。起病急，明显咽痛、畏寒、发热，体温可达39℃以上。检查可见咽部明显充血，扁桃体肿大、充血，表面有黄色点状渗出物，颌下淋巴结肿大、压痛，肺部无异常体征。

（二）辅助检查

1. 血常规　白细胞计数多正常或稍低，分类计数淋巴细胞相对增高。细菌感染者白细胞总数与中性粒细胞可升高，并伴有核左移。

2. 血清学检查　取急性期与恢复期血清做补体结合试验、中和试验和血凝抑制试验，如双份血清抗体效价升高4倍或以上者有助于诊断。

3. 病原学检查　以咽漱液、鼻洗液等标本接种于鸡胚羊膜腔，分离病毒，可获阳性。细菌感染者应做咽拭子细菌培养和药物敏感试验。

4. X线胸部透视或胸片　常无异常发现。

（三）诊断要点

1. 临床表现

（1）有鼻咽部的卡他症状。

（2）鼻腔黏膜、咽部充血。

（3）可有扁桃体肿大、充血，甚至化脓。

（4）有时咽部、软腭及扁桃体表面可有灰白色疱疹及浅表溃疡。

2. 辅助检查　外周血常规正常或偏低，胸部X线检查无异常。

（四）鉴别诊断

1. 过敏性鼻炎　常有季节性，发作与环境、气温变化或吸入刺激性气体有关。起病急，鼻腔发痒，频繁喷嚏，流清水样鼻涕。检查鼻黏膜苍白、水肿，鼻分泌物涂片可见嗜酸性粒细胞增多。

2. **急性传染病前驱症状**　许多病毒性急性传染病如麻疹、脊髓灰质炎及脑炎等，发病初期常有上呼吸道感染的症状。但通过流行病及必要的实验室检查，可以鉴别。

3. **流行性感冒**　由流感病毒引起的急性呼吸道传染病，病原体为甲、乙、丙三型流行性感冒病毒，有明显的流行史，通过飞沫传播，起病急，高热、乏力、全身肌肉酸痛，全身症状重而呼吸道症状轻，病程短，有自限性，老年人和伴有慢性呼吸道疾病或心脏病的患者易并发肺炎。

4. **肺炎**　一般无呼吸道卡他症状，起病初期可有高热、肌肉酸痛、咳嗽，病程4~5日胸部X线片可见有密度增高阴影。

5. **禽流感**　人类患上禽流感后，潜伏期一般为7日以内，早期症状于其他流感非常相似，主要为发热、流涕、鼻塞、咳嗽、咽痛、头痛、全身不适，部分患者可有恶心、腹痛、稀水样便等消化道症状，有些患者可见眼结膜炎，体温多维持在39℃以上，一些患者胸部X线片还会显示单侧或双侧肺炎，少数患者伴胸腔积液。

6. **传染性非典型肺炎**　也称严重呼吸窘迫综合征，起病急，表现为发热（>38℃）、头痛、关节酸痛、乏力、腹泻；无上呼吸道卡他症状；干咳、少痰；肺部体征不明显，严重者出现呼吸加速、明显呼吸窘迫；白细胞计数正常或偏低，淋巴细胞计数减低；肺部影像学检查发现为片状、斑片状浸润性阴影或呈网状改变。

二、治疗

（一）一般治疗

应卧床休息，多饮水，室内保持适当的温度和湿度。注意增强体质，劳逸结合，生活有规律，是预防上呼吸道感染的理想方法。

（二）对症治疗

可选用含有解热镇痛及减少鼻咽部充血和分泌物的抗感冒复合剂或中成药，如对乙酰氨基酚（扑热息痛）、双酚伪麻片、银翘解毒片等。

（三）病因治疗

1. **抗菌药物治疗**　如有细菌感染，可根据病原菌选用敏感的抗菌药物。经验用药，常选青霉素、头孢菌素、大环内酯类或喹诺酮类。

2. **抗病毒药物治疗**　早期应用抗病毒药有一定效果。利巴韦林有较广的抗病毒谱，对流感病毒、副流感病毒和呼吸道合胞病毒等有较强的抑制作用。奥司他韦对甲、乙型流感病毒神经氨酸酶有较强的抑制作用，可缩短病程。金刚烷胺、吗啉胍和抗病毒中成药也可选用。

三、病情观察

根据病史、症状、体征，本病诊断应该不难。予以相应治疗后，主要观察患者症状是否缓解，体温是否正常；如治疗效果不佳，则应进一步检查，观察血常规中白细胞计数是否升高，胸部X线片有无出现新的病灶，调整抗生素治疗方案的，同样需密切观察病情变化。

四、病历记录

1. 门、急诊病历 记录患者症状的发病时间和流行情况，有无集体发病、有无鼻咽部症状、是否伴有全身症状。体检记录有无咽部和肺部的体征，记录血常规、X线胸透、胸部X线片等辅助检查的结果。

2. 住院病历 一般无须住院治疗，若需住院治疗，则须重点记录入院前的诊疗经过。

五、注意事项

（一）医患沟通

应如实告诉患者及其家属有关本病的特点、诊断方法、治疗原则等，以便患者及家属能配合、理解，使患者一方面要重视症状的变化，另一方面也不必过于紧张。劝患者注意休息、多饮水。一般单纯病毒感染时无须用药，切记不要依赖抗生素。治疗过程中注意随访是十分需要的。如合并细菌感染，则需要应用抗生素。如有头痛、听力下降、游走性关节疼痛、血尿、胸闷和气急等症状出现，应警惕出现并发症的可能，应给予相应的检查和治疗。

（二）经验指导

1. 临床实践中，由于病原学诊断受到标本是否合格、实验室条件以及操作者水平等多种因素的制约，很难在患者就诊时做出明确的病因诊断，因此临床上一般不做。

2. 本病的治疗主要是对症处理，抗病毒药物虽然有很多，但实际效果不是很理想。单纯病毒感染时，一般无须用药或仅需对症处理，尤其不要滥用抗生素，患者多饮水、注意休息也是治疗中的一个重要方面。

3. 在治疗的药物选择上，宜简单、实用。值得提出的是，用药时应注意合理，老年人应慎用含伪麻黄碱的药物，婴幼儿不要使用含咖啡因和含伪麻黄碱的药物，孕产妇禁用阿司匹林、双氯芬酸、布洛芬、可待因、右美沙芬（妊娠前3个月禁用）、苯海拉明等，哺乳期妇女禁用苯海拉明、氯苯那敏（扑尔敏）等。

4. 本病预后良好，一般不留后遗症。病毒感染的病程具有自限性，一般经5~7日可以痊愈。但病原体为溶血性链球菌时，如治疗不当可并发心内膜炎、心肌炎或肾小球肾炎等，应给予重视。若并发鼻窦炎特别是慢性鼻窦炎时，常成为慢性呼吸道炎症的病灶；并发的气管炎或支气管炎，如治疗不及时，也可能发展为慢性。在治疗过程中，一定要注意与相关疾病的鉴别，尤其是发热超过1周或伴有头痛的患者，需考虑有脑部疾病的可能，出现此类症状时，应在加强治疗的同时，密切观察病情变化，予以相应的处理。

第二节 急性气管-支气管炎

急性气管-支气管炎（acute tracheobronchitis）是由生物、物理、化学刺激或过敏等因素引起的气管-支气管黏膜的急性炎症，临床主要症状有咳嗽和咳痰。常见于寒冷季节或气候突变时，也可由急性上呼吸道感染蔓延而来。

一、诊断

（一）症状与体征

1. **症状** 起病一般先有急性上呼吸道感染的症状，如鼻塞、流涕、喷嚏、咽痛、声嘶等，伴畏寒、发热、头痛及全身酸痛。咳嗽多呈刺激性，有少量黏液痰，伴有胸骨后不适或钝痛。感染蔓延至支气管时，咳嗽加重，2~3日后痰量增多呈黏液性或黏液脓性。伴发支气管痉挛时，可有哮喘和气急。

2. **体征** 体检双肺可闻散在干、湿啰音，咳嗽后可减少或消失。急性气管-支气管炎一般呈自限性，发热和全身不适可在3~5日消失，但咳嗽、咳痰可延续2~3周才消失。迁延不愈者演变为慢性支气管炎。

（二）辅助检查

1. **实验室检查**

（1）血常规：病毒感染时外周血白细胞计数并不增加，仅淋巴细胞相对轻度增加，细菌感染时白细胞计数> $10×10^9$ / L，中性粒细胞计数也升高。

（2）痰培养：可发现致病菌，如流感嗜血杆菌、肺炎球菌、葡萄球菌等。

2. **X线检查** 胸部X线检查，大多数表现正常或仅有肺纹理增粗。

（三）诊断要点

1. 常先有鼻塞、流涕、咽痛、畏寒、发热、声嘶和肌肉酸痛等。

2. 咳嗽为主要症状。开始为干咳、胸骨下刺痒或闷痛感。1~2日后有白色黏膜，以后可变脓性，甚至伴血丝。

3. 胸部听诊呼吸音粗糙，并有干、湿啰音。用力咳嗽后啰音性质、部位改变或消失。

4. 外周血常规正常或偏低，细菌感染时外周血白细胞升高。痰培养如检出病原菌，则可确诊病因。

5. 胸部X线检查正常或仅有肺纹理增粗。

（四）鉴别诊断

1. 流行性感冒　起病急骤，发热较高，有全身酸痛、头痛、乏力的全身中毒症状，有流行病史。

2. 急性上呼吸道感染　一般鼻部症状明显，无咳嗽、咳痰，肺、胸部无异常体征。

3. 其他　如支气管肺炎、肺结核、肺癌、肺脓肿、麻疹、百日咳等多种肺部疾病，可伴有急性支气管的症状，通过详细询问病史、体格检查，多能做出诊断。

二、治疗

以休息及对症治疗为主，不宜常规使用抗菌药物。如出现发热、脓性痰、重症咳嗽，可应用抗菌药物治疗。

（一）一般治疗

适当休息，注意保暖，多饮水，摄入足够的热量，防止冷空气、粉尘或刺激性气体的吸入等。

（二）药物治疗

1. 祛痰、平喘药

（1）可补充适量维生素C，每次0.2g，每日3次。

（2）干咳者可用喷托维林25mg、右美沙芬10mg或可待因15～30mg，每日3次。

（3）咳嗽有痰而不易咳出者，可选用祛痰剂溴己新8～16mg或盐酸氨溴索30mg，每日3次；也可选用中成药止咳祛痰药，如复方甘草合剂、鲜竹沥口服液等，每次10mL，每日3次。

（4）发生支气管痉挛时，可用平喘药茶碱类及β_2受体激动药等，如氨茶碱0.1g，每日3次；茶碱缓释片0.2g、多索茶碱0.2g，每日2次；特希他林2.5mg或沙丁胺醇2.4mg，每日3次；沙丁胺醇气雾剂，每4小时2喷。

（5）如有发热、全身酸痛者，可用阿司匹林0.3～0.6g或克感敏1片，每日3次。

2. 抗生素　如出现发热、脓性痰和重症咳嗽，为应用抗生素的指征。可应用针对肺炎衣原体和肺炎支原体的抗生素，如红霉素，每日1g，分4次口服，也可选用克拉霉素或阿奇霉素。多数患者口服抗菌药物即可，症状较重者可用肌内注射或静脉滴注。目前常用的为阿奇霉素。

（1）用药指征：适用于敏感致病菌株所引起的下列感染：由肺炎衣原体、流感嗜血杆菌、嗜肺军团菌、卡他摩拉菌、肺炎支原体、金黄色葡萄球菌或肺炎链球菌引起的，需要首先采取静脉滴注治疗的社区获得性肺炎。对耐红霉素的产β-内酰胺酶的菌株使用阿奇霉素也有效。

（2）用药方法：将本品用适量注射用水充分溶解，配制成0.1g／mL，再加入至250mL或500mL的氯化钠注射液或5%葡萄糖注射液中，最终阿奇霉素浓度为1.0～2.0mg

／mL，然后静脉滴注。浓度为1.0mg／mL，滴注时间为3小时；浓度为2.0mg／mL，滴注时间为1小时。成人每次0.5g，每日1次，至少连续用药2日，继之改用阿奇霉素口服制剂每日0.5g，7～10日为1个疗程。转为口服治疗时间应由医师根据临床治疗反应确定。

（3）联合用药注意事项：①与茶碱合用时能提高后者在血浆中的浓度，应注意检测血浆茶碱水平。②与华法林合用时应注意检查凝血酶原时间。③与利福布汀合用会增加后者的毒性。

与下列药物同时使用时，建议密切观察患者用药后反应。

1）地高辛：使地高辛水平升高。

2）麦角胺或双氢麦角胺：急性麦角毒性，症状是严重的末梢血管痉挛和感觉迟钝。

3）三唑仑：通过减少三唑仑的降解，而使三唑仑药理作用增强。

4）细胞色素P450系统代谢药：提高血清中卡马西平、特非那定、环孢素、环己巴比妥、苯妥英钠的水平。

（4）用药体会：阿奇霉素为大环内酯类抗生素中的代表，不良反应较少，临床疗效好。应用时建议每日给药1次，应用2～3日针剂后改用口服制剂，再应用5～7日。

三、病情观察

应注意观察治疗后患者病情的演变情况，发热者体温是否恢复正常，咳嗽者是否好转，咳痰者痰量是否减少，肺部体征是否好转等；并可根据患者的具体情况、相应治疗的疗效评估，调整治疗用药。

四、病历记录

（一）门、急诊病历

记录患者就诊的主要症状特点，咳嗽、咳痰的时间，咳嗽、咳痰前是否有鼻塞、流涕、咽痛等前驱症状，咳嗽的时间和性质，咳嗽的音色，痰液的性状和量，是否伴痰血；记录有无发热、全身酸痛、胸闷等全身症状；体检记录肺部是否闻及干、湿啰音。辅助检查记录胸部X线片、外周血白细胞计数和痰培养等检查结果。

（二）住院病历

应如实记录患者入院治疗后的病情变化、存在的问题、应注意的事项、出院医嘱、门诊随访时间等。

五、注意事项

（一）医患沟通

经治医师应主动告诉患者本病的特点，以便患者及家属能理解、配合。门诊治疗的患者应尽量保证充分的休息，并接受相应的对症治疗，但须注意门诊随访，老年患者、体弱者或有基础疾病者可考虑住院治疗。对住院治疗的患者，要密切观察病情变化，尤其是生命体征的观察，一旦有变化，及时给予相应的处理。

（二）经验指导

1. 一般可根据患者发病前有受凉、劳累、刺激气体过敏等诱因，咳嗽、咳痰等急性呼吸道症状，体检两肺呼吸音正常，或闻及散在的干、湿啰音，胸部X线片大多正常，血白细胞计数和分类正常或升高，多能做出及时、正确的诊断。

2. 临床上一般不做有关病因学的诊断，临床医师可根据患者的症状、对症治疗的效果、临床征象的变化，判断有无细菌感染；但治疗效果不佳，就应考虑行病因学检查，以指导临床用药。

3. 对本病而言，对症治疗是主要的治疗。一般可根据患者的症状给予相应的治疗。从实践效果看，保证足够的水分和维生素摄入，及时休息及对症处理，可以使多数患者症状得以缓解。

4. 临床表现、血常规、胸部X线片等检查高度提示有细菌感染的，应根据经治医师的临床经验选用抗生素治疗，如能行痰、血培养，则可根据培养及药敏结果选择抗生素，治疗一般3～5天为宜。

5. 急性支气管炎的细菌感染多数是流感杆菌、肺炎链球菌等，抗生素一般可选用青霉素类、大环内酯类、喹诺酮类、头孢类抗生素。抗生素一般口服即可，但如患者的症状较重，如咳嗽、咳痰明显，体温超过38.5℃，抗生素可给予肌内注射或加入5%葡萄糖注射液中静脉滴注。

6. 本病一般经门诊治疗5～7日病情仍无好转或反而加重者则需要及时住院治疗，行血培养、痰培养等进一步检查，以明确病因，并给予积极的抗生素治疗和对症治疗、支持治疗。患者体温正常、症状缓解后可予以出院，并嘱患者门诊随访。

第三节　慢性支气管炎

慢性支气管炎（chronic bronchitis）是由于感染或非感染因素引起气管、支气管黏膜及其周围组织的慢性非特异性炎症。其病理特点是支气管腺体增生、黏液分泌增多。临床出现有连续两年以上，每年持续3个月以上的咳嗽、咳痰或气喘等症状。早期症状轻微，多在冬季发作，春暖后缓解；晚期炎症加重，症状常年存在，不分季节。疾病进展又可并发阻塞性肺气肿、肺源性心脏病，严重影响劳动力和健康。

一、诊断

（一）症状与体征

1. **症状** 部分患者在起病前有急性支气管炎、流感或肺炎等急性呼吸道感染史。患者常在寒冷季节发病，出现咳嗽、咳痰，尤以晨起为重，痰呈白色黏液泡沫状，黏稠不易咳出。在急性呼吸道感染时，症状迅速加剧。痰量增多，黏稠度增加或为黄色脓性，偶有痰中带血。慢性支气管炎反复发作后，支气管黏膜的迷走神经感受器反应性增高，副交感神经功能亢进，可出现过敏现象而发生喘息。随着病情发展终年咳嗽，咳痰不停，冬秋加剧。喘息型支气管炎患者在症状加剧或继发感染时，常有哮喘样发作，气急不能平卧。呼吸困难一般不明显，但并发肺气肿后，随着肺气肿程度增加，则呼吸困难逐渐增剧。

2. **体征** 本病早期多无体征。有时在肺底部可听到干、湿啰音。喘息型支气管炎在咳嗽或深吸气后可听到哮喘音，发作时，有广泛哮鸣音。长期发作的病例可有肺气肿的体征。

（二）辅助检查

1. 实验室检查

（1）血常规：继发感染时白细胞计数和中性粒细胞计数多，有时嗜酸性粒细胞也可增多。

（2）痰液检查：涂片或培养可查见致病菌。

2. 胸部X线片 早期无明显改变，以后有肺纹理增粗、紊乱，呈网状或束条状，以下肺野为主，中晚期肺透亮度增加、肋间隙增宽，横膈位置下降。

3. 肺功能检查 小气道阻塞时最大呼气流速-容积曲线流量降低，闭合气量增大；中、大气道狭窄、阻塞时，第1秒用力呼气量（forced expiratory volume in one second，FEV_1）降低，最大通气量（maximal voluntary ventilation，MVV）降低，肺活量的最大呼气量（25%~75%）降低。

（三）诊断要点

1. 咳嗽、咳痰或伴有喘息。
2. 每年发病持续3个月，连续2年或以上。
3. 排除其他心、肺疾病。
4. 如每年发病持续不足3个月，但有明确的客观检查依据（如X线、呼吸功能等）也可诊断。

（四）鉴别诊断

1. **肺结核** 活动性肺结核常伴有低热、乏力、盗汗、咯血等症状；咳嗽和咳痰的程度与肺结核的活动性有关。X线检查可发现肺部病灶，痰结核菌检查阳性，老年肺结核的毒性症状不明显，常因慢性支气管炎症状的掩盖，长期未被发现，应特别注意。

2. 支气管哮喘　起病年龄较轻，常有个人或家族过敏性病史；气管和支气管对各种刺激的反应性增高，表现为广泛的支气管痉挛和管腔狭窄，临床上有阵发性呼吸困难和咳嗽，发作短暂或持续。胸部叩诊有过清音，听诊有呼气延长伴高音调的哮鸣音。晚期常并发慢性支气管炎。嗜酸性粒细胞在支气管哮喘患者的痰中较多，而喘息型支气管炎患者的痰中较少。

3. 支气管扩张　多发生于儿童或青年期，常继发于麻疹、肺炎或百日咳后，有反复大量脓痰和咯血症状。两肺下部可听到湿啰音。胸部X线检查两肺下部支气管阴影增深，病变严重者可见卷发状阴影。支气管碘油造影示柱状或囊状支气管扩张。

4. 心脏病　由于肺瘀血而引起的咳嗽，常为干咳，痰量不多。详细询问病史可发现有心悸、气急、下肢水肿等心脏病征象。体征、X线和心电图检查均有助于鉴别。

5. 肺癌　多发生在40岁以上男性，长期吸烟者，常有痰中带血，刺激性咳嗽。胸部X线检查肺部有阴影或阻塞性肺炎。痰脱落细胞或纤维支气管镜检查可明确诊断。

二、治疗

（一）一般治疗

如为缓解期，患者应加强锻炼，增强体质，提高免疫功能。患者应注意个人卫生，避免各种诱发因素的接触和吸入。注意预防感冒。

（二）药物治疗

1. 控制感染　慢性支气管炎急性发作的主要原因是呼吸道感染。如能培养出致病菌，可按药敏试验选用抗生素；如无药敏试验结果，可据病情轻重经验性选用阿莫西林、头孢拉啶、罗红霉素、头孢克洛或莫西沙星等，疗程7～10日。低热、痰量不多、咳嗽不明显等病情较轻者，可用阿莫西林胶囊0.5g，3次／日，口服（青霉素皮试阴性后用）；或用克林霉素胶囊0.3g，3次／日，口服；或用头孢拉啶胶囊0.5g，3～4次／日，口服；或用莫西沙星片0.4g，1次／日，口服。有高热、痰量明显增多、明显咳嗽、白细胞明显升高等病情较重者，可用青霉素80万U，2次／日，肌内注射（青霉素皮试阴性后用）；或用青霉素240万U加入5%葡萄糖氯化钠注射液250mL中静脉滴注，2次／日。亦可据病情联合用药。

2. 祛痰镇咳　可选用复方甘草合剂10mL，3次／日，口服；或用溴己新8～16mg，3次／日，口服；或用氨溴索30mg，3次／日，口服；或用稀化黏素3g，3次／日，口服。

3. 解痉平喘　有气喘者加服平喘药物，可用抗胆碱能药物异丙托溴铵40～80μg吸入，3～4次／日；或用β₂受体激动药沙丁胺醇100～200μg，每24小时不超过8～12喷；或用氨茶碱0.1g，3次／日，口服；如上述药物使用后气道仍有持续阻塞，亦可每日加用泼尼松20～40mg，分次口服。

三、病情观察

主要应观察咳嗽的性质、咳痰的量和颜色以及有无异味，有无喘息及其严重程度，有无发热，重点注意患者对治疗的反应，评估治疗效果。

四、病历记录

（一）门、急诊病历

记录患者就诊时的症状及发病过程、发病诱因、过敏史、吸烟史、起病情况；咳嗽、咳痰的时间、性质，尤其注意有无痰血；喘息的特点，是否与活动、劳动有关。体检记录有无锁骨上淋巴结肿大、桶状胸，是否呼吸音降低或闻及啰音。首次门诊应做胸部X线和肺功能检查，以利鉴别诊断和了解有无气流受限，并记录在案。

（二）住院病历

慢性支气管炎常因急性发作或出现并发症而住院。应重点记录患者对所采取治疗措施的反应、病情的变化。

五、注意事项

（一）医患沟通

经治医师应主动告知患者及家属，本病反复发作的特点及诊断、治疗方法，以便患者及家属能理解、配合。如疾病迁延反复、肺功能有损害，应采取积极的治疗，并可吸入糖皮质激素，以减慢肺功能下降的速度；缓解期则应加强功能锻炼；从事粉尘类工作的患者应加强防护或更换工作。治疗中如排除其他肺部疾病者需行特殊检查的（如支气管镜检查），应预先告知患者及家属有关检查的利弊、风险，家属签字表示同意后施行。

（二）经验指导

1. 本病以长期反复急性发作与缓解交替为特点，患者多有长期吸烟或经常吸入刺激性气体或粉尘的病史。过度劳累、气候变化和感冒常为诱因，引起急性发作或病情加重，或由上呼吸道感染迁延不愈，演变发展为慢性支气管炎。有明确的客观检查依据（如X线、呼吸功能等）者，虽其症状和体征不典型，亦应诊断为慢性支气管炎。

2. 主治医师应区分患者是急性发作期抑或临床缓解期，因为处于疾病的不同时期，治疗的侧重点有所区别。如为缓解期，可使用免疫调节药，提高自身抵抗力，减少发作。如为急性期，主要是予以抗感染、祛痰、镇咳以及解痉平喘等治疗。具体患者的症状可不相同，治疗时可根据患者的实际临床症状，予以治疗。

3. 一般根据患者肺功能的受损程度来判断患者是否需要长期使用支气管扩张药，从临床角度看，避免急性发作比治疗更为重要。建议患者戒烟也是治疗措施之一，因为下降的肺功能在戒烟后可以部分恢复或改善。

第四节　慢性阻塞性肺疾病

慢性阻塞性肺疾病（chronic obstructive pulmonary disease，COPD）是一种具有气流受限特征的疾病，气流受限不完全可逆，呈进行性发展，与肺部对有害气体或有害颗粒的异常炎性反应有关。COPD与慢性支气管炎和肺气肿密切相关。通常，慢性支气管炎是指在排除慢性咳嗽的其他已知原因后，患者每年咳嗽、咳痰3个月以上，并连续2年者。肺气肿则指肺部终末细支气管远端气腔出现异常持久的扩张，并伴有肺泡壁和细支气管的破坏而无明显的肺纤维化。当慢性支气管炎、肺气肿患者肺功能检查出现气流受限，并且不能完全可逆时，则诊断为COPD。如患者只有慢性支气管炎和（或）肺气肿，而无气流受限，则不能诊断为COPD。

一、诊断

（一）症状与体征

1. 症状　临床主要症状为咳嗽、咳痰、气短、喘息等。随着疾病进展，急性加重变得越来越频繁。上述症状常有昼夜节律，晨起咳嗽、咳痰重和季节性（冬、春）发作等特点。吸烟、接触有害气体（SO_2、NO_2、Cl_2）、过度劳累、气候突然变化、上呼吸道感染等经常是上述症状的诱因。后期可存在活动后气短，如跑步、上楼或地面上快行，甚者洗脸、穿衣或静息时也有气短症状。经休息、吸氧、吸入药物等气短可缓解。长期患病有乏力、体重下降等表现。急性发作期可存在神志改变、睡眠倒错等。

2. 体征　早期多无异常，或可在肺底部闻及散在干、湿啰音，咳嗽排痰后啰音可消失，急性发作期肺部啰音可增多。后期体位呈前倾坐位或端坐呼吸。辅助呼吸肌参与呼吸运动，出现三凹征。眼球结膜充血、水肿。甲床、口唇发绀。胸廓外形前后径增宽，肋间隙宽度，剑突下胸骨下角（腹上角）增宽。呼吸运动速率加快，幅度增大，语颤减弱。叩诊肺肝界下移，肺底移动度减小，心浊音界缩小。听诊肺部呼吸音减弱，呼气相延长，可闻及干、湿啰音。剑突下心音清晰、心率加快、心律不规则等。如并发气胸、肺源性心脏病等可存在相应体征。

（二）辅助检查

1. 实验室检查

（1）血常规：缓解期患者白细胞总数及分类多正常；急性发作期，尤其是并发细菌感染时白细胞总数和中性粒细胞可升高，伴核左移。

（2）血气分析：对于晚期COPD患者，动脉血气分析测定非常重要，可以确定患者是否并发有呼吸衰竭和酸碱失衡；在海平面及呼吸室内空气的条件下，$PaO_2 < 8.0 \text{kPa}$

（60mmHg），伴或不伴$PaCO_2>6.0kPa$（45mmHg），诊断为呼吸衰竭。

（3）痰培养：可检出病原菌，常见的病原菌有肺炎链球菌、流感嗜血杆菌、卡他莫拉菌、肺炎克雷白杆菌、白色念珠菌等。同时做药物敏感试验可指导临床合理应用抗生素治疗。

（4）α_1-抗胰蛋白酶（α_1-AT）：α_1-AT是肝脏合成的急性期蛋白，其主要作用是抗蛋白水解酶特别是对中性粒细胞释放的弹力酶的抑制作用。目前有一种学说认为肺气肿的发生是由于蛋白酶和抗蛋白水解酶之间不平衡所致，α_1-AT是人体最重要的抗蛋白水解酶，α_1-AT缺乏的纯合子易患肺气肿，但我国极少有此型遗传缺陷。

2. 肺功能检查　是判断气流受限的主要客观指标，对COPD诊断、严重程度评价，疾病进展、预后及治疗反应等有重要意义。检查可见FEV_1或FEV_1／FVC［用力肺活量（forced vital capacity，FVC）］、最大自主通气量（maximal voluntary ventilation，MVV）下降，RV［残气量（residual volume，RV）］／TLC［（肺总量（total lung capacity，TLC）］加大。

3. 胸部X线检查　COPD早期胸片可无变化，以后可出现肺纹理增粗、紊乱等非特异性改变，也可出现肺气肿改变。胸部X线片改变对COPD诊断特异性不高，主要作为确定肺部并发症及与其他肺疾病鉴别之用。

4. 胸部CT检查　CT检查不应作为COPD的常规检查。高分辨CT对有疑问病例的鉴别诊断有一定意义。

（三）诊断要点

1. 长期吸烟或长期吸入有害气体、粉尘史。

2. 慢性咳嗽、咳痰，每年超过3个月并连续2年以上和（或）活动后气短。

3. $FEV_1<80\%$预计值和（或）FEV_1／FVC<70%。

4. 除外其他慢性心肺疾病如支气管哮喘、支气管扩张、肺间质纤维化、左心充血性心力衰竭等。

符合以上4条或（2），（3），（4）条者可确定诊断。

另外，COPD根据严重程度分为三级，即轻度、中度和重度。

（1）轻度：FEV_1／FVC<70%，$FEV_1 \geqslant 80\%$预计值，有或无慢性症状（咳嗽、咳痰）。

（2）中度：FEV_1／FVC<70%，$30\% \leqslant FEV_1 < 80\%$预计值。ⅡA：$50\% \leqslant FEV_1 < 80\%$预计值；ⅡB：$30\% \leqslant FEV_1 < 50\%$预计值；有或无慢性症状（咳嗽、咳痰、气短）。

（3）重度：FEV_1／FVC<70%，$FEV_1<30\%$预计值或有呼吸衰竭／心力衰竭表现。

（四）鉴别诊断

1. 支气管哮喘　COPD多于中年后起病，哮喘则多在儿童或青少年期起病；COPD症状缓慢进展，逐渐加重，哮喘则症状起伏大；COPD多有长期吸烟史和（或）有害气体、颗粒接触史，哮喘则常伴过敏体质、过敏性鼻炎和（或）湿疹等，部分患者有哮喘家族史；COPD时气流受限基本为不可逆性，哮喘时则多为可逆性。病程长的哮喘患者可发生气道重构，气流受限不能完全逆转；而少数COPD患者伴有气道高反应性，气流受限部分可逆。此时应根据临床及实验室所见全面分析，必要时做支气管激发试验、支气管舒张试验和（或）最大呼气量（peak expiratory flow，PEF）昼夜变异率来进行鉴别，但需注意，有时两种疾病可重叠存在。

2. 支气管扩张症　常于儿童期和青少年期发病并反复发作迁延，主要表现为慢性咳嗽、咳痰，痰量和痰的性质不等，部分有咯血，肺部听诊有固定部位的细湿啰音，咳嗽后性质不变是本病的特征性体征；胸部CT或支气管造影有助于鉴别。

3. 肺结核　可有午后低热、乏力、盗汗等结核中毒症状，痰检可发现结核分枝杆菌，胸部X线片检查可发现病灶。

4. 肺癌　有慢性咳嗽、咳痰，近期痰中可带血丝，并反复发作，胸部X线片及CT可发现占位病变或阻塞性肺不张或肺炎。痰细胞学检查、纤维支气管镜检查以及肺活检，可有助于明确诊断。

二、治疗

COPD急性加重且病情严重者需住院治疗。

（一）COPD急性加重处理

1. COPD急性加重到医院就诊或住院进行治疗的指征
（1）症状显著加剧，如突然出现的静息状态下呼吸困难。
（2）出现新的体征（如发绀、外周水肿）。
（3）原有治疗方案失败。
（4）有严重的伴随疾病。
（5）新近发生的心律失常。
（6）诊断不明确。
（7）高龄患者的COPD急性加重。
（8）院外治疗不力或条件欠佳。

2. COPD急性加重收入重症监护治疗病房的指征
（1）严重呼吸困难且对初始治疗反应不佳。
（2）精神紊乱、嗜睡、昏迷。
（3）经氧疗和无创正压通气后，低氧血症（$PO_2 < 6.7kPa$）仍持续或呈进行性恶化，和（或）高碳酸血症（$PaCO_2 > 9.3kPa$）严重或恶化，和（或）呼吸性酸中毒（$pH < 7.3$）严重或恶化。

3. COPD急性加重期住院患者的处理方案
（1）根据症状、动脉血气、胸部X线片等评估病情的严重程度。

（2）控制性氧疗并于30分钟后复查血气。

（3）应用支气管扩张药：增加剂量或频率；联合应用β_2受体兴奋药和抗胆碱能药物；使用储雾器或气动雾化器；考虑静脉加用茶碱类药物。

（4）口服或静脉加用糖皮质激素。

（5）细菌感染是COPD急性加重的重要原因，应密切观察细菌感染征象，积极、合理地使用抗生素。

（6）考虑应用无创性机械通气。

（7）整个治疗过程中应注意水和电解质平衡和营养状态，识别和处理可能发生的并发症（如心力衰竭、心律失常等）。

（二）COPD加重期的主要治疗方法

1. 控制性氧疗　氧疗是COP D加重期患者住院的基础治疗。COPD加重期患者氧疗后应达到满意的氧合水平（$PaO_2>8.0kPa$或$SaO_2>90\%$），但应注意可能发生潜在的CO_2潴留。给氧途径包括鼻导管或Venturi面罩，Venturi面罩更能精确的调节吸入氧浓度。氧疗30分钟后应复查动脉血气以确认氧合是否满意及是否发生CO_2潴留或酸中毒。

2. 选用抗生素　当患者呼吸困难加重，咳嗽伴有痰量增加及脓性痰时，应根据患者所在地常见病原菌类型及药物敏感情况积极选用抗生素。COPD患者多有支气管-肺部感染反复发作及反复应用抗生素的病史，且部分患者合并有支气管扩张，因此这些患者感染的耐药情况较一般肺部感染患者更为严重。长期应用广谱抗生素和糖皮质激素易导致真菌感染，以采取预防和抗真菌措施。

3. 选用支气管舒张药

（1）异丙托溴铵气雾剂：2喷，每日2～3次或本品1mL+生理盐水20mL以压缩空气为动力吸入。

（2）β_2受体激动药：喘乐宁或特布他林1～2喷，每日2～3次，病情重者可加用沙丁胺醇2.4mg，每日3次，或特布他林2.5mg，每日3次口服。

（3）茶碱类：舒弗美0.1～0.2g，每日2次或葆乐辉0.2～0.4g，每晚1次口服。对茶碱反应明显患者或难以耐受者可改用二羟丙茶碱0.2g，每日3次口服，重症者可考虑静脉滴注氨茶碱。

4. 使用糖皮质激素　COP D加重期住院患者宜在应用支气管扩张药基础上加服或静脉使用糖皮质激素。激素的剂量要权衡疗效及安全性，建议口服泼尼松每日30～40mg，连续10～14日。也可静脉给予甲泼尼龙。

5. 机械通气的应用

（1）无创性间断正压通气（noninvasive intermittent positive pressure ventilation, NIPPV）：可降低$PaCO_2$，减轻呼吸困难，从而减少气管插管和有创机械通气的使用，缩短住院天数，降低患者的死亡率。使用NIPPV要注意掌握合理的操作方法，避免漏气，从低压力开始逐渐增加辅助吸气压和采用有利于降低$PaCO_2$的方法，从而提高NIPPV的效果，下列NIPPV在COPD加重期的选用和排除标准可作为应用NIPPV的参考。

选用标准（至少符合其中两项）：①中至重度呼吸困难，伴辅助呼吸肌参与呼吸并出现腹部矛盾运动。②中至重度酸中毒（pH 7.30～7.35）和高碳酸血症（$PaCO_2$为6.0～8.0kPa）。③呼吸频率>25次／分。

排除标准（符合下列条件之一）：①呼吸抑制或停止。②心血管系统功能不稳定（低血压、心律失常、心肌梗死）。③嗜睡、神志障碍及不合作者。④易误吸者。⑤痰液黏稠或有大量气道分泌物。⑥近期曾行面部或胃食管手术者。⑦头面部外伤，固有的鼻咽部异常。⑧极度肥胖。⑨严重的胃肠胀气。

（2）有创性（常规）机械通气：在积极药物治疗的条件下，患者呼吸困难仍呈进行性恶化，出现危及生命的酸碱异常和（或）神志改变时宜用有创性机械通气治疗。

有创性机械通气在COPD加重期的具体应用指征如下：①严重呼吸困难，辅助呼吸肌参与呼吸，并出现胸腹矛盾运动。②呼吸频率>30次／分。③危及生命的低氧血症（PaO_2<5.3kPa或PaO_2／FiO_2< 26.7kPa）。④严重的呼吸性酸中毒（pH <7.25）及高碳酸血症。⑤呼吸抑制或停止。⑥嗜睡、神志障碍。⑦严重心血管系统并发症（低血压、休克、心力衰竭）。⑧其他并发症（代谢紊乱、脓毒血症、肺炎、肺血栓栓塞症、气压伤、大量胸腔积液）。⑨NIPPV失败或存在NIPPV的排除指征。

在决定终末期COPD患者是否使用机械通气时还需参考病情好转的可能性，患者自身意愿及强化治疗的条件。

最广泛使用的三种通气模式包括辅助-控制通气、压力支持通气（pressure support ventilation，PSV）或同步间歇强制通气（synchronous intermittent mandatory ventilation，SIMV）与PSV联合模式（SIMV+ PSV）。因COPD患者存在内源性呼气末正压（intrinsic positive end-expiratory pressure，PEEPi），为减少因PEEPi所致吸气功耗增加和人-机不协调，可常规加用一适当水平（为PEEPi的70%～80%）的外源呼气末正压。

6. 其他治疗措施　在严密监测出入量和血电解质情况下适当补充液体和电解质；注意补充营养，对不能进食者经胃肠补充要素饮食或给予静脉高营养；对卧床、红细胞增多症或脱水的患者，无论是否有血栓栓塞性疾病均可考虑使用肝素或低分子肝素；积极排痰治疗；识别并治疗伴随疾病（冠心病、糖尿病等）及并发症（休克、DIC、上消化道出血、肾功能不全者等）。

7. 戒烟　凡吸烟者应劝告患者尽早戒烟，并提供切实有效的戒烟方法。

8. 出院医嘱　包括坚持戒烟，具备条件者进行家庭长程氧疗，康复锻炼，预防上呼吸道感染，定期复查肺功能（FEV_1、FEV_1／FVC%），有症状时酌情使用抗胆碱能药、β_2受体激动药、缓释和控释茶碱、祛痰药物等。

三、病情观察

治疗过程中主要应观察患者有无咳嗽、咳痰和喘息及其严重程度，并密切观察患者对治疗的反应，评估治疗疗效，检测血电解质、血气分析等，了解有无电解质紊乱或有无低氧血症等，并予以相应的治疗。

四、病历记录

（一）门、急诊病历

需记录患者呼吸困难的程度，是否影响日常生活质量，有无COPD的危险因素如吸烟（包括被动吸烟）、职业粉尘、过敏等。体检记录有无肺气肿体征和肺部感染。辅助检查记录患者的胸部X线片、肺功能检查、血气分析等结果。

（二）住院病历

COPD常因急性加重而入院，应重点记录患者入院治疗后的病情变化、治疗疗效，记录患者行动脉血气和肺功能等检查的结果。

五、注意事项

（一）医患沟通

经治医师应主动教育和督促患者戒烟，介绍并使患者了解COPD的病理生理与临床特点，使患者掌握本病的一般治疗方法和规范性的治疗手段，教会患者自我控制病情的技巧，如腹式呼吸及缩唇呼吸锻炼等。嘱患者应定期复查肺功能，以便及时调整治疗方案。如为晚期COPD或有急性发作加重时，应如实向家属告知病情、预后，以便家属能理解、配合。

（二）经验指导

1. 本病临床表现可因病情处于缓解期或为急性加重期而有所不同，但一般都有咳嗽、咳痰、逐渐加重的呼吸困难，急性加重期往往表现为原有症状的加重，或有新的症状出现，如发热、气急加重等，而细菌感染则是本病急性加重的主要原因。

2. 对本病而言，肺功能检查是诊断COPD的"金标准"，并可帮助认识病情程度、指导治疗。胸部X线片、胸部CT等检查有助于本病与相关疾病的鉴别。尤其是COPD的患者大多有吸烟史；临床诊断时要注意合并肺肿瘤的可能，定期的X线胸部检查有助于减少误诊。

3. COPD急性加重且病情严重者需住院治疗。一般认为者住院治疗的指征如下。

（1）症状显著加剧，如突然出现的静息状态下呼吸困难。

（2）出现新的体征（如发绀、外周水肿）。

（3）原有治疗方案失败。

（4）有严重的伴随疾病。

（5）新近发生的心律失常。

（6）高龄患者的COPD急性加重。

4. 对于COPD加重早期，病情轻的患者可以在院外治疗。但需特别注意病情变化，如有神志改变，应及时送医院治疗。COPD加重期的院外治疗包括适当增加以往所用支气管舒张剂的量及频度。

5. 全身使用糖皮质激素对本病的加重期治疗有益，可能加快病情缓解和肺功能改善。如果患者的基础FEV_1<50%预计值，除支气管舒张药外可考虑加用糖皮质激素。现多认为短期（<7日）应用有益于患者治疗，延长给药时间不能增加疗效，相反使不良反应增加。

6. COPD症状加重，特别是痰量增加并呈脓性时应给予抗生素治疗。抗生素的选用需依据患者所在地常见病原菌类型及药物敏感情况决定，长期应用广谱抗生素和激素者易继发霉菌感染，宜采取预防和抗霉菌的措施，避免二重感染。

第五节　肺不张

肺不张（atelectasis）系指一个或多个肺段或肺叶的容量或含气量减少。由于肺泡内气体吸收，肺不张通常伴有受累区域的透光度降低，邻近结构（支气管、肺血管、肺间质）向不张区域聚集，有时可见肺泡腔实变，其他肺组织代偿性气肿，肺小叶、段（偶为肺叶）之间的侧支气管交通可使完全阻塞的区域仍可有一定程度的透光。

最常见的病因是支气管阻塞引起的阻塞性肺不张，其他尚有萎缩性肺不张及压迫性肺不张。

肺不张可分为先天性和后天获得性两种。先天性肺不张是指婴儿出生时肺泡内无气体充盈，临床上有严重的呼吸困难与发绀，患者多在出生后死于严重的缺氧。临床绝大多数肺不张为后天获得性。

一、诊断

（一）症状与体征

1. 症状　小块肺不张可无症状。一叶以上的肺不张常有呼吸困难、阵发性咳嗽、胸痛、发绀、心动过速，有时伴有休克现象；发病缓慢者，因胸负压对胸膜及纵隔的牵引而产生胸痛及咳嗽；部分伴有感染者，可出现发热、咳脓性痰等。大块肺不张当支气管阻塞时，患侧肋间隙狭小或凹陷，呼吸运动减弱或消失，高度浊音或实音，呼吸音及语音减弱或消失。

2. 体征　阻塞性肺不张有肺容量减少的典型体征（触觉语颤减弱、膈肌上抬、纵隔向患侧移位），叩浊、语音震颤和呼吸音减弱或消失。如果有少量的气体进入萎陷的区域，可闻及湿啰音，可有明显的发绀和呼吸频速。如果受累的区域较小，或周围肺组织充分有效地代偿性过度膨胀，此时肺不张的体征可能不典型或缺如。非阻塞性肺不张其主要的支气管仍然通畅，故语音常有增强，呼吸音存在。

（二）辅助检查

1. 胸部X线检查　是诊断肺不张最重要的手段。胸部X线片通常即可明确叶或段不张的存在及其部位。单侧肺不张示肺野毛玻璃样、胸廓内陷、肋间隙变窄、膈面不清上抬、纵隔向患侧移位；左下叶肺不张所形成的脊柱旁三角形影在正位胸片中可因全被心影所遮盖而不易显示，但在侧位片上可清楚显示胸部下后方三角形增高阴影，其前缘为向后移位的斜裂，呈平直或稍向后凸出的包裹性积液表现不同。右肺中叶不张常使右心缘显示不清楚，但在前后位一个由肺门向外伸展的狭三角形致密影（基底部在肺门，尖部可达胸壁，上下边缘锐利），在侧位片上可清楚显示自肺门区向前、向下斜行的带状致密影（上缘可稍凸但下缘无突出现象），这与中、下叶叶间积液（呈椭圆形或梭形，上、下缘有不同程度的凸出，叶间裂可凸出，位置正常）及中叶实变（体积较大，上窄下宽，位置正常）的X线表现相似，应注意鉴别。

右肺上叶不张诊断一般不难，而左肺上叶不张以左侧位显示较为清楚，整个斜裂向前移位并稍向前弯曲，不张的肺肿密度增高，体积缩小。

2. 支气管镜检查　肺不张最有价值的诊断手段之一，适用于大部分病例。多数情况下可在镜下直接看到阻塞性病变并取活检。如果使用硬质支气管镜，则可扩张狭窄部位并取出外源性异物或内源性的结石。如异物或支气管结石被肉芽组织包绕，则在镜下不易明确诊断。

3. 淋巴结活检与胸腔外活检　如果肺不张由支气管肺癌或淋巴瘤所致，而纤维支气管镜活检为阴性时，斜角肌下与纵隔淋巴结活检对诊断甚有帮助。如果有明确的肺门或纵隔肿大，淋巴结活检常有阳性发现，如果放射学改变只有远端的肺组织萎陷，则难以取得阳性结果。结节病、结核、真菌感染引起肺不张时，斜角肌下和纵隔淋巴结活检偶有阳性发现。胸腔外活检（肝、骨骼、骨髓、周围淋巴结）对某些疾病如结节病、感染性肉芽肿、淋巴瘤和转移性支气管肺癌能提供诊断帮助。

4. 胸液检查与胸膜活检　肺不张时形成胸腔积液有多种原因。胸液可能掩盖肺不张的放射学征象。胸液检查与胸膜活检对恶性病变及某些炎症感染性病变有诊断价值。血胸见于胸部创伤或动脉瘤破裂，而血性胸液提示肿瘤、肺栓塞、结核或创伤。

5. 剖胸探查　相当多的肺不张患者因诊断性或治疗性目的最终需行剖胸手术。35%的支气管结石患者需要开胸得以确诊。由支气管肺癌、支气管狭窄、慢性炎症伴肺皱缩、局限性支气管炎以及外源性压迫所致的肺不张中也有部分病例需剖胸探查方能确诊。

6. 痰或支气管抽吸物检查　因支气管肺癌引起的肺不张进行痰或支气管抽吸物细

胞学检查有重要意义，阳性率可超过50%，以小细胞肺癌最高，其次为鳞癌，而腺癌最低，应送痰检查4~6次为宜；偶尔在淋巴瘤患者痰中可查到肿瘤细胞。

痰液检查对其他原因引起的肺不张诊断意义较小，因为咳出的分泌物主要来自未发生不张的肺。应做细菌、真菌和结核杆菌的涂片检查与培养，并常规做细胞学检查。变应性支气管肺曲菌病（allergic bronchopulmonary aspergillosis，ABPA）时可培养出曲菌，但需注意实验室常有曲菌的污染。如果咳出痰栓，并在镜下发现大量的菌丝，即可确立诊断。

7. 血液检查　哮喘及伴有黏液嵌塞的肺曲菌感染，血嗜酸性粒细胞增多，偶尔也可见于霍奇金病、非霍奇金淋巴瘤、支气管肺癌和结节病。阻塞远端继发感染时有血中性粒细胞增多、红细胞沉降率增快。慢性感染和淋巴瘤多有贫血。结节病、淀粉样变、慢性感染和淋巴瘤可见血细胞蛋白增高。

血清学试验检测抗曲菌抗体对诊断ABPA的敏感性与特异性较高，组织胞质菌病和球孢子菌病引起支气管狭窄时特异性补体结合试验可为阳性。

血及尿中检出5-羟色胺对支气管肺癌引起的类癌综合征有诊断价值。

8. 皮肤试验　皮肤试验对肺不张诊断意义不大。支气管结石所致肺不张时结核菌素、球孢子菌素或组织胞质菌素皮肤试验可为阳性，并为诊断提供线索。如肺不张由肺门淋巴结肿大压迫所致，结核菌素皮试在近期转为强阳性；特别是在儿童或青少年，有一定的诊断价值。变应性支气管肺曲菌病时皮肤试验典型的为立即反应，某些患者表现为双相反应。

（三）诊断要点

通常根据临床表现和X线征象可做出诊断。X线征象为肺容积缩小（表现为肋间隙变狭，横膈升高，气管、心脏和纵隔移向患侧，未累及的肺过度膨胀）以及肺组织实变和无气。如果病变仅限于一个肺段则阴影呈三角形，顶端指向肺门。小面积的肺不张由于周围肺组织膨胀，使该肺不张呈盘状表现，大多见于下叶亚段肺不张，当整个肺叶受累（肺叶不张），因肺叶无气，叶间裂移位，由于支气管、血管和淋巴管聚拢，使肺叶密度增高，确切的X线表现取决于哪一叶肺受累，以及其他肺组织对肺容积缩小的代偿。后前位和侧位胸片有助于诊断。

不论患者年龄大小均需寻找阻塞原因。借纤维支气管镜检查，可以见到支气管段和亚段分支。CT检查可帮助澄清发生肺不张的原因。有经验的医师能够鉴别肺不张是由于支气管内堵塞还是由于液体或气体引起的压迫性肺不张，以及慢性炎症引起的瘢痕收缩性肺不张。

（四）鉴别诊断

对短期内形成支气管阻塞伴发热、呼吸困难的肺不张应与肺炎、肺梗死鉴别，无明显症状缓慢形成的肺不张应与叶间积液、包裹性积液鉴别，而弥散的肺小叶不张呈斑片状阴影时还需注意与支气管肺炎和肺结核鉴别。

二、治疗

肺不张的治疗主要是原发病治疗。急性肺不张（包括手术后急性大面积的肺萎陷）需尽快去除基础病因；合并感染时应使用抗生素。以下情况应考虑手术切除不张的肺叶或肺段：①缓慢形成或存在时间较久的肺不张，常继发慢性炎症使肺组织机化挛缩，此时即使解除阻塞性因素，肺脏也难以复张。②由于肺不张引起频繁的感染和咯血。

（一）急性肺不张

1. 异物吸入　体位引流，鼓励咳嗽，即刻行支气管镜摘取异物。
2. 呼吸道分泌物潴留　体位引流，拍背咳痰，经常翻身，纤维支气管镜灌洗吸痰。

（二）慢性肺不张

1. 继发支气管扩张和肺纤维化，反复感染和咯血者，应做手术治疗。
2. 肿瘤或其他肉芽病变阻塞管腔引起肺不张，根据病情做手术切除，局部放疗或激光治疗或经纤维支气管镜置入支气管支架，保持气道通畅。

二、病情观察

根据患者的病史、体征，结合相关的辅助检查明确诊断者，患者应收住院，予以原发病治疗。密切观察肺不张症状，是否出现呼吸困难、阵发性咳嗽、胸痛、发绀、心动过速，有时伴有休克现象；发病缓慢者，因胸负压对胸膜及纵隔的牵引而产生胸痛及咳嗽；部分伴有感染者，可出现发热、咳脓性痰等。大块肺不张当支气管阻塞时，患侧肋间隙狭小或凹陷，呼吸运动减弱或消失，高度浊音或实音，呼吸间及语音减弱或消失。注意观察阻塞性肺不张肺容量减少的典型体征（触觉语颤减弱、膈肌上抬、纵隔向患侧移位）、叩浊音、语音震颤和呼吸音减弱或消失。

三、病历记录

（一）门、急诊病历

记录患者胸痛、呼吸困难等的发病方式和时间，胸痛的性质和位置，是否随呼吸加重，咳嗽的性质，有无咯血、发热等。如为急诊，可先给予紧急处置后，再仔细询问病史；对反复发作者，需记录以往发作及诊治经过。体检记录血压、发绀、呼吸频率、肺部啰音、胸膜摩擦音等。辅助检查记录胸部X线片、心电图、肺通气／灌注扫描等检查结果。

（二）住院病历

重点记录本病的诊断依据、鉴别诊断要点、诊疗计划，并请上级医师把关、认可。病程记录应能全面反映治疗后相关症状、体征的变化和辅助检查的结果分析、上级医师的查房意见等。

四、注意事项

（一）医患沟通

如诊断本病，主治医师应如实告诉患者及家属本病的特点、发生过程、诊断方法、治疗手段等，以便患者及家属能理解、配合、支持采取可能的治疗方法。实施治疗的过程中，应与患者及家属保持随时沟通，告知治疗的利弊、风险，并请患者家属签字同意为据。

（二）经验指导

1. 肺不张在临床中是十分常见的表现，它可作为一个独立事件发生，也可伴发其他疾病出现。因此，应注意辨认。肺不张的诊断包括两部分，首先确立肺不张的存在；其次明确肺不张的病因。

2. 肺段不张的诊断比较复杂，因为单独肺段不张少见，并且临近肺段可伴有代偿性肺气肿和炎症或浸润性改变。盘状或条状肺不张是亚肺段不张在X线上所显示的一种特殊形态，在临床上并不少见。这种不张大多由于该部位呼吸障碍与横膈运动减弱有关，此外，因少量分泌物使支气管阻塞引起亚肺段不张。

3. 在诊断肺不张的同时，特别需注意肺不张的支气管根部有无肿块和肺门、纵隔淋巴结肿大，有无胸腔积液等。对于不明原因的肺不张与肺实变、胸腔积液等其他病变难以鉴别时，应进行胸部CT检查，注意观察支气管腔内外病变情况。体层摄片对下述情况帮助较大：描述萎陷肺叶的位置与形状，有无支气管空气征，有无钙化及其位置，阻塞病变的性状，有无管腔内引起阻塞的包块。CT检查对于此类问题的诊断价值更大，特别是对下述情况明显优于体层摄影，包括明确支气管腔内阻塞性病变的位置甚或性质、探查肿大的纵隔淋巴结、鉴别纵隔包块与纵隔周围的肺不张。支气管造影主要用于了解非阻塞性肺不张中是否存在支气管扩张，但目前已基本为CT所取代。如怀疑肺不张由肺血栓栓塞所致，可考虑行肺通气-灌注显像或CT肺血管造影。

4. 对于黏液栓引起的阻塞性肺不张，纤维支气管镜下抽吸既是诊断性的也是治疗性的。纤维支气管镜下活检与刷检对引起阻塞的良性和恶性肿瘤、结节病及特异性炎症也有诊断价值。

5. 肺不张的病因诊断非常重要，一定要十分重视。一些临床状况可提示支气管阻塞和肺不张的可能性。哮喘患者持续发作喘息，发生肺不张，如胸片发现弥漫游走片状阴影，咳丝状黏痰，则提示ABPA诊断。因ABPA伴黏液嵌塞主要见于哮喘患者，而外科手术后48小时出现发热和心动过速（手术后肺炎）常由肺不张引起。心脏手术后最易发生左下叶肺不张。胸壁疾病患者不能进行有效的咳嗽，是肺不张的易患因素，这种患者一旦出现呼吸系统症状，应考虑到肺不张的可能性。单根或多根肋骨骨折均可发生肺不张，特别是存在有慢性支气管炎时。

6. 胸部影像学特征往往能提示病因。有相当数目的患者肺下叶不张是由于支气管扩张引起的，尤其是青少年，其中经常能见到增粗条索状致密阴影，有时甚至可见到管状和小囊状透亮区域。肺上叶不张常见于结核和肺癌，可随结核病灶性质和癌肿浸润范围及有无继发感染，萎缩上叶可呈不同的X线表现，如在后者可形成"S"形X线征象。此外，萎缩的肺上叶如体积又增大，下缘从凹面向下弧形变为平直甚至向下凸出，应考虑有新的或复发炎症。整个左肺上叶不张以肺癌较为常见，而其他病变如支气管结核等往往不累及舌叶而涉及上叶其他各段。

7. 40岁以上的患者如并发肺不张时，应首先排除肺癌引起的肺不张，特别是右上肺叶不张的肺裂呈横"S"形时或纵隔向有大量胸膜腔积液的一侧移位，这些往往是肺癌的指征，但也必须除外胸膜纤维化对纵隔的牵拉。

第六节　支气管扩张症

支气管扩张症（bronchiectasis）简称支扩，是支气管或细支气管管壁受损呈永久性扩张和变形所引起的病态。常起病于儿童期和青少年期，男、女发病率无明显差异。病因可分为先天性和继发性，继发者病因多见于幼年时曾患呼吸系统严重感染（如麻疹性肺炎、百日咳等）、肺结核、吸入异物或有毒气体等。支气管扩张症可是全身性疾病（如囊性纤维化、免疫球蛋白缺乏症等）的局部表现，临床主要表现为慢性咳嗽，咳大量脓痰和反复咯血。该病已明显减少。

一、诊断

（一）症状与体征

1. 症状

（1）慢性咳嗽、咳大量脓痰：一般多为阵发性，每日痰量可达100～400mL，咳痰多在起床及就寝等体位改变时最多。产生此现象的原因是支气管扩张感染后，管壁黏膜被破坏，丧失了清除分泌物的功能，导致分泌物的积聚，当体位改变时，分泌物受重力作用而移动从而接触到正常黏膜，引起刺激，出现咳嗽及咳大量脓痰。患者的痰液呈黄色脓样，伴厌氧菌混合感染时尚有臭味。收集痰液于玻璃瓶中静置，数小时后有分层现象：上层为泡沫，下悬脓性黏液，中层为浑浊黏液，下层为坏死组织沉淀物。

（2）反复咯血：50%～70%的患者有反复咯血史，血量不等，可为痰中带血或小量咯血，亦可表现为大量咯血。咯血的原因是支气管表层的肉芽组织创面小血管或管壁扩张的小血管破裂出血所致。咯血最常见的诱因是呼吸道感染。

（3）反复肺部感染：患者常于同一肺段反复发生肺炎并迁延不愈。多数由上呼吸道感染向下蔓延，致使支气管感染加重，且因痰液引流不畅，最终使炎症扩散至病变支气管周围的肺组织。发生感染时，患者可出现发热，且咳嗽加剧、痰量增多，感染较重时患者尚有胸闷、胸痛等症状。

（4）慢性感染的全身表现：患者反复继发肺部感染病程较长时，则可引起全身中毒症状，如发热、盗汗、食欲缺乏、消瘦、贫血等；并发肺纤维化、肺气肿或慢性肺源性心脏病时可出现呼吸困难等相应症状；若为儿童尚可影响其发育。

2. 体征　支气管扩张早期可无异常体征。当病变严重或并继发感染，使渗出物积聚时，可闻及持久的部位固定的湿啰音，痰液咳出后湿啰音仅可暂时性减少或消失；并发肺炎时，则在相应部位可有叩诊浊音及呼吸音减弱等肺炎体征。随着并发症，如支气管肺炎、肺纤维化、胸膜增厚与肺气肿等的发生，可出现相应的体征。此外，慢性支气管扩张患者可有发绀、杵状指（趾），病程长者可有营养不良。

（二）辅助检查

1. 实验室检查

（1）血常规：无感染的，血白细胞计数多正常，继发感染则有增高。

（2）痰液细菌培养：对于咳脓痰的患者（所谓湿性支气管扩张）应做痰培养以明确细菌类型，对临床选择抗生素有指导意义；痰培养对判断抗感染的疗效也有一定价值。

2. 胸部X线片　患侧肺纹理增多、紊乱或条状透明阴影，可有片状、斑片状炎性渗出的阴影等。

3. 胸部高分辨率CT扫描　患侧可见细支气管扩张，并能明确显示支气管扩张的范围和程度，无损伤性，目前最常用。

4. 支气管碘油造影　可从不同角度显示病变的部位、范围、性质和程度，一般分为柱状、囊状、囊柱状混合型三类。

5. 纤维支气管镜检查　适用于咯血部位不明者。

6. 肺功能检查　多为阻塞性通气障碍，第1秒用力呼气量和最大呼气量减低，残气占肺总量百分比增高。病情后期，通气血流比例失调以及弥散功能障碍等，可有动脉血氧分压降低和动脉血氧饱和度下降。

（三）诊断要点

1. 临床表现

（1）过去曾患过百日咳、麻疹、肺炎、肺结核、肺部感染等及慢性咳嗽，咳大量痰和反复咯血及呼吸道感染等症状。痰液静置后分三层：上层为泡沫，中层为黏液，下层为脓性物和坏死组织，伴有厌氧菌感染时，可有恶臭味。细菌培养可有细菌生长。

（2）慢性咳嗽和咳大量脓痰，痰量增多，每日可达100～400mL，呈黄绿色。反复咯血为本病的特点，占50%～75%，咯血量多少不等，从痰中带血丝到大咯血。有的患者以咯血为主要症状，咳嗽、咳痰不明显，称干性支气管扩张。若反复继发感染，可出现发热、食欲缺乏、盗汗、消瘦、贫血等症状。

（3）重症支气管扩张的肺功能严重障碍时，劳动力明显减退，稍活动即有气急、发绀，伴有杵状指（趾）。继发感染时常可闻及下胸部、背部较粗的湿啰音；结核引起的支气管扩张多见于肩胛间区，咳嗽时可闻及干、湿啰音。

2. 辅助检查

（1）典型的X线表现：粗乱肺纹理中有多个不规则的环状透亮阴影或沿支气管的卷发状阴影，感染时阴影内出现液平面。体层摄片还可发现不张肺内支气管扩张和变形的支气管充气征。

（2）高分辨率CT（high resolution CT，HRCT）：通常可确定诊断，CT检查显示管壁增厚的柱状扩张，或成串成簇的囊样改变。

（3）纤维支气管镜检查：可以明确出血、扩张或阻塞部位，还可进行局部灌洗，取得冲洗液作涂片革兰染色、细胞学检查，或细菌培养等，对诊断和治疗也有帮助。

（四）鉴别诊断

1. 慢性支气管炎　中年以上患者多见，常于冬、春季节，咳嗽、咳痰加重，痰量不多，为白色黏液样，脓痰少见，无反复咯血史，肺部啰音不固定。但少数慢性支气管炎晚期可并发支气管扩张。

2. 肺脓肿　常无慢性咳嗽、咳痰病史，起病急，全身中毒症状明显，畏寒、高热、咳嗽、突然咳出大量脓臭痰，胸部X线片上有密度较高的炎症阴影，其中可见伴有液平面的空洞。有效抗生素治疗，炎症可完全吸收消退。慢性肺脓肿有慢性病容，贫血、消瘦，虽也有反复咳脓痰及咯血，但其均有急性肺脓肿病史，X线表现为厚壁空洞。

3. 肺结核　病变好发于两肺上叶尖后段及下叶背段，常有低热、盗汗、疲乏、消瘦等全身中毒症状，早期患者咳嗽少，咳痰也不多，有空洞者痰常为黏液脓性或脓性，痰中常可找到抗酸杆菌。肺结核病灶纤维化，瘢痕形成牵拉局部支气管，可引起结核性、局灶性支气管扩张，其内的小血管可被破坏而引起反复咯血。结核性局灶性支气管扩张多在肺上野肺结核好发部位。多于肺上部X线检查时发现肺结核病灶，痰结核菌检查可做出诊断。

4. 先天性肺囊肿　临床上含液性肺囊肿常无症状，如与支气管相通并发感染时，可有发热、咳嗽、咳痰及反复咯血。X线检查肺部可见多个边界锐利的圆形或椭圆形阴影，壁较薄，周围肺组织无浸润病变。CT扫描和支气管碘油造影可助鉴别。

5. 弥漫性泛细支气管炎　有慢性咳嗽、咳痰、活动时呼吸困难及慢性鼻窦炎，胸部X线片和CT上有弥漫分布的边界不太清楚的小结节影，类风湿因子、抗结核抗体、冷凝集试验可阳性。确诊需病理学证实。大环内酯类抗生素持续治疗2个月以上有效。

二、治疗

原则是控制感染，保持引流通畅，必要时手术治疗。

（一）内科治疗

戒烟，避免受凉，加强营养，纠正贫血，增强体质，预防呼吸道感染。

1. 保持呼吸道引流通畅　祛痰药及支气管舒张药稀释脓痰和促进排痰，再经体位引流清除痰液，以减少继发感染和减轻全身中毒症状。

（1）祛痰药：可选用溴己新每次8～16mg或盐酸氨溴索每次30mg，每日3次。

（2）支气管舒张药：部分患者由于支气管反应性增高或炎症的刺激，可出现支气管痉挛，影响痰液排出。可用β_2受体激动药或异丙托溴铵喷雾吸入，或口服氨茶碱每次0.1g，每日3～4次或其他缓释茶碱制剂。

（3）体位引流：体位引流是根据病变的部位采取不同的体位，原则上应使患肺处于高位，引流支气管开口朝下，以利于痰液流入大支气管和气管排出。每日2～4次，每次15～30分钟。体位引流时，间歇做深呼吸后用力咳痰，同时其他人协助用手轻拍患部，可提高引流效果。

（4）纤维支气管镜吸痰：如体位引流痰液仍难排出，可经纤维支气管镜吸痰，及用生理盐水冲洗稀释痰液，也可局部注入抗生素。

2. 控制感染　是急性感染期的主要治疗措施。应根据症状、体征、痰液性状，必要时需参考细菌培养及药物敏感试验结果选用抗菌药物。轻症者一般可选用口服阿莫西林，每次0.5g，每日4次，或第一、二代头孢菌素；喹诺酮类药物、磺胺类药物也有一定疗效。重症患者特别是假单胞菌属细菌感染者，需选用抗假单胞菌抗生素，常静脉用药，如头孢他啶、头孢吡肟和亚胺培南等。如有厌氧菌混合感染，加用甲硝唑（灭滴灵）或替硝唑，或克林霉素。雾化吸入庆大霉素或妥布霉素可改善气管分泌和炎症。

（二）手术治疗

适用于反复呼吸道急性感染或大咯血，病变范围局限在一叶或一侧肺组织，尤以局限性病变反复发生威胁生命的大咯血，经药物治疗不易控制，全身情况良好的患者。可根据病变范围行肺段或肺叶切除术，但在手术前必须十分明确出血的部位。

（三）咯血的处理

1. 药物治疗

（1）小量咯血时安静休息、稳定情绪，一般不需特殊处理。

（2）大量咯血时取患侧卧位，解除患者焦虑和恐惧心理，并适当选用口服镇静药如地西泮等。垂体后叶素5～10U用10%葡萄糖稀释后缓慢静脉注射，继而静脉滴注维持，保持呼吸道通畅，防止窒息，一旦出现窒息，患者应取头低位，想办法排出血块等。

（3）大咯血窒息的抢救：大咯血一旦出现窒息，应立即组织抢救，争分夺秒，消除呼吸道内凝血块，恢复呼吸道通畅和正常呼吸，抢救措施如下。①体位引流：将床脚抬高30°，呈头低足高位，头偏向一侧，迅速清除口、咽部血块，拍击胸背部，以利于堵塞的血块咯出。②清除血液（块）：刺激咽喉部，使患者用力咯出堵塞于气管内的血液（块），或用导管经鼻腔插至咽喉部，迅速用吸引器吸出血液（块），必要时可在直接喉镜下用硬质气管镜直接插管，通过吸引和冲洗，以迅速恢复呼吸道通畅，如需较长期作局部治疗，应用气管切开。③高浓度吸氧：吸入氧浓度（FiO_2）为40%～60%或高频喷射通气给氧。④应用呼吸中枢兴奋剂。⑤窒息解除后的相应治疗：包括纠正代谢性酸中毒、控制休克、补充血容量、治疗肺不张及呼吸道感染、处理肺水肿和肾功能衰竭等。

2. 支气管动脉栓塞术（bronchial artery embolization，BAE）　用于大咯血而又缺乏手术条件者；反复咯血经内科治疗无效又不宜手术者；手术治疗后又复发咯血者。BAE已成为临床治疗咯血的有效方法，近年来已有较多文献报道，国内外资料报道该方法对大咯血的治疗有效率达80%左右，DSA造影技术和双程栓塞术使BAE更安全、有效，近期疗效可达86.0%，即刻止血为77.2%，总有效率为88.5%，远期疗效因种种原因难以做出结论。有人提出应同时做支气管动脉和肺动脉造影。有报道指出BAE同时用肺动脉飘浮导管气囊阻断局部血流止血效果良好。

三、病情观察

诊断不明确者，可根据患者的临床表现、体征，结合胸部X线片、胸部CT、支气管镜检查，以明确诊断。诊断明确者，则应根据患者就诊的具体症状，予以相应处理。主要观察治疗后患者症状是否改善，如咳嗽、咳痰是否控制，咯血是否停止，有发热的，体温是否恢复正常；并根据患者治疗的情况，调整相应的治疗。注意复查胸部X线片，以评估治疗疗效。

四、病历记录

（一）门、急诊病历

记录患者的咳嗽、咳痰的时间，痰液的性状及每日的痰液量；有咯血者，记录某一时间内的咯血量及颜色。既往史中记录有无同一部位的反复肺部感染史及幼时有无严重呼吸道感染史。体检记录肺部听诊有无固定部位的细湿啰音，咳嗽后性质不变。辅助检查记录胸部X线片、胸部CT的表现。

（二）住院病历

记录患者门、急诊的诊治经过，尤其是以往的诊疗过程、治疗疗效等，重点记录本次入院后的诊治经过和治疗后的疗效判断。如需行支气管镜检查或行支气管动脉栓塞治疗的，应由患者或其亲属签署知情同意书。

五、注意事项

（一）医患沟通

诊断明确者，主治医师应如实告诉患者及其家属本病的临床特点、诊断方法、治疗原则等，以便患者及家属能理解，并明确告知患者及家属，由于本病的病理学改变的不可逆性（结构性肺病），势必反复发作，以使患者及其家属对本病有一个正确的认识，树立一个正确的防病治病观念。另外，对首次咯血的患者，应给予心理疏导，鼓励患者尽量咯出肺内的积血以防止窒息。需特殊检查或治疗的，如支气管动脉栓塞术，应以患者或其亲属的知情同意为据。

（二）经验指导

1. 本病的起病往往可追查到患者童年曾有麻疹、百日咳或支气管肺炎的病史，以后则有反复发作的呼吸道感染。因此，积极防治上述疾病，对预防本病的发生有很大的意义。

2. 患者多有慢性反复发作的特点，如反复咳嗽、咯血，反复肺部感染等，如有此类临床特点，应高度怀疑本病。

3. 根治本病唯一的办法是将病变肺部组织手术切除，适用于反复发作呼吸道急性感染或大咯血，病变范围不超过两个肺叶，全身情况良好，无心肺功能严重障碍者。

4. 本病的治疗中常需用抗生素治疗，需注意的是，青霉素、克林霉素、甲硝唑（或替硝唑）对厌氧菌感染有疗效，对怀疑并发有厌氧菌感染者应优先考虑选用，抗生素应用时可多种途径联合用药。疗程以控制感染为度，即全身中毒症状消失，痰量及脓性成分减少，肺部啰音减少或消失即可停药。不主张长期使用抗菌药物，以免继发真菌感染。

5. 痰液的体位引流非常重要，应持之以恒。必要时，可辅以雾化吸入，加强痰液的引流。

6. 患者大咯血时，有条件时可行支气管动脉栓塞术治疗，以降低咯血的死亡率；大咯血致窒息时，需紧急处理，如吸氧、拍背，必要时头低足高位，开放静脉通路，可根据医院的条件，紧急行支气管镜局部止血或支气管动脉栓塞术或外科手术治疗。

第七节　支气管哮喘

支气管哮喘（bronchial asthma，哮喘）是致敏因素或非致敏因素作用于机体引起可逆的支气管平滑肌痉挛、黏膜水肿、黏液分泌增多等病理变化，是由多种细胞特别是肥大细胞、T淋巴细胞参与的气道炎症，本病常发生于过敏体质和支气管反应过度增高的人，支气管哮喘与变态反应关系密切，在易感者中此处炎症可引起反复发作的喘息、气促、胸闷或咳嗽等症状，多在夜间和凌晨发生，本病后期可继发慢性阻塞性肺气肿及慢性肺源性心脏病，可严重影响心肺功能，已成为严重威胁公众健康的一种主要慢性疾病，我国哮喘的患病率约为1%，儿童可达3%，据测算全国约有1000万以上哮喘患者。

一、诊断

（一）症状与体征

1. 症状　典型的支气管哮喘，发作前有先兆症状，如打喷嚏、流涕、咳嗽、胸闷等，如不及时处理，可因支气管阻塞加重而出现呼吸困难，严重者被迫采取坐位或呈端坐呼吸；干咳或咳大量白色泡沫痰，甚至出现发绀等。一般可自行缓解或用平喘药物等治疗后缓解。某些患者在缓解数小时后可再次发作，甚至导致重度急性发作。

此外，在临床上还存在非典型表现的哮喘。如咳嗽变异型哮喘，患者在无明显诱因咳嗽2个月以上，常于夜间及凌晨发作，运动、冷空气等诱发加重，气道反应性测定存在有高反应性，抗生素或镇咳、祛痰药治疗无效，使用支气管解痉剂或皮质激素有效，但需排除引起咳嗽的其他疾病。

2. 体征　发作时，可见患者取坐位，双手前撑，双肩耸起，鼻翼扇动，辅助呼吸肌参与活动，颈静脉压力呼气相升高（由于呼气相用力，使胸腔内压升高），胸部呈过度充气状态，两肺可闻及哮鸣音，呼气延长。

重度或危重型哮喘时，患者在静息时气促，取前倾坐位，讲话断续或不能讲话，常有焦虑或烦躁。危重时则嗜睡或意识模糊，大汗淋漓，呼吸增快多大于30次／分，心率增快，达120次／分，胸部下部凹陷或出现胸腹矛盾运动，喘鸣危重时，哮鸣音反而减轻或消失。也可出现心动过缓，有奇脉。

（二）辅助检查

1. 血常规　红细胞及血红蛋白大都在正常范围内，如伴有较长期而严重的肺气肿或肺源性心脏病者，则二者均可增高。白细胞总数及中性粒细胞一般均正常，如有感染时则相应增高，嗜酸性粒细胞一般在6%以上，可高至30%。

2. 痰液检查　多呈白色泡沫状，大都含有水晶样的哮喘珠，质较坚，呈颗粒样。并发感染时痰呈黄或绿色，较浓厚而黏稠。咳嗽较剧时，支气管壁的毛细血管可破裂，有痰中带血。显微镜检查可发现库什曼螺旋体及雷盾晶体。如痰经染色，则可发现多量的嗜酸性粒细胞，对哮喘的诊断帮助较大。并发感染时，则嗜酸性粒细胞数量降低，而代之以中性粒细胞增多。脱落细胞学检查可发现有大量柱状纤毛上皮细胞。一般哮喘患者的痰液中，并无致病菌发现，普通细菌以卡他细菌及草绿色链球菌为最多见。同一患者在不同时间培养，可得不同细菌。

3. 血生化　哮喘患者血液中电解质都在正常范围之内，即使长期应用糖皮质激素或皮质激素后，亦无明显细胞外液的电解质紊乱现象。血中的空腹血糖、非蛋白氮、钠、钾、氯、钙、磷及碱性磷酸酶等均在正常范围以内。

4. X线检查　在无并发症的支气管哮喘患者中，胸部X线片都无特殊发现。有X线变化者多见于经常性发作的外源性儿童哮喘患者，如肺野透亮度增强，支气管壁增厚，肺主动脉弓突出，两膈下降，窄长心影，中部及周围肺野心血管直径均匀性缩小，肺门阴影增深等。在中部和周围肺野可见散在小块浓密阴影，在短期内出现提示肺段短暂的黏液栓阻塞引起的继发性局限性肺不张。

5. 肺功能检查

（1）通气功能：

1）哮喘患者呼气流速、气道阻力和静态肺容量测定：喘息症状发作时累及大、小气道，但最主要的病变部位在小支气管，而且是弥漫性的。小支气管的横截面积又远远大于大气道，再加上吸气过程是主动的，呼气过程是被动的，因此呼气阻力一般大于吸气阻力，FEV_1、PEF、FVC均明显下降。正常人FEV_1／FVC应大于75%，而哮喘患者在哮喘发作时一般小于70%。

用简易峰流速仪测定PEF也可以评估气流阻塞的程度，其值越低，气流阻塞就越严重，根据每日监测并计算出的最大呼气流速的变异率估计哮喘病情的稳定性，一般来说，变异率越小，病情越稳定。

2）支气管激发试验：对有症状的患者，无明显体征，如诊断哮喘病可做支气管激发试验，了解气道是否存在高反应性。用变应原吸入后的气道阻力指标FEV_1或PEF和基础值比较，降低20%为阳性，表明存在气道高反应性，可做出诊断。

3）支气管舒张试验：有哮喘体征，为了鉴别诊断，反映气道病变的可逆性，吸入支气管扩张药（沙丁胺醇200～400μg）后测定的气道阻力指标FEV_1或PEF，和基础值比较，2016年版GINA阳性的判断标准，要求FEV_1增加≥12%，且FEV_1增加绝对值≥200mL。如果测最大呼气峰流速PEF，吸入支气管舒张药后每分钟PEF增加60L，或比治疗前增加≥20%，或昼夜变异率>20%（每日2次测定>10%）有助于确诊哮喘。

（2）弥散功能：常用一氧化碳弥散量来表示。单纯哮喘，无并发症的患者的肺弥散功能一般是正常的，但严重哮喘患者可降低。

（3）动脉血气分析：哮喘严重发作时可有缺氧，PaO_2和SaO_2降低，由于过度通气可使$PaCO_2$下降，pH上升，表现呼吸性碱中毒。如重症哮喘，病情进一步发展，气道阻塞严重，可有缺氧及CO_2潴留，$PaCO_2$上升，表现呼吸性酸中毒。如缺氧明显，可合并代谢性酸中毒。

6. 血压、脉搏及心电图检查　极严重的哮喘发作患者可有血压减低和奇脉。心电图显示心动过速，电轴偏右，P波高尖等。其他患者上述检查一般正常。

（三）诊断要点

1. 反复发作喘息，呼吸困难，胸闷或咳嗽。发作与接触变应原、病毒感染、运动或某些刺激物有关。

2. 发作时双肺可闻及散在或弥漫性以呼气期为主的哮鸣音。

3. 上述症状可经治疗缓解或自行缓解。

4. 排除可能引起喘息或呼吸困难的其他疾病。

5. 对症状不典型者（如无明显喘息或体征），应最少具备以下一项试验阳性。

（1）若基础FEV_1（或PEF）<80%正常值，吸入β_2受体激动药后FEV_1（或PEF）增加15%以上。

（2）PEF变异率（用呼气峰流速仪清晨及夜间各测1次）≥20%。

（3）支气管激发试验或运动激发试验阳性。

有些患者主要表现为咳嗽，称为咳嗽变异性哮喘或过敏性咳嗽，其诊断标准（小儿年龄不分大小）：①咳嗽持续或反复发作>1个月，常在夜间（或清晨）发作，痰少，运动后加重。②没有发热和其他感染表现或经较长期抗生素治疗无效。③用支气管扩张药可使咳嗽发作缓解。④肺功能检查确认有气道高反应性。⑤个人过敏史或家族过敏史和（或）变应原皮试阳性等可作为辅助诊断。

（四）鉴别诊断

哮喘急性发作时，患者都会有不同程度的呼吸困难。呼吸困难的第一个症状就是气促，患者的主诉通常为胸闷、憋气、胸部压迫感。症状的出现常与接触变应原或激发因素（如冷空气、异味等）有关，也常发生于劳作后，或继发于呼吸道感染（如气管炎）之后。但任何原因引起的缺氧也可出现类似症状。由此可见，胸闷、憋气不是哮喘所特有，应该注意区别，以免导致误诊和误治。非哮喘所致的呼吸困难可见于下列几种情况。

1. 慢性支气管炎和肺气肿　慢性支气管炎常发生于吸烟或接触粉尘及其他刺激性烟雾职业的人，其中尤以长期吸烟为最常见的病因。因此，患者多为中老年人，大多有长期咳嗽、咳痰史，每年在寒冷季节时症状加剧。一个人如果每年持续咳嗽3个月以上，连续2年，并排除其他可引起咳嗽、咳痰的原因者，即可诊断为慢性支气管炎。病程较长的慢性支气管炎患者的气管也可造成气流的受限，可并发肺气肿、发生通气功能障碍，而且常易发生急性呼吸道细菌或病毒感染。COPD的患者与哮喘患者一样，运动常常引起症状的发作，但两者有区别。COPD患者一般是在运动或劳作后发生喘息和呼吸困难，而哮喘患者通常是在运动过程中症状发作或加重。

2. 心源性哮喘　大多数发生于老年人，特别是原有高血压、冠心病者，也常见于风湿性心脏病、心肌病的患者，其心功能太差，肺循环瘀血。这时，即使肺通气功能正常，也会因肺循环障碍、肺泡与其周围的毛细血管的气体交换不足而缺氧。急性左心功能不全（常见于急性广泛心肌梗死）还可出现喘息症状，称为心源性哮喘，其特点为夜间出现阵发性呼吸困难，不能平卧，咳嗽频繁，且有多量血性泡沫痰，与哮喘有别。心源性哮喘是非常严重的病症，如治疗延误，往往危及患者的生命，应紧急诊治。

3. 肺癌　大部分肺癌发生于支气管腔内，肿瘤的生长增大必将导致支气管腔的狭窄，造成通气功能的障碍。位于气管腔内的癌症，对气流的影响更为严重，可以引起缺氧，使患者喘息，甚至误诊为哮喘。发生于大气管的肺癌常常引起阻塞性肺炎。当感染或肺炎形成以后，患者的气促、咳嗽、喘鸣等症状更加明显，有时还会造成混淆。但是，肺癌引起的咳嗽、喘息症状往往是逐渐形成，进行性加重，常有咯血丝痰或少量血痰的现象，平喘药物治疗无效。此外，发生于气管内的支气管癌也可引起呼吸困难，但这时的呼吸困难为吸气性呼吸困难，即空气吸不进肺，而哮喘的呼吸困难是呼气性呼吸困难，即肺里的气体不容易排出。

4. 胸腔积液　胸腔积液常常由结核病引起，液体积存于肺外一侧或双侧的胸膜腔内。少量的积液不会引起呼吸困难，但如果积液量较多，就可能使肺受压迫，因而出现通气和换气障碍。患者得不到足够的氧气，从而出现胸闷、气短、憋气等症状。胸腔积液与哮喘的鉴别诊断比较容易，胸部透视或摄胸部X线片就可区分。当然，两者的症状也不同。结核性胸膜炎的患者一般有发热、胸痛的症状，而哮喘患者除非并发感染，通常无发热，除非伴有气胸，否则，无胸痛。胸腔积液引起的呼吸困难经胸腔穿刺、积液引流以后症状很快缓解，而平喘药无效。

5. 自发性气胸　病程长的哮喘患者，由于肺气肿和肺大疱的形成，偶可在哮喘急性发作时并发气胸，使呼吸困难的症状突然加重。患者和医师如果忽略了并发气胸的可能性，误认为是哮喘发作加剧，而反复使用平喘药物，就必将延误治疗。并发气胸时的特征是出现胸部重压感，大多为单侧性，吸气性呼吸困难，且平喘药物治疗无效。通过医师仔细地检查，或者胸部X线检查即可及时做出诊断，关键在于不失时机地检查治疗。

6. 肺栓塞　肺栓塞是肺动脉被某种栓子堵住，以致血流不通的严重病症。肺栓塞的早期症状都是显著的胸闷、憋气、呼吸困难，这些症状可使患者坐卧不安，极为难忍。血气分析显示明显的低氧血症，但一般肺部听不到哮鸣音，平喘药无效，这些都是与哮喘明显不同之处。进一步的确诊须借助与核素的肺通气／灌注扫描和肺动脉造影等。

7. 弥漫性肺间质纤维化　这是一组病因极其复杂的疾病综合征，大部分患者病因不清楚，如所谓特发性肺间质纤维化，少数患者的病因较清楚，最常见为系统性红斑狼疮、类风湿关节炎、系统性进行性硬皮病、皮肌炎、干燥综合征等。弥漫性肺间质纤维化患者的病情变化可急可缓，突出症状是进行性呼吸困难。因此，多数患者主诉胸闷、憋气，也可表现刺激性干咳，但这些症状一般无季节性，其发作性的特点也不突出，除非并发感染。肺部无哮鸣音，但有时肺部可听到爆裂音。肺功能检查显示限制性通气功能障碍，这些特点均与哮喘不同。

8. 高通气综合征　这是一组由于通气过度，超过生理代谢所需要的病症，通常可由焦虑和某种应激反应所引起。因此，过度通气激发试验也可引起同样的临床症状。过度通气的结果是呼吸性碱中毒，从而表现呼吸深或快、呼吸困难、气短、胸闷、憋气、心悸、头昏、视物模糊、手指麻木等症状。严重者可出现手指，甚至上肢强直、口周麻木发紧、晕厥、精神紧张、焦虑、恐惧等症状。这组综合征不同于哮喘，它并不由器质性疾病所引起。因此，各种内脏的功能检查一般都正常，也无变应原。症状的发作无季节性，肺部无哮鸣音。只有过度通气激发试验才能做出本病的诊断，乙酰胆碱或组胺吸入均不能诱发本病症。

二、治疗

尽管哮喘的病因及发病机制均未完全阐明，但目前的治疗方法，只要能够规范地长期治疗，绝大多数患者能够使哮喘症状能得到理想的控制，减少复发乃至不发作，与正常人一样生活、工作和学习。免疫治疗在哮喘治疗中占有重要地位。对激素依赖型或激素抵抗型哮喘，可用免疫抑制药治疗，如氨甲蝶呤、环孢霉素、三乙酰竹桃霉素（triacetyl oleoresin，TAO）和金制剂等。为了增强机体的非特异性免疫力或矫正免疫缺陷，可应用免疫调整或免疫增强药，如胸腺素、转移因子、菌苗等。脱敏疗法（specific immunotherapy，SIT）是哮喘的一种特异性免疫治疗，用于变应原明确又难以避免的中、轻度慢性哮喘，可减轻发作，青年和儿童患者效果较好。由于对脱敏疗法治疗哮喘的疗效尚有不同意见，且其治疗时间长、起效慢，并有引起严重变态反应的危险，因而使该疗法的广泛应用受到限制。WHO和欧洲变态反应与临床免疫学会曾先后提出了关于哮喘患者采用SIT治疗的建议：①多种变应原或非变应原所致者，SIT无效。②青少年效果比老年人好。③SIT注射必须在无症状期进行。④患者FEV_1在70%以上。⑤花粉哮喘是良好适应证。⑥对动物过敏又不愿放弃饲养者。⑦交链霉菌和分枝孢子菌属过敏者可行SIT。此外，抗原制作必须标准化，对多种抗原过敏者不宜施行脱敏疗法。

成功哮喘治疗的目标：尽可能控制症状（包括夜间症状）；改善活动能力和生活质量；使肺功能接近最佳状态；预防发作及加剧；提高自我认识和处理急性加重的能力，减少急诊或住院；避免影响其他医疗问题；避免药物的不良反应；预防哮喘引起死亡。

上述治疗目标的意义在于强调：应积极治疗，争取完全控制症状；保护和维持尽可能正常的肺功能；避免或减少药物的不良反应。为了达到上述目标，关键是合理的治疗方案和坚持长期治疗；吸入疗法是达到较好疗效和减少不良反应的重要措施。

（一）发作期治疗

解痉、抗炎、保持呼吸道通畅是治疗关键。以下药物可提供临床选择。

1. β_2受体激动药　为肾上腺素受体激动药中对β_2受体具有高度选择性的药物。另外一些较老的肾上腺素受体激动药如肾上腺素、异丙肾上腺素、麻黄碱等，因兼有α_1受体及β_2受体激动作用易引起心血管不良反应而逐渐被β_2受体激动药代替。β_2受体激动药可舒张支气管平滑肌，增加黏液纤毛清除功能，降低血管通透性，调节肥大细胞及嗜碱粒细胞介质释放。常用药品如下。

（1）短效β_2受体激动药，如沙丁胺醇（salbutamol）、特布他林（terbutaline），气雾剂吸入200～400μg后5～10分钟见效，维持4～6小时，全身不良反应（心悸、骨骼肌震颤、低血钾等）较轻。以上两药口服制剂一般用量每次2～4mg，每日3次，但心悸、震颤等不良反应较多。克伦特罗（clenbuterol）平喘作用为沙丁胺醇的100倍，口服每次30μg，疗效4~6小时，也有气雾剂。

（2）长效β₂受体激动药，如丙卡特罗（procaterol），口服每次25μg，早晚各1次；施立稳（salmaterol），作用长达12~24小时。β₂受体激动药久用可引起β₂受体功能下调和气道不良反应性更高，应引起注意。使用β₂受体激动药若无疗效，不宜盲目增大剂量，以免严重不良反应发生。

2. 茶碱　有舒张支气管平滑肌作用，并具强心、利尿、扩张冠状动脉作用，尚可兴奋呼吸中枢和呼吸肌。研究表明茶碱有抗炎和免疫调节功能。

（1）氨茶碱：为茶碱与乙二胺的合成物，口服一般剂量为每次0.1g，每日3次。为减轻对胃肠刺激，可在餐后服用，亦可用肠溶片。注射用氨茶碱0.125~0.25g加入葡萄糖注射液20~40mL缓慢静脉注射（注射时间不得少于15分钟），此后可以每小时0.4~0.6mg/kg静脉滴注以维持平喘。

（2）茶碱控释片：平喘作用同氨茶碱，但血浆茶碱半衰期长达12小时，且昼夜血药浓度稳定，作用持久，尤其适用于控制夜间哮喘发作。由于茶碱的有效血浓度与中毒血浓度十分接近，且个体差异较大，因此用药前须询问近期是否用过茶碱，有条件时最好做茶碱血药浓度监测，静脉用药时务必注意浓度不能过高，速度不能过快，以免引起心律失常、血压下降甚至突然死亡。某些药物如喹诺酮类、大环内酯类、西咪替丁等能延长茶碱半衰期，可造成茶碱毒性增加，应引起注意。茶碱慎与β₂受体激动药联用，否则易致心律失常，如需两药合用则应适当减少剂量。

3. 抗胆碱能药物　包括阿托品、东莨菪碱、山莨菪碱、异丙托溴铵等。应用于平喘时，主要以雾化吸入形式给药，可阻断节后迷走神经传出，通过降低迷走神经张力而舒张支气管，还可防止吸入刺激物引起反射性支气管痉挛，尤其适用于夜间哮喘及痰多哮喘，与β₂受体激动药合用能增强疗效。其中异丙托溴铵疗效好，不良反应小。

有气雾剂和溶液剂两种，前者每日喷3次，每次25~75μg；后者为250μg/mL浓度的溶液，每日3次，每次2mL，雾化吸入。

4. 肾上腺糖皮质激素（简称激素）　激素能干扰花生四烯酸代谢，干扰白三烯及前列腺素的合成，抑制组胺生成，减少微血管渗漏，抑制某些与哮喘气道炎症相关的细胞因子的生成及炎性细胞趋化，并增加支气管平滑肌对β₂受体激动药的敏感性，因此激素是治疗哮喘的慢性气道炎症及气道高反应性的最重要、最有效的药物。有气道及气道外给药两种方式，前者通过气雾剂喷药或溶液雾化给药，疗效好，全身不良反应小；后者通过口服或静脉给药，疗效更好，但长期大量应用可发生很多不良反应，严重者可致库欣综合征、二重感染、上消化道出血等严重并发症。气雾剂目前主要有丙酸倍氯米松和布地奈德两种，适用于轻、中、重各种哮喘的抗感染治疗，剂量为每日100~600μg，需长期服用，喷药后应清水漱口以减轻和避免口咽部念珠菌感染和声音嘶哑。在气管给药哮喘不能控制、重症哮喘或哮喘患者需手术时，估计有肾上腺皮质功能不足等情况下，可先静脉注射琥珀酸钠氢化可的松100～200mg，其后可用氢化可的松200～300mg或地塞米松5～10mg静脉滴注，每日用量视病情而定，待病情稳定后可改用泼尼松每日清晨顿服30～40mg，哮喘控制后，逐渐减量。可配用气雾剂，以替代口服或把泼尼松剂量控制在每日10mg以下。

5. 钙通道阻滞剂　硝苯地平，每次10～20mg，每日3次，口服或舌下含服或气雾吸入，有一定平喘作用，此外维拉帕米、地尔硫䓬也可使用。其作用机制为此类药物能阻止钙离子进入肥大细胞，抑制生物活性物质释放。

（二）缓解期治疗

为巩固疗效，维持患者长期稳定，以避免肺气肿等严重并发症发生，应强调缓解期的治疗。

1. 根据患者具体情况，包括诱因和以往发作规律，进行有效预防。如避免接触变应原、增强体质、防止受凉等。

2. 发作期病情缓解后，应继续吸入维持剂量糖皮质激素至少3～6个月。

3. 保持医师与患者联系，对患者加强自我管理教育，监视病情变化，逐日测量PEF，一旦出现先兆，及时用药以减轻哮喘发作症状。

4. 色甘酸钠雾化吸入，酮替芬口服有抗过敏作用，对外源性哮喘有一定预防价值。

5. 特异性免疫治疗　通过以上治疗基本上可满意地控制哮喘，在无法避免接触变应原或药物治疗无效者，可将特异性变应原制成不同浓度浸出液，做皮内注射，进行脱敏。一般用1∶5000、1∶1000、1∶100等几种浓度，首先以低浓度0.1mL开始，每周1～2次，每周递增0.1mL，至0.5mL，然后提高了一个浓度再按上法注射。15周为1个疗程，连续1～2个疗程或更长。但应注意制剂标准化及可能出现的全身过敏反应和哮喘严重发作。

（三）重度哮喘的处理

重度及危重哮喘均有呼吸衰竭等严重并发症，可危及生命，应立即正确处理。

1. 氧疗　可给予鼻导管吸氧，当低氧又伴有低碳酸血症 [PaO_2<8.0kPa（60mmHg），$PaCO_2$<4.7kPa（35mmHg）] 时，可面罩给氧。若以上氧疗及各种处理无效，病情进一步恶化，出现意识障碍甚至昏迷者，则应及早应用压力支持等模式机械通气。氧疗要注意湿化。

2. 补液　通气增加，大量出汗，往往脱水致痰液黏稠，甚至痰栓形成，严重阻塞气道是重度哮喘主要发病原因之一，补液非常重要。一般用等渗液体每日2000～3000mL，以纠正失水，稀释痰液。补液同时应注意纠正电解质紊乱。

3. 糖皮质激素　静脉滴注氢化可的松100～200mg，静脉注射4～6小时后才能起效，每日剂量300～600mg，个别可达1000mg。还可选用甲泼尼松（甲基强的松龙）每次40～120mg，静脉滴注或肌内注射，6～8小时后可重复应用。

4. 氨茶碱　如患者在8～12小时内未用过氨茶碱，可用0.25g加入葡萄糖注射液40mL缓慢静脉注射（15分钟以上注射完），此后可按每小时0.75mg／kg的维持量静脉滴注。若6小时内用过以上静脉注射剂量者可用维持量静脉滴注；若6小时内未用到以上剂量则可补足剂量再用维持量。

5. β_2受体激动药　使用气雾剂喷入，或用氧气为气源雾化吸入，合用异丙托溴铵气道吸入可增加平喘效果。

6. 纠正酸碱失衡　可根据血气酸碱分析及电解质测定，分析酸碱失衡类型决定治疗方案，如单纯代谢性酸中毒可酌情给予5%碳酸氢钠100～250mL静脉滴入。

7. 抗生素　重度哮喘往往并发呼吸系统感染，合理应用抗生素是必要的。

三、病情观察

1. 明确诊断后，重点观察经上述治疗后患者哮喘的症状及其伴随症状有无缓解，评估治疗效果。

2. 注意有无并发症或原有症状是否出现或加重，注意观察水、电解质是否平衡，亦应注意有无治疗药物本身的不良反应，以便及时调整治疗用药。

3. 重症哮喘治疗过程中，应严密观察病情变化，尤其是有无症状恶化的证据，以便及时处理（如进行机械辅助通气）。

四、病历记录

（一）门、急诊病历

记录患者的症状特点、发作过程，记录有无变应原接触史、家族遗传史和幼年发病史。既往反复发作的时间及好发季节。体检记录患者的呼吸频率、呼吸困难的类型、两肺哮鸣音和心率的情况。辅助检查记录血嗜酸性粒细胞、肺功能检查、动脉血气分析、胸部X线片等检查结果。

（二）住院病历

重点记录患者入院后的诊治经过、相关症状、体征变化和辅助检查的结果分析、上级医师的查房意见等，如需特殊治疗（如机械通气），应记录与患者家属的谈话过程，并请家属签字为据。

五、注意事项

（一）医患沟通

哮喘是一种对患者、家庭和社会都有明显影响的慢性疾病，虽然目前尚无根治办法，但采取抑制气道炎症为主的综合治疗，通常可以使哮喘病情得到控制。经治医师应积极教育患者避免接触变应原，防止诱发因素。如病情急性加重，应及时就诊，并在上级医师的指导下，进行治疗。诊断、治疗过程中，应随时与患者及家属联系、沟通，以便患者及家属能了解、配合及支持治疗。对重症哮喘等病情危重者，应及时向家属交代病情的危险性，如需特殊治疗（如行机械辅助通气的），应向家属讲明其风险利弊，并请家属签字为据。

（二）经验指导

1. 一般认为，典型的哮喘具有"三性"，即喘息症状的反复发作性、发作时肺部哮鸣音的弥漫性、气道阻塞的可逆性，临床根据患者的这一发作特点，诊断应不困难。经积极的抗炎和镇咳治疗无效，给予平喘和抗过敏治疗后症状明显缓解，也有助于本病诊断。

2. 表现顽固性咳嗽或阵发性胸闷，只咳不喘者，称为不典型哮喘；以咳嗽为唯一临床症状的哮喘称为咳嗽变异性哮喘，其咳嗽、胸闷呈季节性，肺功能测定有助于本病的诊断。

3. 目前主张哮喘采取以平喘和抗炎为主的综合治疗，并主张长期吸入糖皮质激素，以期达到最佳控制哮喘的目的。近年来推荐联合吸入糖皮质激素和长效 β_2 受体激动药治疗哮喘，两者具有协同的抗炎和平喘作用，可获得相当于（或优于）应用加倍剂量吸入型糖皮质激素时的疗效，并可增加患者的依从性，减少较大剂量糖皮质激素引起的不良反应，尤其适合于中到重度持续哮喘患者的长期治疗。

4. 目前沙美特罗替卡松粉吸入剂已进入临床，患者使用较方便。急性发作住院者，吸入剂量较大的 β_2 受体激动药和糖皮质激素可较快控制病情，但应注意少数患者可出现不良反应。有研究资料显示，低浓度茶碱具有抗炎和免疫调节作用。茶碱与糖皮质激素和抗胆碱药物联合应用具有协同作用。低浓度茶碱与 β_2 受体激动药联合应用时，易出现心率增快和心律失常，应慎用。

5. 临床上，一般认为哮喘治疗的目标是：①有效控制急性发作症状并维持最轻的症状，甚至无任何症状。②防止哮喘的加重。③尽可能使肺功能维持在接近正常水平。④保持正常活动（包括运动）的能力。⑤避免哮喘药物的不良反应。⑥防止发生不可逆的气流受限。⑦防止哮喘患者死亡，降低哮喘死亡率。

6. 患者具有以下特征时，可认为已达到哮喘控制的标准：①最少（最好没有）慢性症状，包括夜间症状。②哮喘发作次数减至最少。③无须因哮喘而急诊。④最少（或最好不需要）按需使用 β_2 受体激动药。⑤没有活动（包括运动）限制。⑥PEF昼夜变异率<20%。⑦PEF正常或接近正常。⑧最少或没有遗留不良反应。

第六章　神经系统常见疾病

第一节　一过性意识丧失

一过性意识丧失（transient loss of conciousness，TLOC）指意识丧失短暂发作，晕厥仅为TLOC之一种形式。TLOC为一组疾患（表6-1），其原因包括心律失常、普通晕厥、癫痫性发作、功能性（心因性）疾患及脑震荡，最常见原因为反射性晕厥，在人群中多达40%（表6-1）。

表6-1　TLOC的病因分类

TLOC在成人引起晕厥，由机械性及（或）液力学性（hydraulic）因素所引起，包括重力性应激及胸膜腔内压增加引起的心排血量暂时减低

晕厥

反射性（自然介导）晕厥

血管迷走晕厥：由疼痛、恐惧、器械（如皮下针）或长时间站立所激发

情景性晕厥：由咳嗽、喷嚏、排尿或胃肠刺激（吞咽、排便、内脏痛）所激发

颈动脉窦晕厥

由机械及（或）液力学性因素激发，包括自诱导晕厥

由于直立性低血压所致晕厥

原发性自主神经衰竭

继发性自主神经衰竭

药物诱导自主神经衰竭

体液不足

心脏性晕厥

心律失常为原发原因：心动过缓、房室功能障碍，起搏器或植入除颤器功能不良，或药物性心动过速（室上性或室性）

结构性疾病：心脏病（瓣膜病、梗死或缺血、肥厚性心肌病、心肿瘤、心包病、冠状动脉先天性异常）、肺栓塞、急性主动脉夹层或肺动脉高压

癫痫性发作

　　原发全身性

　　　　强直、阵挛、强直-阵挛性

　　　　无张力性

　　继发全身性

功能性TLOC

　　功能性TLOC拟似癫痫性发作（假性发作）

　　功能性TLOC拟似晕厥（假性发作）

其他原因及拟似状况

　　椎基底动脉短暂性脑缺血发作及卒中

　　锁骨下动脉盗血综合征

　　过多昼眠

　　代谢障碍（低血糖症）

　　跌倒发作

　　意识丧失有时见于失神痫性发作及复杂部分性痫性发作，个体似醒，但不知自身及其环境，TLOC定义为意识的明显丧失，迅速起病，短程，自发并完全恢复。通过病史询问，TLOC有以下三种病史表现：第一，运动控制正常，伴急动样运动及丧失姿势控制，故直立时会跌倒；第二，反应性正常；第三，对事件遗忘。

一、晕厥

　　晕厥或称昏厥，是一种突发而短暂的意识丧失，历时数秒至数分钟，发作时不能保持姿势张力，以致不能站立而昏倒，系一时性大脑供血或供氧不足所致，恢复较快。昏厥与昏迷不同，后者意识丧失时间持久，恢复缓慢而较困难。

　　昏厥常发生于直立位时。发作前常有全身或上腹不适、头晕、目眩、耳鸣、面色苍白、恶心、冷汗等先驱症状。根据昏厥发作时意识丧失的深度及持续时间，一般可分为3种情况：①昏厥样感觉（lipothymia）：为一种短暂的意识模糊状态，伴有头晕、恶心、苍白与站立不稳，或称为昏厥前兆。②真正的昏厥：常由昏厥样感觉发展而来，意识丧失可历数秒至数分钟，甚至可达数十分钟。③惊厥性昏厥：意识丧失持续较长，并伴有短暂而轻度的肢体与躯干的阵挛性抽动及面肌抽搐（约见于1/7患者），但很少呈全身性痉挛性惊厥；可伴有尿失禁。昏厥发作时患者的骨骼肌完全松弛、血压下降、脉细弱、呼吸浅弱。当患者昏倒后，如躯体成水平位，则脉搏就逐渐增强，面色渐转红润，呼吸变深快，眼睑扑动，意识亦随之迅速恢复。醒后常有短暂头晕及乏力，或短时恍惚，此时常有恶心与排便感。重者则可有短时意识模糊、头痛、嗜睡等发作后表现。由于昏厥发作而使抗利尿激素分泌增多，常引起发作后数小时的少尿。昏厥发作大都为自限性，但可因发作而造成意外损伤（如挫裂伤、骨折或硬膜下血肿），特别易见于老年患者。由于室性心动过速等严重心律失常所致昏厥的预后较差，可因突发心脏停搏而死亡。

【病因】

引起昏厥的各种临床常见病因见表6-2。

表6-2　昏厥的病因分类

心血管性

　　1. 反射性

　　（1）血管迷走发作

　　（2）情景性血管迷走发作：排尿、吞咽、排便、餐后、大笑、咳嗽、晚期妊娠仰卧低血压综合征、Valsalva动作、眼动迷走性、喷嚏、器械操作、潜水、举重、吹喇叭

　　（3）直立性低血压

　　1）一时性：低血容量、病后恢复期、药物反应（抗高血压药）、交感神经切除术后、疲乏、饥饿、久站等

　　2）慢性：特发性、症状性包括自主神经性周围神经病（如糖尿病性神经病、淀粉样变性及其他多发性神经病等）及中枢神经系统疾病（脑炎、帕金森病、肌萎缩性侧素硬化、脊髓痨、脊髓空洞症、亚急性联合变性等）、药物性

　　（4）颈动脉窦性昏厥：心脏抑制性、血管减压性、混合性及中枢性

　　2. 心源性

　　（1）器质性

　　1）心室流出道与流入道阻塞：主动脉狭窄、肥厚性心肌病、二尖瓣狭窄、心房黏液瘤、肺动脉栓塞、Fallot四联症、肺动脉高压

　　2）泵衰竭：心肌梗死、人工心脏瓣膜功能异常、全心缺血

　　3）心脏压塞

　　4）主动脉夹层动脉瘤

　　（2）电生理紊乱：房室传导阻滞、病态窦房结综合征、室上性或室性心动过速、QT延长综合征及起搏器有关的功能异常

非心血管性

　　1. 神经源性

　　（1）脑血管病：脑动脉粥样硬化、脑动脉狭窄或阻塞、颈动脉及椎基底动脉短暂性脑缺血发作（动脉粥样硬化、颈过度伸展）

（2）锁骨下动脉盗血综合征

（3）无脉病

（4）正常颅压脑积水

（5）癫痫发作

（6）延髓性昏厥

（7）慢性铅中毒性脑病

（8）颅脑损伤后

（9）偏头痛（基底性）

2. 代谢与血液疾病

（1）缺氧：高空、低氧血症

（2）低血糖症

（3）过度换气

（4）严重贫血

3. 精神性

（1）惊恐性疾病（panic disorders）

（2）重度抑郁症

（3）癔症

（4）转换性疾患（conversion disorders）

（5）心理冲突躯体化（somatization）

（6）幻想性虚构性病或住院癖（Munchausen综合征）

病因未明

【诊断途径】

昏厥是常见的临床综合征，病因众多；由于昏厥间歇发作，以致诊断困难。心源性昏厥死亡率高，应及时明确有关病因。

（一）病史要点

须询问过去有无类似发作，每次发作的症状是否相似。家族中有无类似的患者。向患者及目睹患者发作者了解昏厥发作始末的详细情况，掌握昏厥的发生发展过程，对明确昏厥的病因最有帮助。病史内容应包括以下要点。

1. 昏厥前情况　昏厥发作前的体位与活动情况，如昏厥前休息状态、改变体位、轻微用力、咳嗽、排尿、排便等的影响。有无昏厥发作的前驱或伴随症状，如预感昏倒、无力、出汗、上腹不适、呵欠、恶心、头晕、视力减退或模糊、听力改变或耳鸣、全身发麻或温热感、肢体麻木、苍白、叹息、心绞痛、心悸等，以及上述伴随症状的持续时间。有无血管迷走性昏厥的激发因素，如情绪紧张或心理应激、恐惧、忧虑、疲乏、饥饿、睡眠不足、处于闷热或拥挤环境、轻微损伤性疼痛、见到出血等。有无眩晕、复视、共济失调、构音障碍、偏侧麻痹或麻木等局灶性神经症状。应了解用药史及末次月经史。

急骤起病而无前驱症状者常提示心律失常、颈动脉窦性昏厥或直立性低血压。因劳力而诱发昏厥者常提示有器质性心脏病或快速性心律失常。若昏厥与进餐、饮酒、咳嗽、吞咽、排尿、排便、腹痛等有关，提示为情景性血管迷走昏厥。血管迷走性昏厥患者常有苍白、出汗、心动过缓等胆碱能神经兴奋的先驱症状。因头颈过度伸展或上肢活动而发生昏厥者提示为椎基底动脉短暂性脑缺血发作或锁骨下动脉盗血综合征。低血糖、过度换气、癔症、高血压或心源性昏厥与体位无关；而血管迷走性昏厥和颈动脉窦性昏厥一般发生于立位或坐位时。直立性低血压所致昏厥则发生于自卧位起立后短时间内。数分钟内逐渐出现昏厥者应考虑为过度换气或低血糖症。服药后首剂发生昏厥可见于服哌唑嗪、卡托普利或硝酸甘油者。一些血管活性药物可引起直立性昏厥。抗心律失常药、吩噻嗪类或三环抗抑郁剂可激发心动过速性心律失常。甲基多巴、β受体阻滞剂或地高辛亦可加剧颈动脉窦过敏（表6-3）。

表6-3　可引起昏厥的常用药物

血管扩张药	长春新碱及其他可致周围神经病的药物
肾上腺素能拮抗剂	奎尼丁及其他致QT延长的药物
利尿剂	洋地黄
吩噻嗪类	胰岛素
抗抑郁剂	印度大麻（marijuana）
硝酸盐	乙醇
钙通道阻滞剂	可卡因
中枢神经抑制剂（如巴比妥类）	

2. 昏厥时表现　向昏厥发作目睹者了解患者意识丧失持续时间（秒或分钟等），昏厥时有无惊厥、自动症、尿或大便失禁，有无跌伤。昏厥历时数秒钟至数分钟者很可能是颈动脉窦性昏厥、血管迷走发作或直立性低血压。发作超过数分钟者提示低血糖、癔症、过度换气。一日内昏厥数次者应考虑由心脏病伴有严重心律失常引起。有心悸提示昏厥发作由过度换气或异位心动过速所致。显著的四肢抽搐最常见于癫痫，但非典型强直-阵挛性抽搐则可发生于阵发性心室颤动或心搏骤停。过度换气时常伴有手与面部发麻、刺痛及手足抽搐。不规则抽动或全身痉挛，又无意识丧失或脑电图（electroencephalogram，EEG）改变者，常为癔症性昏厥。昏厥伴随脑干缺血表现提示椎基底动脉短暂性脑缺血发作、基底性偏头痛。

3. 昏厥后症状　有无遗忘、肌肉疼痛、发作后意识模糊或嗜睡，以及上述局灶性神经症状。昏厥发作后一般恢复迅速，而癫痫发作则常伴随嗜睡及意识模糊。发作后如有意识模糊、无力、头痛常见于血管迷走性昏厥、过度换气后或颅脑损伤后昏厥。

（二）检查要点

1. 发作时的检查

（1）一般情况：急性心功能不全引起的昏厥常有发绀、明显呼吸困难。血管迷走性昏厥者苍白显著，但无发绀、呼吸困难。原发的脑循环疾患引起的昏厥常表现面色绯红、呼吸缓慢而不规则。注意有无急性感染、慢性消耗性疾病及其他易导致血管迷走性昏厥的情况与出血征。

（2）心脏情况：心源性昏厥可能有心脏增大、心脏杂音等体征。心律失常所引起的昏厥有心率过速或过缓，或脱漏搏动等。如昏厥发作时心率>150次/分钟者提示为异位心律，而心率<40次/分钟者则表示为完全性房室性传导阻滞。发作时心电图（electrocardiogram，ECG）检查可明确心律失常的性质。鉴别神经源性心动过缓性昏厥，心电图检查具有决定性价值。

（3）血压：急性血管功能不全所致的昏厥都伴有血压降低，高血压性脑病昏厥则血压显著升高。两侧上肢血压相差20mmHg以上者提示主动脉夹层动脉瘤或锁骨下动脉盗血综合征。

（4）血管杂音：颈动脉、锁骨下、眶上及颞区听到血管杂音，提示有血管疾病，如无脉病、主动脉夹层动脉瘤或锁骨下动脉盗血综合征。

（5）低血糖性昏厥：发作时血糖浓度明显低下，血糖一般在2.8mmol/L以下。

（6）如能在发作时检查到EEG，可见持续3～10秒的广泛两侧对称的2～4次/秒的慢活动，以枕区较明显。

2. 发作间期的检查　对经常发作的患者，在不发作时除一般体检和神经系统检查外，应做眼底、ECG、心脏X线检查，并根据病史及体检所见选择颈椎摄片、超声心动图（可证实或排除器质性心脏病及评价左心室功能）、EEG等检查。对反复发作又未能目睹的昏厥病例还可用下述方法复制发作，以协助诊断。

（1）过度换气试验：对疑为过度换气所致昏厥者，如令其做深、快呼吸2～3分钟，可诱发昏厥。

（2）颈动脉压迫试验：让患者平卧，检查者先压迫一侧颈动脉分叉处（甲状腺软骨上缘水平，胸锁乳突肌前缘）5秒，同时监测心电图及血压，一侧压迫解除后，再压另一侧。应高度重视的是同时压迫两侧是禁忌的。如出现显著心动过缓或心脏停搏≥3秒，提示为心脏的抑制型颈动脉窦性昏厥；若静脉注射阿托品1～2mg后，上述反应消失则进一步支持诊断。若收缩期血压降低>50mmHg而无症状，也无明显缓脉，或降低30mmHg而有伴随症状则应考虑为血管抑制或脑型颈动脉窦性昏厥。若按摩及注射阿托品后出现低血压，尤其先前已做过卧位起立试验除外直立性低血压者，则提示为血管抑制型颈动脉窦性昏厥。如立位与卧位按摩颈动脉窦与阿托品注射后，均发生昏厥而无低血压者应考虑为脑型。颈动脉压迫试验必须谨慎，对疑有窦房结或房室结病变的老年患者更应小心，以免产生过度脑缺血而引起意外。有颈动脉杂音或脑血管病者应视为相对禁忌证。该试验可引起下列并发症：心脏停搏过久、心室颤动、一过性或永久性神经缺损征及猝死。该试验的操作尚未标准化，一般在卧位时做，若疑为血管抑制型者且卧位阳性时，则在坐位与站位下重做。

（3）卧位起立试验：比较平卧（10~15分钟）时与起立后（2~5分钟）的脉率与血压。直立性低血压者起立时血压下降显著（收缩压<50mmHg），可达40~60mmHg，并可出现症状。对可疑阳性者，需反复测定，以确定其与症状的关系。起立后脉率不加快也反映自主神经功能失调。该项试验最好在晨间进行。如试验阳性对诊断直立性低血压有一定价值。

（4）闭口呼气试验（valsalva maneuver）：患者站立，先深呼吸3次，再尽量深吸一口气，而后屏气并用力做排便状鼓气，至无力再鼓时止，如出现昏厥样表现，提示血管运动调节有缺陷。

（5）直立倾斜试验（upright tilt-table testing）：在空腹状态下进行。检查前停服心脏活性药物（至少5个半衰期）。试验时患者仰卧在检查桌上，监测血压、心率3分钟1次，同时静脉滴注生理盐水500mL。在测量了基础心率、血压后，倾斜检查桌使头侧升高到80°，维持30分钟。若在该时发生昏厥，则迅速降到水平位。若在倾斜时未发生昏厥，则在将检查桌降到水平位5分钟时，静脉滴注异丙肾上腺素2μg/min，共5分钟；尔后再将检查桌倾斜使头侧升高80°，30分钟，若仍未促发昏厥，则再降到水平位5分钟，重复静脉滴注异丙肾上腺素2μg/min，乃至3μg/min时，并均进行前述倾斜试验。阳性结果为：昏厥（与自发发作相似）伴心动过缓、低血压或兼有之，出现阳性结果的时间为6~12分钟。阳性病例在检查前半年内的昏厥次数较阴性结果者多。此试验对评价昏厥，特别是血管迷走性昏厥，是一种安全、简易的特异性试验。

3. 疑为心源性昏厥的检查

（1）心电图检查：心电图应为昏厥患者的常规检查，可明确有心肌缺血或梗死、心律失常、心室肥厚、传导阻滞、预激综合征或QT延长综合征等，最常见的异常为双束支传导阻滞、陈旧性心肌梗死及左心室肥大。运动试验对昏厥的病因鉴别价值较小。

（2）延长心电图监测：因动态心电图监测所检出的心律失常历时短且不易明确与症状的相关性，故对确定昏厥原因的敏感性及特异性受到限制。通常监测时间>12h仅可发现4%~10%与症状相关的心律失常，即使延长监测时间至24小时以上，仍未能增加与昏厥相关心律失常的检出率。因此近年应用心电图记忆磁带环（loop records），能较长期（月）佩带，自动连续、反复记录及消除每5分钟的心电图，当昏厥刚发作时即刻按下开关，记录仪可保存前5分钟的心律记录，及自按下开关后的连续记录，从而获得昏厥发生前及发生时的心电图发现，足供判断心律失常与昏厥发作的关系（特别是一过性心动过缓性心律失常），或可确切排除心律失常引起昏厥的可能性。因此延长心电图监测对疑为心源性昏厥患者的诊断意义超过动态心电图监测及电生理研究，在反复昏厥发作的患者是理想的检查方法，阳性率可达25%～35%。

（3）电生理检查：包括非侵入性（食管调搏及晚电位）及侵入性（希氏束心电图）检查。如发现持续单形性室性心动过速、窦房结恢复时间达3秒以上、调搏诱导的结下阻滞（infranodal block）、HV间期>100ms、阵发性室上性心动过速伴症状性低血压（与自发昏厥表现类似）等电生理异常，提示可能为昏厥的原因。一般在无心脏病、左心室射血分数> 40%，或心电图及动态心电图正常的患者，电生理检查常为阴性结果。因此对有器质性心脏病及不能解释的反复突然意识丧失者才可考虑先做侵入性检查。

4. 神经精神检查　神经系统检查发现局部异常体征者提示神经源性昏厥可能。EEG检查有助于鉴别昏厥与癫痫，在癫痫发作间歇期，约75%病例有EEG异常，而昏厥间歇期EEG均正常。对临床疑有颅内病变者应做头颅CT或MRI，以除外颅内器质性病变。

精神性昏厥并不少见，多与焦虑状态引起过度呼吸及血管抑制性反应而导致意识丧失有关。故对昏厥患者进行诊断性检查中，也应包括筛选性精神检查，特别对较年轻的，主要是女性，而无器质性心脏病程证据，及有反复多次昏厥发作者。

5. 其他检查　大便隐血试验有助于了解有无胃肠道出血，对直立性昏厥的病因鉴别有意义。血常规检查对出血患者可能有帮助。低血糖症、低钠血症、低钙血症或肾功能衰竭可见于少数昏厥患者。自主神经功能试验有时可有助于检出直立性低血压的神经性病因，如比较卧位与直立位时血清儿茶酚胺、多巴胺-β-羟化酶水平，如无变化则提示特发性直立性低血压或自主神经性病变。

【鉴别诊断】

昏厥首先须与眩晕、癫痫等鉴别（表6-4）。惊厥性昏厥有时与痫性大发作难以区别，如有以下临床特点则提示惊厥性昏厥：①有昏厥前预兆及发作诱因；②无典型的强直-阵挛性惊厥发作过程；③发作后迅速恢复。

（一）心源性昏厥

心源性昏厥系指任何心脏疾患引起心排血量突然降低或排血暂停，导致脑缺血所引起的昏厥。正常人可耐受35～40次／分钟或快至150次／分钟心跳的循环状态，特别是当平卧时；如低于或超过此数则可发生脑循环障碍而导致昏厥，并可在任何体位时发作。造成心源性昏厥的主要原因如下。

1. 急性心脏排血受阻

（1）严重主动脉瓣狭窄：由于动脉瓣重度狭窄使心排血量固定于低水平，当运动或激动时，心排血量不能适应脑组织的需要，造成脑缺血而导致昏厥。当运动时，冠状动脉供血亦相对不足，导致严重的心肌缺血，心排血量进一步下降。主动脉瓣狭窄是以

表6-4　昏厥与眩晕、癫痫的鉴别诊断

项　目	昏　厥	眩　晕	癫痫大发作	癫痫小发作
发病诱因	身体虚弱、血管神经功能不稳定	可与头部运动及位置有关	无	无
发病先兆	头昏、目眩、心悸、恶心、出汗等	无	短暂胸闷、气往上冲	无
发作时意识	丧失	清楚	丧失	丧失
发作时症状与体征	颓然倒下、面色苍白、无抽搐、四肢凉、无咬舌或尿失禁	自身或外物有旋转或摇晃感、伴恶心、呕吐、耳鸣或眼球震颤	强直-阵挛性抽搐,面色苍白→青紫→绯红,可伴咬舌、尿失禁、双侧瞳孔扩大、对光反射消失,病理征阳性	突然中止进行着的活动,面色泛白,双目凝视,发呆
发作历时	几秒钟到几十分钟	根据不同病因,可数秒钟至数日	数分钟到1h,有时更长	数秒钟至半分钟
发作时血压改变	降低	不变	不变或升高	不变
发作后表现	乏力、头昏、肢体发凉、恶心、排便感	乏力、头昏、不稳	头痛、全身酸痛、乏力、朦胧状态、嗜睡	短暂的刻板无意义动作

瓣膜的纤维钙化病变为基础，延及房室结，可引起房室传导阻滞；合并的快速性室性心律或反射性迷走神经张力增高等因素均可导致昏厥。此种昏厥多出现于劳累或用力之后，故又称用力性昏厥。昏厥前常有头晕、头痛、无力、心悸，约半数病例伴发心绞痛及短暂呼吸困难。昏厥时间一般较长，昏厥后可有明显无力、呼吸短促及心绞痛。主动脉瓣区有明显收缩期喷射性杂音。X线检查及心电图均可发现左心室肥厚。

（2）左室流出道梗阻：由于心室流出道肌性肥厚而导致心室排血受阻。以原因未明的主动脉瓣下狭窄最常见。在激动或运动后，由于交感神经兴奋，流出道心肌收缩增强，梗阻加重，可发生脑缺血，引起头晕、易疲劳及昏厥，常伴有呼吸短促和心绞痛。多数发病于30～40岁。在闭口用力呼气动作期心尖内侧及胸骨下段内侧可听到粗糙的收缩期杂音。心电图常有异常Q波和预激综合征等改变。超声心动图检查，尤其是二维超声心动图对本病有确诊价值，若再加上多普勒血流动力学检查则可获得更多的病理生理资料。心导管检查可发现左室腔与流出道间明显压力阶差，心血管造影也是证实本病的可靠方法。

（3）心房黏液瘤或球瓣样血栓：昏厥常发生于从卧位起坐或起立时，由于黏液瘤或球瓣样血栓嵌顿于房室瓣口，造成急性暂时性心脏排血障碍或中断，引起脑缺血及昏厥，甚至惊厥。昏厥发生时可能在心前区闻及相应的杂音。有时于昏厥发作后还可发生其他部位动脉栓塞。临床上拟诊为二尖瓣狭窄的患者，若反复发生昏厥或惊厥，尤其发生在体位改变时，应考虑左房黏液瘤或左房球瓣样血栓的可能性，超声心动图检查可以确诊。

2. 心肌病变　昏厥可在重症心肌炎、心肌缺血及梗死时发生。心肌炎时除心肌收缩功能减弱外，尚可因伴发心律失常而发生昏厥，可反复发作。重症心肌梗死早期发生昏厥并不少见，昏厥多发生于心前区疼痛的高峰即严重缺血阶段，伴脉搏减慢或消失，意识丧失持续时间稍长，亦可反复发作。心电图检查可确诊急性心肌梗死和伴随的心律失常。

3. 心律失常　此类昏厥主要是由于心脏停搏和心律失常，尤其是快速性室性心律失常导致急性脑缺血所引起。临床表现为突然昏厥、心音消失、癫痫样抽搐、面色苍白或发绀。

（1）心动过缓与心室停搏：心源性脑缺血综合征最常发生于完全性房室传导阻滞及心率在40次／分钟或以下者（又称Adams-Stokes综合征）。直立位患者的心室收缩停止4～8秒即可引起昏厥；平卧时可耐受心脏停搏12～15秒，超过15秒时就可失去知觉而昏厥。脑缺血超过15～20秒可发生轻度阵挛性抽动。昏厥持续在10～15秒，可借自发性心室起搏点或窦性心律的折返而终止。如病因未除，往往再发或反复发作，亦可在睡眠中出现。心脏传导阻滞如为暂时性，发作间歇的心电图仅显示心肌缺血性表现。有的仅于压迫眼球或按摩颈动脉窦时引起P-R间期延长或单纯的心室内传导障碍。心脏传导阻滞多发生在有心脏病的患者，也可发生在无明显心脏病而来自食管憩室、纵隔肿瘤、胆囊结石、颈动脉窦病变、舌咽神经痛、胸膜及肺受刺激通过迷走神经引起，也可由心脏传导抑制性药物（奎宁、利多卡因、锑剂、肾上腺素能β受体阻滞剂普萘洛尔等）引起。反射性心动过缓则以窦房型较房室型为常见，ECG有助诊断。多数学者认为即使在完全性心脏传导阻滞者，其发生昏厥的直接机制还是由于缓慢心率所引起心肌缺血而促发的室性心律失常（室性心动过速或心室颤动）所致。

（2）窦房结功能不全：基本电生理障碍是严重的窦性心动过缓和窦性停搏、窦房传导阻滞或快速心律失常，可引起重要器官特别是脑、心、肾的灌注不足。窦房结功能不全可由心肌供血不足、心肌病、心肌炎等引起。约2／3病例发病于50～70岁，有30%左右的病例发生昏厥。如窦性停搏时间较长，同时又无逸搏出现，可因心搏暂停而出现短暂的昏厥，甚至出现Adams-Stokes综合征。合并有房性心动过速者又称为心动过速-心动过缓综合征。心搏暂停可发生于心动过速发作停止之后，有些患者可有持久的心房颤动或扑动。窦性频率不能随着运动、发热、剧痛而相应增加者，或在静注阿托品（0.02mg／kg）或静脉点滴异丙肾上腺素后心率未能增至90次／分钟以上者，提示窦房结传导阻滞或窦房结功能不全，统称为病态窦房结综合征。

（3）QT延长综合征：QT延长综合征患者可发生扭转性室性心动过速（torsade de points）而引起昏厥及突然死亡。先天性QT延长综合征有Romano-Ward综合征（伴先天性耳聋）及Jervell-Lange-Nielsen综合征（无先天性耳聋），初次发作多在2~6岁，至青春期明显，随年龄增长而发作渐减。QT延长的机制可能与心脏交感性兴奋的不对称有关。昏厥发作时意识丧失的时间短，可伴发抽搐及尿失禁。发作间歇期神经检查与EEG均无异常。40%病例最终可因昏厥发作而猝死。获得性病因包括药物性（奎尼丁、普鲁卡因胺、丙吡胺、胺碘酮、喷他脒、吩噻嗪类、抗抑郁剂、红霉素）、低钾血症、缺血、心肌炎、严重心动过缓及中枢神经疾病（蛛网膜下腔出血）等亦可延缓心脏复极化致QT间期延长，并促发扭转性室性心动过速。

（4）阵发性心动过速：阵发性心动过速或心房颤动引起的昏厥多发生于心律失常开始或终止时，开始时可能与心率突然增快有关，终止时往往伴有短时的心跳暂停。患者不一定有器质性心脏病，但也可伴有动脉硬化性心脏病、心瓣膜病或心肌病。昏厥前有突发的快而不规则心跳、出汗、眩晕、头昏、恶心等先兆，一般仅数秒钟，昏厥及其发作后症状则无特异性。心房扑动伴1∶1房室传导者心率较快，可达250次／分钟以上，常引起昏厥。室性心动过速或心室颤动反复发作时心排血量显著减少，也是发生昏厥的常见原因。

（二）反射性昏厥

1. 血管迷走性（血管抑制性）昏厥　又称普通昏厥，此最为常见。多发生于体弱的年轻女性，可由激动、恐惧、焦虑、晕针、急性感染、创伤、剧痛等引起。在高温、通风不良、疲乏、饥饿、妊娠及各种慢性疾病情况下更易发生，常发生于立位或坐位时。起病前先有短暂的头昏、注意力不集中、面色苍白、恶心、上腹不适、出冷汗、心慌、无力等症状，严重者有10~20秒先兆。如能警觉此先兆而及时躺下，可缓解或消失。初时心跳常加快，血压尚可维持；以后心跳减慢，血压逐渐下降，收缩压较舒张压下降更多，故脉压缩小。当收缩压下降至50~60mmHg时，出现意识丧失数秒或数分钟，可伴有苍白、冷汗、脉弱且缓、瞳孔扩大，少数患者可有尿失禁，醒后可有无力、头昏等不适；较重者则醒后可有遗忘、精神恍惚、头痛等症状，持续1~2日而康复。发作间歇期直立倾斜试验阳性支持诊断。

2. 颈动脉窦性昏厥或称颈动脉窦综合征　正常颈动脉窦对牵张刺激敏感，受刺激后所引起的感觉冲动，经舌咽神经分支传递到延髓，使迷走神经兴奋，引起反射性心率减慢与血压暂时下降。颈动脉窦反射过敏患者的一侧或双侧颈动脉窦受刺激后，即可引起显著的脉搏减慢、血压下降，导致昏厥，发作时多无先兆。颈动脉窦反射过敏多与颈动脉硬化、近颈动脉窦处外伤、炎症与肿瘤压迫，及洋地黄与拟副交感神经作用的药物作用有关。发作可分为以下三种形式。

（1）迷走型（心脏抑制型）：出现昏厥时并有反射性主动过缓（窦性心动过缓、窦性停搏或房室传导阻滞），可用肾上腺素对抗。

（2）血管抑制型：无心动过缓，昏厥全由于突然的血压过低和脑缺血所引起，可用肾上腺素对抗。

（3）脑型：刺激颈动脉窦后3~4秒即可发生意识丧失，但无明显的血压或心率改变，阿托品或肾上腺素都不能对抗。昏厥时可伴以对侧肢体感觉或运动障碍和一定的EEG变化。突然转动头位或衣领过紧均可诱发。颈动脉压迫试验阳性有助于各种类型颈动脉窦性昏厥的诊断。

3. 舌咽神经痛所致昏厥及吞咽性昏厥　少数舌咽神经痛患者在疼痛发作时可伴发心动过缓、血压下降而致昏厥，甚至发生抽搐，一般持续10~15秒。可以自发，亦可由吞咽诱发，故称为吞咽性昏厥。其机制是冲动经孤束核的侧支，兴奋迷走背核构成迷走反射性心脏抑制。多数患者是由食管疾患如癌肿、憩室、狭窄等以及房室传导阻滞引起。给予阿托品或苯妥英钠及切除脑神经Ⅸ、Ⅹ的相应分支可终止其发作。其他形式的脑神经受刺激，如突然受冷刺激（冷风或入水）、眼球疼痛、突然的头颈运动，亦可通过迷走介导机制，导致心动过缓或心搏停止而发生昏厥。

4. 排尿性昏厥　多见于中年男性患者，偶见于老年人。多在夜间起床排尿时或刚排完后突然发生，多无先兆。晕倒持续1~2分钟，可自行苏醒。可能由于过度扩张的膀胱迅速排空时，通过迷走神经反射性地引起心动过缓与血管扩张，急促排尿时胸腔内压上升，夜起排尿而骤然转变体位及自主神经不稳定等多种因素，导致心排血量降低和暂时性脑缺血。在站立位做前列腺检查中发生的昏厥，称前列腺性昏厥。

5. 咳嗽性昏厥　由一阵剧咳所引起的瞬时意识丧失，多见于支气管炎、慢性喉炎或百日咳者。乃因咳嗽时胸腔内压上升，回心血流受阻，心排出量降低；或因反射地引起脑脊液压力上升，影响脑血液循环，导致脑缺血而发生昏厥。亦可发生于大笑、用力大便、快奔上楼或举重等费力的活动时。

（三）直立性低血压昏厥

亦称体位性或姿势性低血压。正常人从卧位起立时，因重力作用引起躯体下半部血液淤积，但可通过下列作用而维持一定水平的血压及脑灌液压：①反射性小动脉及动脉收缩；②主动脉及颈动脉窦反射心率加速；③肌肉活动及小静脉反射性收缩使静脉回流增加；④血浆儿茶酚胺浓度增高等。如上述代偿功能发生障碍，则由平卧或久蹲位突然起立时血压急速下降，引起短暂的意识丧失。本病的发生，系以体位改变为其诱因，昏倒后取平卧位能使意识迅速恢复。本病与血管抑制性昏厥不同，发作时无先驱表现。发作间歇期卧位起立试验可呈阳性结果。

直立性低血压可由多种情况引起。原发性的为一种节前交感神经元的变性疾患。通常逐渐起病，以中年男性多见。患者于站位时头晕、脚软、眩晕乃至昏厥，轻者于直立时逐渐发生，重者可于直立时立即昏厥，甚至因不能维持直立位而长期卧床。患者常伴有阳痿、无张力型膀胱、躯体下半部无汗等自主神经功能紊乱。晚期可发生锥体外系症状，如震颤、强直、共济失调等。自卧位直立时血压可降低50mmHg，但并不出现代偿性心动过速，不出现苍白、出汗、恶心等血管迷走性昏厥时的自主神经性反应，亦无去甲肾上腺素释放。自主神经功能不全亦可发生于进行性小脑变性、帕金森病及纹状体黑质变性等中枢神经变性疾病。

（四）脑源性昏厥

1. 脑血管病昏厥　由于脑动脉或主要供应脑血液循环的动脉发生病变、功能紊乱或受压，导致一时性广泛的或局限的脑供血不足所引起。动脉管狭窄或阻塞主要见于动脉粥样硬化与闭塞性大动脉炎（无脉病）；动脉受外来压迫或发生扭曲可见于肿瘤、颈椎病、上颈椎畸形或其他颅内外病变，颈动脉、椎动脉与基底动脉及其主要分支的受累是致病的主要病变部位。阻塞程度越重，越易发生昏厥。本病多见于老年患者，昏厥时可伴发偏瘫、偏身感觉障碍等局灶性神经体征。站立、咳嗽等动作可使血压稍降而引起昏厥。无脉病患者在运动时可发生眩晕和昏厥，多见于年轻女性，其特点为桡动脉搏动消失，可有偏瘫。受累血管部位可闻及杂音。昏厥起源于颈动脉、椎动脉病变或受压，患者做转头动作或压迫颈部可出现颈痛、恶心、呕吐、眩晕、视觉模糊，发作一般仅数秒钟，易于反复发作。

2. 延髓性昏厥　由于累及延髓的调节心率与血管运动中枢所致，见于延髓型脊髓灰质炎、狂犬病、血紫质病、吉兰-巴雷综合征（Guillain-Barré syndrome, GBS）或其他原因的上升性麻痹等急性神经系统疾病，亦可见于延髓、脑桥病变（如延髓空洞症、肌萎缩性侧索硬化或胶质瘤），以及应用安定剂、镇静安眠剂、抗抑郁剂与麻醉剂等血管运动中枢有直接抑制作用的药物等。因有神经系统病变的其他表现或用药史，诊断一般不难。

（五）过度换气综合征

过度焦虑和癔症发作可引起过度换气，导致二氧化碳减少及肾上腺素释放，呼吸性碱中毒，脑血管阻力增加，脑血流量减少。发作之初，有胸前区压迫感、气闷、头晕、四肢麻木、发冷、手足抽搐、神志模糊等。症状可持续10~15分钟，发作与体位无关，血压稍降，心率增快，不伴以面色苍白，亦不因躺下而缓解。当患者安静后发作即终止，并可由过度换气而诱发。

（六）低血糖症昏厥

严重的低血糖症可由注射过量胰岛素、胰岛细胞瘤或晚期肾上腺、垂体功能不全或肝脏病等所致。早期表现为乏力、面色潮红、出汗、饥饿感，进而神志不清和昏厥，甚至惊厥与昏迷。昏厥多缓慢，恢复亦缓慢。发作时血压与脉搏改变不多。轻症常发生于餐后2~5小时，可无意识障碍。诊断根据病史，发作时血糖降低；注射胰岛素或口服甲苯磺丁脲（或反应性低血糖患者进食高糖类食物）可诱发；发作时注射葡萄糖可迅速解除症状。

（七）癔症性昏厥

常发生于有明显精神因素的青年妇女，发作都在人群之前。发作时神志清楚，有屏气或过度换气，四肢挣扎乱动，双目紧闭，面色潮红。脉搏、血压、肢体肤色均无变化，亦无病理性神经体征。发作历时数十分钟至数小时不等，发作后则情绪不稳，可与血管迷走性昏厥鉴别。如有昏倒，亦缓慢进行，不会受伤。常有类似发作史。

二、痫性发作

儿童和年轻人突发的不明原因的一过性意识丧失可能为癫痫，需与晕厥进行鉴别（表6-4）。痫性发作的定义是大脑神经元过度放电导致的短暂性神经功能丧失。临床表现多种多样，包括意识和情绪的改变、感觉和运动异常、内脏功能改变以及行为异常等。根据临床表现和EEG检查结果，可分为全身性（失神发作、强直阵挛发作等）和部分性发作，其中全身性和复杂部分发作一般伴有意识改变。失张力发作常发生于儿童，而在青年人中很少出现，一般表现为突然跌倒和短暂意识丧失。在大多数情况下，根据病史、体检和EEG检查确诊。

（一）病史和体格检查

最有效的诊断癫痫及临床发作类型的方法是通过病史询问和观察临床发作，但除非发作频繁，一般很难直接观察到发作。从患者或观察者处了解发作情况是诊断的首要重点。另外，了解家族史、生产史、中枢神经系统感染、头外伤、高热惊厥史均具有十分重要的价值。

完整描述发作情况、询问任何发作前的预警征象、可能的诱发因素及其他提示神经系统结构损害的症状，有重要参考价值的发病年龄、频率、发作持续时间。癫痫发作一般具有形式单一性的刻板性，对于复杂部分性发作和强直阵挛发作，发作后持续一段时间的意识模糊状态是其特征。不像某些类型的晕厥，癫痫与姿势无关，持续时间往往较长。强直-阵挛性癫痫常有面色发绀，而很少面色苍白，一般可出现呼气性痫叫。

复杂部分性发作和强直阵挛发作任何年龄均可发病，婴儿发作表现往往不典型，原因是神经系统尚未发育完全。

神经系统检查可能发现中枢神经系统病变的定位体征，判断癫痫发作的原因。脑产伤可引起肢体发育不对称，颅内杂音显示可能存在动静脉畸形。颅内占位病变可引起视盘水肿以及局灶性感觉、运动、反射定位体征。脑产伤或代谢缺陷可引起患儿精神发育迟滞，皮肤检查应注意色素改变及其他神经系统变性疾病引起的形态变化。

在疑有强直阵挛发作后，应立即检查遗留的异常体征，如局灶性肌无力，反射不对称以及病理反射等，有助于证实其发作为痫性发作，并可据此寻找癫痫灶。

（二）癫痫的辅助检查

强直阵挛发作及复杂部分性发作的初期检查包括血常规、尿常规、血生化、血糖、血钙，对于失神发作则上述检查基本无临床价值。婴儿和儿童出现强直阵挛发作及复杂部分性发作应注意生化异常和氨基酸紊乱。

怀疑癫痫的患者头颅MRI是首选检查，而头颅CT扫描发现病灶的概率明显小于MRI。对于怀疑颅内感染的患者应进行脑脊液检查。EEG检查可帮助确诊癫痫，并有助于癫痫的分类。癫痫是临床诊断，因此，EEG不能确诊癫痫，除非患者有典型临床发作。EEG正常不能排除癫痫诊断，轻度异常脑电图也不能确诊癫痫。有些患者有典型临床发作，但多次检查EEG、睡眠EEG、特殊诱发技术等均可能未发现异常。EEG对失神发作的诊断最有帮助。视频EEG在描记EEG的同时可记录患者的活动和发作情况，观察临床发作与EEG变化是否一致，对于是否癫痫发作有重要鉴别意义。

通过典型病史和检查，大多数患者可得到确诊。但少数患者的诊断存在疑问，需要进行24小时动态EEG检查，有助于获得最后诊断，并对痫性发作类型进行分类。

1. 失神发作　一般在5～15岁发病，20%～40%有家族史。失神发作的临床表现和EEG均有典型的特征。最重要的临床特征为突发、短暂的意识水平下降，无预感、无先兆、不遗留后遗症。在失神发作期间，活动突然停止，单纯的失神发作只有意识的改变。复杂性失神发作还可伴有其他表现，如轻微自动症。在单纯失神发作期间，患者呆立不动，呼吸正常，面色无改变，姿势张力正常，无运动症状。在发作后，患者迅速恢复发作前活动，可能对发作一无所知。失神发作一般持续10～15秒，也可更短，或长至40秒。

复杂性失神发作伴随其他表现，如姿势张力降低，患者出现跌倒；姿势张力增高，患者出现面肌及四肢轻微自动症或自主神经系统表现，如面色苍白、心动过速、竖毛、瞳孔散大及小便失禁等。

如果怀疑失神发作，可嘱患者大口喘气3～4分钟，可诱发癫痫发作。

2. 强直阵挛发作　临床表现最明显，出现肢体抽搐，意识丧失。强直阵挛发作可以是单纯的大发作型癫痫，也可以是其他癫痫类型的一种表现。对于原发性全面性强直-阵挛性癫痫，虽然有些患者发作前可能出现几次阵挛性肌肉抽搐，但一般在发作前无预感、无先兆，发作开始为肌强直期，肌肉持续性收缩，持续10～20秒，随后进入阵挛期，肌肉反复收缩，持续约30秒。在强直阵挛发作期，可以伴多种自主神经功能改变，如血压、心率增高，呼吸暂停，瞳孔散大，大、小便失禁，竖毛，发绀以及多汗。跌倒、咬舌等可引起外伤。发作停止后，意识缓慢恢复，在一段时间内患者处于昏睡或意识模糊状态，甚至可出现病理征，这些与晕厥明显不同。

某些全面运动性发作可能只有强直或只有阵挛发作，强直发作患者肌张力持续性增高，一般伴短暂意识丧失。阵挛性发作双侧肢体阵挛性抽搐，意识丧失持续时间也很短暂。意识恢复快，但如果发作持续时间长，发作后意识模糊状态可能很明显。

3. 复杂部分性发作　首次可只有意识障碍，患者常有预兆、先兆。发作前可能以单纯部分性发作开始，可以表现为感觉、运动、内脏、精神等症状，患者发作初期出现错觉、幻觉、情感症状（如抑郁、恐惧）、认知症状（如人格解体、现实解体、失语等）。

复杂部分性发作也被称为"颞叶癫痫"，一般持续1~3分钟，甚至持续时间更短，也可以较长，可扩展为全面性发作。在发作期间，可伴有自动症，动作一般比失神发作复杂。自动症可以是发作前动作的持续，也可以是新的动作，新的动作多种多样，但常见的包括诸如咀嚼、吞咽、咂舌、怪相，肢体也可出现自动症，如摸索、抓空、行走或试图站立等动作。罕见的症状包括跌倒发作。复杂部分性发作的发作后意识恢复相对缓慢，时间长短不一，对外界刺激的反应也是缓慢逐步恢复，直至正常。

4. 心因性发作（假性发作）　假性发作也可表现为发作性意识障碍。患者突然倒地，呼之无反应，持续时间长短不一，一般几分钟至十数小时，常有多次发作史。发作前一般有明确精神性诱因，有外人在场时发作，具有极强的表演性。发作后很快清醒，无自伤或外伤。患者对整个发作过程存在记忆，大多数患者诉发作时心里明白，对外界刺激有意识（如周围人的呼喊、走动等），但自诉发作时四肢不能动作，因而不能对外界环境刺激做出反应，少数患者发作后诉发作期间无意识。对于以意识障碍为主要表现的假性发作需要与晕厥及痫性发作进行鉴别（表6-5）。

表6-5　癫痫性与非癫痫性痫性发作的临床特征

项目	癫痫性	非癫痫性
起病年龄	所有年龄，儿童及青少年较常见	所有年龄，15~35岁最常见
性别	男女相等	女：男=3：1
以前精神病史	偶存在	常有
运动	全身惊厥：两侧 常呈同步性运动	鞭打状及非同步性运动较常见，头向两侧运动 骨盆前冲样
起病时发声	局限或叫喊较常见	哭泣或尖叫
尿失禁	常见	偶尔
发作时程	常少于两三分钟	常大于两三分钟
损伤	常咬舌	不常见
遗忘	常见，痫性发作时意识丧失	不定，痫性发作时有时意识清楚
暗示激发痫性发作	无	常见

儿童和成人假性发作一般以女性多见，表现类似强直阵挛发作，发作突然，有其他人在场时出现，富有表演性，睡眠时无发作。许多发作动作不协调，一般无尿失禁或外伤。假性发作比真正的强直阵挛发作持续时间长，臀部推送动作是常见的临床表现。发作期间闭眼常见于假性发作，而真正的痫性发作往往为睁眼。假性发作期间或发作后短时间内，患者对语言和疼痛刺激无反应。假性发作一般不出现发绀，躲避征阳性（强行扒开双眼，可见主动闭眼、双眼运动回避），缺乏局灶性神经系统体征或病理反射。发作时无相应癫痫发作性EEG改变。

额叶起源的复杂部分性癫痫很难与假性发作鉴别，而且癫痫患者也可并发假性发作。研究表明，癫痫患者痫性发作中近40%发作可能为假性发作。对于已诊断为癫痫的患者，如果以往药物控制良好，而又出现药物难以控制的发作，应考虑到假性发作。应对患者进行心理评估。癫痫患者常伴有独特的心理障碍，常频繁发作歇斯底里、抑郁以及人格障碍。某些心因性发作患者，临床发作由某些暗示或临床测试诱发，如过度换气、闪光刺激、压鼻使呼吸暂停、静脉输注生理盐水、触觉（振动）刺激等。而同样的情况如过度通气和光刺激等也可诱导癫痫发作，根据其临床特征，鉴别并不难。使用安慰剂对假性发作患者有显著效果，而对癫痫发作无效，有助于鉴别。另外，假性发作患者发作间期EEG正常，即使在临床发作时EEG仍然正常，无脑电改变的证据。随着长程动态EEG检测的引入，患者发作时是否EEG改变可鉴别痫性发作与假性发作。

对疑为心因性发作的患者，血浆催乳素浓度的测定有一定参考价值。强直-阵挛性癫痫发作后，大多患者血浆催乳素增高，而心因性抽搐者，血浆催乳素一般正常，复杂部分性发作有时也会出现增高。但即使血浆催乳素正常，也不可能排除痫性发作。晕厥患者晕厥后也会出现催乳素含量增高，应用抗抑郁剂、雌激素、溴隐亭、麦角类、吩噻嗪类以及抗癫痫药物也可引起催乳素增高。

虽然许多检查均可用来帮助鉴别痫性和假性发作，但缺乏敏感性和特异性。总体来说，视频EEG仍是鉴别痫性和非痫性发作的稳定、标准方法。

5. 其他原因引起的一过性意识丧失　屏气发作（bre ath-holding spells，BHS）是婴幼儿常见的发作性疾病，常伴意识改变和代谢障碍，发生率4%～5%，表现为惊恐、愤怒、哭闹时突然安静，不自主地屏气伴面色改变，意识丧失，甚至惊厥，数分钟后缓解，活动如常。根据面色，可分为发绀性屏气发作和苍白性屏气发作。屏气发作需与癫痫鉴别。大多数发作始于6～28月龄，最早可在1月龄时发作，5～6岁后消失。屏气发作每日可发作数次，面色可呈现发绀或者苍白。

发绀性屏气发作意识丧失常因突发外伤、恐惧、愤怒或挫折诱发。患儿初期易激惹、大哭几声，然后即屏气于呼气相，而后出现发绀。由于缺氧，出现意识丧失。虽然处于僵直状态，但是偶可观察到阵挛和小便失禁。根据病史和诱发因素，易于与癫痫鉴别，因其意识丧失前，首先是屏气，然后发绀，最后才出现意识改变。神经系统检查和EEG正常。

苍白性屏气发作一般在轻微疼痛刺激和惊吓后诱发。婴儿初期表现为哭泣，随后面色苍白，并且意识丧失。与发绀性屏气发作一样，也可出现僵直、阵挛、小便失禁。苍白性屏气发作综合征，意识丧失发生的原因是继发于过度迷走张力增高，导致心动过缓，继发脑缺血，机制与血管迷走神经性发作相同。

许多儿童代谢性疾病也可引起意识改变、嗜睡或抽搐，这些疾病包括氨基酸代谢紊乱（苯丙酮尿症、Hartnup病以及枫糖尿症等）、尿素循环不同环节的障碍以及其他代谢紊乱（高血糖、嘌呤代谢紊乱）等，这些患儿出生时或在婴儿和儿童晚期即存在神经系统异常，如果患儿早期即有神经系统异常，应进行血、尿代谢产物检查，包括氨基酸、尿酮、尿素等。对于存在短暂嗜睡、呼吸暂停、晕厥或癫痫的婴儿或儿童患者应考虑进行有关的血清生化检查。

多种原因导致的颅内压增高（如中脑导水管狭窄、三脑室附近的脉络丛囊肿等引起的脑脊液循环的周期性阻塞）可引起一过性意识障碍，患者易于出现发作性颅内压增高，可持续20分钟以上，可以是自发性，也可是某种改变体位及堵鼻鼓气（Valsalva操作法）时发作。当颅内压增高达到影响脑灌注时，即可引起突发严重头痛，并出现意识丧失，有时也会伴角弓反张、阵挛等。在间歇性脑脊液循环受阻，随着头位的变化出现下肢屈曲及弛缓发作，并常伴耳鸣。颈髓空洞症常伴发于Chiari畸形，可能也是儿童、成人反复发作一过性意识障碍的原因。

对于以意识丧失为表现的患者，神经科医师也必须考虑到诈病或其他心理因素导致的心因性一过性意识障碍，但其前提条件是必须排除器质性病因。神经科医师还需要将意识改变与睡眠障碍如猝倒及其他原因的跌倒发作区别开来，这些非意识障碍性发作包括老年性跌倒发作、发作性睡病、肥大细胞增生病、类癌瘤综合征、嗜铬细胞瘤等，后三种疾病因引起的血压改变也会引起真性晕厥发作。

第二节　倾倒与跌倒发作

倾倒与跌倒发作（falls and drop attacks）指人体丧失平衡而跌倒，患者反复发生跌倒，或跌倒前无不平衡感觉，可能存在严重的神经学问题。多种疾病（及神经受损）可引起倾倒及跌倒发作。倾倒伴意识丧失者为昏厥或痫性发作。后循环或大脑前动脉（anterior cerebral artery，ACA）供血区短暂性脑缺血发作（transient ischemic attack，TIA）可表现为孤立性跌倒。第三脑室或后颅窝中线肿瘤亦可伴发急速跌倒。下肢无力、痉挛、强直、感觉丧失或共济失调患者经常倾倒。发作性睡病者可发生猝倒症。眩晕发作时有时可致倾倒。老年人因体弱而常可倾倒，中年妇女可发生不明原因的跌倒。跌倒发作者指突然倾倒而无警兆，跌倒并可致灾难性后果（骨折）。表6-6列举跌倒发作的原因及类型，其主要由颅内病因所致，如颅后窝中线肿瘤、TIA、痫性发作及前庭功能障碍亦为跌倒的常见原因。

【跌倒发作的诊断】

（一）病史要点

评价跌倒发作的患者时，必须查明跌倒事件的情景及周围环境。应向患者或目睹者，了解患者在跌倒时意识是否丧失？如有，经历多久？在跌倒前有无头晕或心悸？以往有否痫性发作史？有过提示后循环或大脑前动脉TIA的症状吗？有过头痛、肢体远端感觉丧失、肢体无力及强烈情绪反应，如兴高采烈、大笑？有无视觉受损史、听觉丧失、眩晕或耳鸣？中年妇女及老年人有无倾倒倾向？跌倒后有哪些症状，如不能站起、意识丧失、躯肢骨折、跌倒的恐惧。跌倒后有无继发性不活动及应用助行器？了解相关病史，有助于分析原因，如是否患过表6-6所列疾病，是否服用精神活性药物及合用药物，如中毒（乙醇）患者的家庭照顾与保护因素，患者的运动水平。

表6-6　倾倒及跌倒发作的原因及类型

意识丧失
晕厥
痫性发作
TIA（跌倒发作）
椎基底动脉供血不足
大脑前动脉缺血
第三脑室及后颅窝肿瘤（跌倒发作）
基底节疾患
帕金森病
进行性核上性麻痹
神经肌肉疾患、神经根病、神经病及肌病
脊髓病
其他大脑或小脑疾患
猝倒症
前庭疾患
中年妇女隐源性倾倒
衰老状态

（二）临床检查要点

神经检查对查明跌倒发作是由中枢神经系统还是周围神经系统疾患所致，特别重要。如患者有无下肢无力或感觉缺损。帕金森病（Parkinson disease，PD，又称震颤麻痹）患者肢体强直及震颤；进行性核上性麻痹患者的眼球垂直活动麻痹；共济失调、痉挛，或符合多系统萎缩（multiple system atrophy，MSA）、神经变性疾病的其他体征。若患者的神经检查结果正常，亦无相关神经学或心脏病史，应定期复查；若倾倒历时持久，应考虑做头颅MRI、心血管病特殊检查，除外静止的中线脑瘤、后脑血管畸形或脑血管阻塞性疾病。新近跌倒的患者需进行睡眠检查，并针对遗传性及代谢性等疾病进行检查。

【病因与鉴别诊断】

（一）跌倒伴意识丧失

1. 晕厥　严重的心室节律紊乱及低血压导致脑缺血，意识丧失及倾倒。若有突然的Ⅲ度心脏传导阻滞（Adams-Stokes发作），患者丧失意识及跌倒而无警兆。较严重者为心排血量减低的病例，如心动过缓或过快，在意识丧失前伴昏厥的前驱感觉，低血压常伴进行性头晕、昏厥、目眩。老年人直立性低血压易发生倾倒危险。年轻人突然跌倒，特别在体操运动时，或用力性晕厥，提示有心脏病可能需详查心脏，排除瓣膜病、右心室发育不良及其他心肌病。应考虑24小时心电图检查，观察有无心律失常。

2. 痫性发作　癫痫性跌倒发作系由肢体及躯干轴性肌肉的不对称强直性收缩，维持姿势肌肉的张力丧失，及痫性发作相关心律失常等机制所引起。心律失常相关跌倒拟似心源性晕厥，典型的颞叶跌倒发作者在跌倒后伴一段时间的意识改变。痫性倾倒患者有明确的运动现象，引起姿势丧失，其在长程癫痫常为简单发作表现。但卒中后偏瘫患者的倾倒可能归因于运动无力，而不是新的痫性发作。局灶痫性发作与去稳定性伸肌痉挛常可难以鉴别。

昏厥及癫痫的鉴别诊断有时较难，昏厥（心源性或低血压）患者而后展示阵挛或强直性运动，称为惊厥性晕厥，其系非癫痫性，及其运动表现可能由于丧失抑制性物质的影响，反映脑干释放。但某些抗癫痫药（如卡马西平）可激发跌倒发作。

（二）短暂性脑缺血发作

TIA时跌倒发作呈现突然倾倒，发生时并无警兆，或无明显的诱因（如摔倒）。发作时无或有瞬时意识丧失，在患者倒地后即时检查下肢感觉及肌力可以是完好的。发作间期下肢运动、感觉不应显示障碍，若有异常，则跌倒发作可能系下肢运动或感觉障碍所致。TIA所致跌倒发作系后循环及大脑前动脉TIA。

1. 椎基底动脉供血不足、TIA　后循环供血不足所致跌倒发作是由于皮质脊髓束或旁正中网状结构一过性缺血的结果，但其罕为椎基底动脉供血不足的孤立表现，因大多数患者有TIA史，包括眩晕、复视、共济失调、无力及偏侧感觉丧失等较常见的症状。偶尔在主要的及持久的神经征发展前数小时跌倒发作，可预报基底动脉的进行性血栓形成。

2. 大脑前动脉缺血 导致跌倒发作，系由矢状窦旁控制下肢的运动前区及运动皮质灌注障碍所致。两侧大脑前动脉可源自同一内颈动脉（为常见的血管异常，约20%），解剖学上促成该综合征。栓子跨于单一大脑前动脉根部，产生两侧矢状窦旁区皮质缺血，以致跌倒发作。

（三）第三脑室及后颅窝肿瘤

跌倒发作可以是第三脑室胶样质囊肿或后颅窝占位病变的突出表现。次于位置诱导头痛，亦是胶样囊肿的常见非激发性倾倒，因神经检查可完全正常，故病史可以是仅有的临床诊断线索。尚无其他症状的后颅窝肿瘤患者在急速屈颈时，可激发跌倒发作。跌倒发作见于2%~3%颅枕畸形患者。第四脑室囊虫病患者在迅速转动头部时可诱导跌倒（布伦斯综合征，Bruns syndrome），其他占位病损，如矢状窦旁脑膜瘤，常伴步态及运动异常，而非真性跌倒发作。

（四）基底节疾患

1. 帕金森病（parkinson's disease，PD） PD患者常倾倒，起病时约73%有倾倒征，特别是前屈姿势、运动迟缓及强直的患者。其他危险因素包括先前倾倒史、痴呆、病程长、应用安定类药物及闭目难立征（+）患者的姿势不稳、易向后倾倒。虽常向后倾倒，但后推试验预示倾倒并不可靠。但亦可毫无警兆，直接跌倒于地。最常见于多巴胺诱导的运动波动的患者，特别是峰剂量及剂末期异动症。PD患者向前移重心（因其屈曲姿势），当其重心改变时难以重获平衡。部分由于肌强直及运动过缓，直立反射受损，阻止其迅速改正肌肉活动、躯体活动及躯体重心的变迁。

2. 进行性核上性麻痹（progressive supranuclear palsy，PSP） PSP较PD更易向后倾倒。PSP患者以PD表现、轴性肌强直、颈项肌张力不全、痉挛及眼延髓性麻痹为特征，较PD患者更易发生早期倾倒（几乎为100%）。部分常因为其行走时不能下视而避开障碍物。特发性快速眼动睡眠行为障碍（REM sleep behavior disorder. RBD）是PSP的前躯症状，并为老年人晚间倾倒的一种被低估的原因。氯硝西泮常有效治疗该异态睡眠障碍，可靠预防伴发的倾倒。

在相关神经变性疾患引起PD综合征患者中，与PD及PSP所致倾倒的机制相同，反复跌倒亦可以是多系统萎缩、纯运动不能（akinesia）综合征及皮质-基底节变性的突出表现。

（五）神经肌肉疾患（神经病、神经根病及肌病）

肌病特征性地累及近侧肌肉，增加倾倒倾向。肌病及神经病（遗传性或获得性）为倾倒的多发原因。大多数腰骶神经根病及神经病是混合型（运动及感觉），无论什么病因，因为下肢无力，足部关节及肌肉的传入感觉受损，都预示患者会倾倒。感觉性神经病延迟或减退下肢感觉信息的传入，促成倾倒。当发生姿势不平衡时，倾倒可能预示急性多神经病如Guillain-Barre综合征的起病。脊髓灰质炎后存活者达中年及老年时，倾倒发生率可达60%以上。

1. 下肢运动及感觉受损　多种神经疾患损害下肢肌力、协调及平衡，均引起倾倒。神经检查常可发现下肢肌力减退、共济失调及（或）深感觉障碍。

2. 脊髓病　脊髓疾病患者倾倒危险特别高，因所有下行主要运动及上行感觉束经脊髓时受损，患者除发生无力及痉挛外，躯体感觉及从下肢本体传入亦受损，前庭脊髓及脊髓小脑通路破坏。颈髓损害早期可仅表现下肢无力而跌倒，临床上常误诊为胸髓损害，应仔细检查上肢肌力有无减退，肌张力、腱反射有无增高，如增高则提示颈髓病变。

3. 大脑或小脑疾病　运动、感觉、小脑及前庭功能孤立性或任何综合性障碍可发生于脑部疾病（肿瘤、梗死、出血、脱髓鞘及创伤）患者。急性基底节病损可显示一种缓慢向对侧倾斜的倾倒。卒中增加继后倾倒危险至少为2倍，右半球卒中、抑郁及臂功能减退患者的跌倒危险特别高。代谢性脑病引起姿势张力的特征性暂时丧失（扑翼样震颤）。若其广泛累及躯干轴性肌肉，如在慢性尿毒症患者直立位置的发作性丧失，可类似跌倒发作。小脑疾病引起步态共济失调，躯干不稳，为倾倒的主要原因。变性小脑共济失调患者的倾倒率约为50%，家族性偏瘫性偏头痛可呈现发作性无力或共济失调而引起倾倒。严重发作的惊跳（hyperexplexia），伴广泛肌张力增高，可导致不能控制的倾倒，氯硝西泮、丙戊酸或吡拉西坦（脑复康）可有效防止。及时诊断正常颅压脑积水（normal pressure hydrocephalus，NPH），并行脑室腹腔分流术可成功治疗，步态戏剧性改善，并减低倾倒危险，对病因鉴别有一定帮助。

（六）猝倒症

猝倒症为下肢张力的突然丧失，是发作性睡病四症的两部分（包括过度昼眠、催眠幻觉及睡眠麻痹）。猝倒发作时意识保留，可以是轻度下肢无力到完全弛缓麻痹，并跌倒急骤。一旦倒地，患者不能活动，但呼吸继续。发作常持续小于1分钟，极少会超过数分钟。猝倒症发作可由大笑、发怒、惊吓及惊跳所激发。偶尔中断性活动或在性高潮之后发作。在发作时，抗地心引力肌肉呈电静息；深反射不能引出。猝倒症可发生于无发作性睡病者，伴大脑疾病（症状性猝倒症），如在尼曼-匹克病、Norrie病或脑干病损。猝倒症可发生于正常个体的一种孤立问题，但罕见，可以为家族性。

（七）前庭疾患（耳石危象）

在眩晕发作时，患者常丧失平衡及倾倒。相反，梅尼埃病（Meniere disease，MD）可能由跌倒发作而复杂化，不伴或先前伴随眩晕（耳石危象）。球囊中耳石受体刺激激发不适当的经前庭脊髓路径的反射性姿势调节，导致倾倒。患者并无警兆，感觉要跌倒，可倒下或倒向任何方向。发作间前庭功能检查可发现减退或丧失，位置性眼震试验阳性，有助于诊断。

（八）中年妇女隐源性倾倒

年龄大于40岁的妇女易跌倒，常在行走时向前跌倒，发生倾倒而无警兆，亦无意识丧失、头晕或甚至不稳感。患者确信未受绊，但腿突然不听使唤，休息不久腿又可活动，继续正常行走，可见于3%以上的妇女，其中75%于40岁后发病。20%有近亲（母、姑、姊妹）亦发病。大多数患者的发作频率十分不同。一年中跌倒2~12次，仅1/4患者跌倒大于每月1次，或丛集地经常跌倒、间隔较延长的无症状期。跌倒时常致手、腕、肋及鼻部骨折及膝擦伤，甚至导致明显头颅损伤。

为何仅发生于女性，致病因素尚属推测，大多数患者跌倒时是穿着低跟鞋或赤足行走。偶尔患者可回忆跌倒发生在妊娠期，因在腹胀前会改变姿势稳定性。妊娠期开始倾倒的妇女患者常在分娩后仍会跌倒。围绝经期使某些妇女较易发生倾倒。跌倒与体重无关。最可能的解释是妇女支持躯干平衡的长襻（经皮质）反射延迟。

中年妇女倾倒者的神经检查常可正常，亦无其他任何跌倒原因（表6-6）。因无有效药理学治疗，以致某些妇女患者恐惧跌倒，可变成广场恐惧症，而需行为干预。

（九）衰老

大多数老年人及慢性病患者主诉倾倒。约1/3大于65岁者每年至少倾倒1次，跌倒机会随衰老而增多，并易因倾倒损伤导致严重性及慢性致残。跌倒是次于骨折的单一最常见致残状况，养老院老人倾倒发生率高，可达50%，多数患者会反复倾倒，老年妇女跌倒的危险性最高，倾倒是衰老者损伤相关死亡的重要原因。

正常衰老过程伴随多数生理功能下降，维持直立姿势的能力减退，对外来应激的代偿降低，本体感觉降低、肌肉体积丧失、膝及踝关节的关节炎、心血管障碍、视觉衰退、眼球运动、认知受损及姿势反射衰退等的整合，倾倒危险增加。即使健康老年人有一显著的年龄相关代偿向前倾倒的能力下降。脑MRI异常与老年人姿势不稳定相关，在大于80岁个体特别差。

大多数倾倒的老年人，有两种或若干（较常见）病理前驱状况，倾倒机会显著增多。在倾向跌倒的患者，大多数倾倒是偶然的，反映衰弱的患者极可能潜在危险间的相互作用。与内源性倾倒和意识丧失有关相反，并不常见。在伴倾倒的重要合并状况中有痴呆、代谢性及中毒性脑病、抑郁、脑梗死、帕金森病、周围神经病、关节炎及步态异常。步行障碍的发生率明显随年老而增加，可达近50%老人需护理，老年人认知受损者倾倒率较高。与健康老人比较，阿尔茨海默病（Alzheimer's disease，AD）患者的步速较慢，清除障碍物较困难。步态进一步衰退，当要求同时完成认知任务，如谈话，谈话时患者会停止行走者，提示其倾倒率高。

第三节　谵妄

谵妄（delirium）状态是一种以意识障碍和多方面认知功能受损为特征的临床综合征。意识障碍主要表现对环境认识的清晰度降低，但未达到昏迷程度。认知功能受损包括知觉、注意、记忆、定向和思维联想障碍。由于知觉障碍而可能存在错觉和幻觉，以及继发于幻觉的妄想症状、情绪和行为反应。注意力的集中、保持或变换目标的能力常常受损，主要表现注意涣散。谵妄是内外科中最常见的行为障碍，其为一种精神意识状态改变，以异常的及波动的注意障碍为特征。谵妄为住院患者的常见障碍，占10%~30%，在大于65岁患者中占14%~56%，谵妄可以是严重或危及生命的唯一体征，是老年人急性病的常见表现，其后果使住院日延长，死亡率增加。

谵妄状态又称急性器质性脑病综合征、急性意识模糊状态、中毒性精神病、重症监护治疗病房（intensive care unit，ICU）综合征、反映难以描述症状或综合征，现最常称为谵妄，通常其定义按照美国精神疾病学会《精神障碍诊断和统计手册（第4版）》[Diagnostic and Statistical Mental Disorders（4th ed），DSM-Ⅳ]。谵妄的关键特点是认知状态的急性改变，意识水平波动，注意缺损及感知障碍。意识水平改变可呈超急状态，显著不安、兴奋、冲动；亦可表现为活动减退的状态，嗜睡、昏睡，甚至昏迷。

谵妄患者在病程的不同阶段可能表现活动增多或活动减少。躁动患者常见于乙醇、苯二氮䓬类或巴比妥类药物撤除后，或摄入苯丙胺（安非他明）、左旋多巴或甾体激素等药物后，也见于颅脑损伤、麻醉恢复期、脑或躯体器质性疾病，表现过度警觉和活动增多，存在突出的幻觉和妄想症状，睡眠节律紊乱和自主神经活动不稳定。而活动减少患者常见于某些药物过量、急性酒精中毒、代谢衰竭、感染或电解质失衡，表现言语和动作减少，动作迟缓，嗜睡，罕见幻觉。部分神经病学家认为谵妄这一术语特指过度活动形式，而活动减少的病理状态被称之为"急性意识模糊状态"（acute confusion state）。注意力受损，不能注意特殊性刺激，为其关键表现。谵妄需与阿尔茨海默病（alzheimer's disease，AD）、精神疾患及抑郁症区别（表6-7）。

【病因】

谵妄的常见病因见表6-8。

谵妄危险因素（表6-9）包括代谢性、中毒性、炎症和感染性疾病。社区抽样调查发现谵妄最常见病因是糖尿病（diabetes mellitus，DM）、癫痫，以及同时合用多种处方药物。术后谵妄很常见，发生率为15%~25%。

表6-7　拟似谵妄情况的鉴别特点

特　点	拟似谵妄情况			
	谵　妄	AD	精神疾患	抑郁症
描述表现	模糊及失注意	记忆减退	与实际接触丧失	悲哀、快感缺失
起病	急	潜隐	急或慢	慢
病程	波动,常于夜间加重	慢性,进行(但稳定超过1日)	慢(伴加剧)	单次或反复发作,可以慢
时程	数小时或数月	数月到数年	数月到数年	数周到数月
意识	改变	正常	正常	正常
注意	显著受损	正常,除非晚期	可受损	可受损
定向	波动,时间地点失定向	差	正常	正常
语言	不连贯,构音障碍,命名错误	轻度错误	正常或压抑	正常或慢
思想	错乱	贫乏	错乱	正常
错觉及幻觉	常见(常为视觉)	罕见、除非晚期	常见	不常见
感知	改变	改变或正常	改变	正常
精神运动变化	是	否	是	是
可逆性	经常	罕见	罕见	可能
EEG	中到严重的背景活动变慢	正常或轻度弥漫变慢	正常	正常

表6-8 谵妄的常见病因

疾病状态

血管性:硬膜下血肿、缺血性卒中、脑内或蛛网膜下腔出血

感染:尿路感染、肺炎、败血症、脑炎、脑膜炎

中毒:中毒及药物过量

      戒断(乙醇、苯二氮䓬、巴比妥、海洛因)

外伤:脑震荡

自身免疫性:神经精神性狼疮、桥本脑病、自身免疫性边缘性脑炎(抗 VGKC、NMDA 受体、AMPA 受体抗体)

代谢性:电解质:低钠血症/高钠血症、高钙血症、高镁血症、低磷血症

      内分泌性:甲低/甲亢、低皮质酮血症/高皮质酮血症、低/高钙血症

      肝性脑病

      尿毒性脑病

      低氧及高碳酸血症

      维生素缺乏:维生素 B_1、维生素 B_{12}

      营养不良(血白蛋白 $<2g/L$)

      脱水(血尿素氮上升,尿素氮/肌酐比 >18)

      医源性(见下)

肿瘤:大的脑瘤、癌肿性脑膜炎

      副肿瘤性边缘性脑炎(抗 Ma2、Hu、CV_2/CRMPs、Tr、amphiphysin 抗体,抗 VGKC、NMDA 受体、AMPA 受体)

痫性发作:发作后状态、非惊厥性癫痫状态

结构性:脑积水

变性:痴呆伴 Lewy 体、其他神经变性疾患常为谵妄危险因素,但亦存在激发原因

精神疾病:老年成人罕为原因

医源性激发

约束

导尿

多种操作

睡眠剥夺

未治疼痛

药物:任何有抗胆碱能性、苯二氮䓬类、阿片类、抗组胺药、抗癫痫药、肌肉松弛剂、多巴胺能性激动剂(DA)、单胺氧化酶抑制剂(MOAI)、左旋多巴、类固醇、非类固醇性抗炎药(NSAID)、氟喹酮及头孢类抗菌素、β受体阻滞剂、洋地黄、锂盐、钙调磷酸酶抑制剂

手术:胸(心及非心脏)、血管、髋替代术

表6-9 谵妄的危险因素

谵妄发生取决于多种危险因素的复杂相互作用,其中某些为可调节的,如可预防的潜在靶点。在老年人,痴呆是最突出的危险因素,约占谵妄病例的2/3

可能可调节的危险因素

· 感觉损害(听觉或视觉)

· 不活动(安置导管或限制)

· 用药(如镇静剂、麻醉药、抗胆碱能性药物、皮质酮、多药治疗、乙醇或其他药物戒断)

· 急性神经疾病[如急性卒中(常为右顶叶)、颅内出血、脑膜炎、脑炎]

· 间发疾病(如感染、医源性并发症、严重急性病、贫血、失水、营养不良状态、骨折或创伤、人类免疫缺陷病毒感染)

· 代谢紊乱

· 手术

· 环境因素(如入住 ICU)

· 疼痛

· 情绪应激

· 持续睡眠剥夺

不可调节危险因素

· 痴呆或认知受损

· 老年(> 65 岁)

· 谵妄、卒中、神经疾病、跌倒或步态障碍

· 多种疾病

· 男性

· 慢性肾或肝病

【诊断途径】

(一)初期评价

急性谵妄为神经科急症,因病因多,鉴别范围广,需通过系统性诊断途径。

第1步(所有患者):评价气道、呼吸及循环、生命体征及血糖水平。若血糖低,给予维生素B_1及葡萄糖,疑有阿片过量者考虑纳洛酮。

第2步(所有患者):病史(特别注意基础认知状态、用药、感染症状);体检(特别注意感染征,仔细神经检查,以除外局灶缺损);完全血常规,电解质包括Ca、Mg、P;肝及肾功能试验,包括白蛋白;尿分析及培养,尿毒物筛查;胸X线检查;ECG。

第3步(按初次评价的发现指导):脑成像:MRI、弥散、增强或CT;腰椎穿刺(疑脑膜炎CT后即做腰椎穿刺,谵妄患者用得少),除非免疫受损或神经外科手术者。

第4步(按初次评价的发现指导):血氨、甲功试验、类皮质醇、维生素 B_{12}、动脉

血气、红细胞沉降率（erythrocyte sedimentation rate，ESR）、自身免疫血清学包括抗核抗体、甲状腺过氧化酶及甲状腺球蛋白抗体、血培养（毒物详尽筛查）、EEG（高度怀疑惊厥或非惊厥性癫痫状态即完成）。

以意识模糊评估法（consciousness assessment method，CAM）诊断谵妄，有以下4个特点。

特点1：急性起病及波动病程。有无从患者的基线精神状态急性变化？一日中（异常）行为有无波动；如有，倾向于发生、消失、严重度增加或减轻？

特点2：失注意。患者难以集中注意力，如容易分心，或难以保持所说的思路。

特点3：思维紊乱。患者的思维紊乱或不连贯，如漫谈或不相关谈话，不清晰或思想不合逻辑，或不能预料地从一题到一题。

特点4：意识改变水平。估计患者的意识水平：清晰（正常）、警惕（过度清醒）、嗜睡（嗜睡、易醒）、昏睡（难以唤醒）或昏迷（不能唤醒）。

谵妄的核心表现包括意识改变、全面的认知障碍、急性起病、波动性病程、知觉异常及为躯体病因的证据。

（二）病史要点

首先依据精神检查发现、意识水平的判断和精神状态的病史资料识别谵妄，然后汇总病史资料、体格检查和实验室检查发现鉴别谵妄的病因。

与谵妄发生有关的病史包括卒中、糖尿病、癫痫、视觉障碍、药物摄入（包括乙醇、精神活性物质以及具有抗胆碱作用的药物），以及既往疾病过程中的谵妄发作。谵妄状态往往持续数小时，症状和体征的波动较大，间歇期可正常，持续数分钟清醒状态后症状又反复。

对于病因的判断，重点应询问起病情况，突然发病往往提示卒中，逐渐起病通常提示代谢性、中毒性或炎症疾病；其次应注意询问伴随的躯体症状，特别是头痛、发热以及神经症状，以鉴别炎症疾病抑或局灶性脑损害。

应详尽回顾用药史，包括非处方药及中草药，特别要注意用新的药或近期剂量改变的药物，及任何有抗胆碱药物（表6-10）。

（三）体检要点

应注意找寻感染的证据，心动过速和发热很常见。此外，谵妄患者常有震颤、肌阵挛、扑翼样震颤和步态障碍。实际上，所有形式的运动功能异常都可能在谵妄患者身上见到。不对称肢体运动障碍、感觉障碍和视觉障碍往往提示局灶性脑损伤是谵妄的病因，需要进一步颅脑影像学检查明确。

神经检查是极重要的一步，应确定有无中枢神经系统局灶性病灶。诸如：不安性谵妄可由大脑后动脉卒中所致，或缺血可引起不安及失定向；旁正中动脉支配丘脑，基底动脉血栓致网状激动系统，或两侧丘脑缺血，呈现昏睡或昏迷，大脑中动脉（middLe cerebral artery，MCA）下支阻塞引起感觉性失语而无明显运动缺损，可能误为谵妄。

表6-10　可引起谵妄的药物

强抗胆碱能性活性药物	伴谵妄的其他药物	非处方药
西咪替丁	苯二氮䓬类	茶苯海明
泼尼松龙	麻醉剂	曲普利啶
茶碱	抗帕金森剂（如左旋多巴）	氯苯那敏
三环类抗抑郁剂	非类固醇抗炎症药	异丙嗪
（如阿米替林）	轻泻剂	抗腹泻药（含颠茄）
地高辛	抗生素	东莨菪碱
硝苯地平	氟哌啶醇	
抗精神病药（如氯丙嗪）		
呋塞米		
雷尼替丁		
二硝酸异山梨醇		
华法林		
双嘧达莫		
可待因		
氨苯蝶啶		

（四）精神状态检查

1. 精神检查

（1）外貌和行为：谵妄患者或安静嗜睡，或动作增多，注意力不集中而不能有效交流。

意识水平可以是嗜睡少动，严重者呈木僵状态；或者动作增多、言语增多和注意力分散，即所谓经典的"谵妄"表现。牵拉床单，喃喃自语，不能完成有目的的运动行为，持续言语也很常见。意识障碍呈波动性，去除病因后意识水平可以很快逆转。

谵妄患者的许多异常行为源于他们的异常心境和错误感知。某些患者由于存在被害妄想而闭门自锁，或者越窗逃跑。某些患者由于错误地理解看护人员的行为动机而产生攻击行为。谵妄患者反应迟缓，对事物的感知迟钝。首发症状常为睡眠节律的紊乱，由于普遍存在睡眠障碍而心境低落。

（2）言语：少语或言语不清晰，交谈缺乏逻辑，缺乏中心思想，严重时表现言语不连贯。对言语的理解能力减退，不能执行复杂指令。阅读、书写和抄写均存在困难。

（3）心境：大多数谵妄患者有恐怖体验，也可能存在抑郁症状并导致自杀行为。强迫症状不常见，但继发于恐惧的异常行为却很常见。患者常常畏惧看护人员，并由于对周围事物的错误认知而感到恐惧。

（4）幻觉和妄想：幻觉通常见于激越患者，很少见于嗜睡患者。最常见的是视幻觉，听幻觉和触幻觉也可见到，通常伴随妄想性解释，也即继发性妄想。

2. 认知功能检查　谵妄患者存在时间和空间定向障碍、注意保持和注意集中困难，以及记忆障碍。执行功能，如计划和调整等，也存在障碍。谵妄患者不能快速识别发生的事件，因而也不能记住事件过程。谵妄患者存在顺行性和逆行性遗忘，即使病情恢复也不能清楚回忆病中发生的事情，尽管可能存在片段记忆。很有意思的是，谵妄患者病中产生的幻觉和妄想症状，无论是在病中还是病情恢复后，通常都能回忆。患者不能完成复杂运动，如文字书写。手书，用火柴搭建复杂图案，或者临摹图画，是判断患者好转或恶化的实用方法。

认知筛查测试，如简易精神状态检查（mini-mental state examination，MMSE），往往发现异常。但约30%患者MMSE得分可能大于23分。MMSE检查常发现定向、序列100减7和回忆障碍。大多数谵妄患者不能正确临摹五边图案。心理转换试验（即要求患者由1数到10，由字母a数到j，然后按顺序交换数字和字母，如a1、b2、c3等）、连线试验或数字符号试验，都是检测谵妄患者认知功能的敏感指标。

（五）重要辅助检查

实验室检查有助于鉴别谵妄的病因。注意患者是否存在低蛋白血症、白细胞增多或抗胆碱能药物过量。常规实验室检查仍不能明确病因时，应注意检测有无药物或毒物中毒的可能性。此外，甲状腺功能、肝功能、肾功能和血清钙的检测也很重要。

如果病史和神经检查提示局灶脑损伤，必须进行颅脑CT或MRI检查。由于患者往往处于激越和不安状态，通常需要使用镇静药物后才能完成影像学检查。如果患者存在脑血管病的危险因素，表现突然发病，存在局灶神经体征，因而怀疑是脑梗死，应当在颅脑MRI检查的同时进行磁共振血管造影（magnetic resonance angiography，MRA）检查，以避免再次检查时重复使用镇静药物。心源性栓塞是大脑中动脉和大脑后动脉梗死的常见病因，同样可能是谵妄的病因。由于心脏疾病对于激越型谵妄患者具有致命威胁，对于心脏情况的评价尤其重要，应当尽早进行。

谵妄患者存在脑电图弥散性慢波改变，动态监测脑电变化有重要临床价值。一是可以判断患者病情的恶化或好转，二是有助于与精神分裂症或抑郁等精神疾病鉴别。由于谵妄往往与阿尔茨海默病和其他类型痴呆重叠，痴呆患者也存在脑电慢化，因此脑电慢化是非特异性的。

在大多数病例，仔细的神经检查应显示局灶缺损，如大脑后动脉（posterior cerebral artery，PCA）卒中引起视野缺损，MCA下支卒中、基底动脉血栓引起脑神经缺损、四肢瘫痪或肢体姿势异常。中枢神经系统感染如脑膜炎及脑炎结构病损如扩张性硬膜下血肿，凡有局灶缺损应进行实验室检查，CT、MRI可显示相应异常。非增强CT以除外占位病变或出血为精神意识状态改变的原因。如有以下临床特征之一即需做CT。60岁以上患者有头痛、呕吐及局灶缺损者需做CT，在腰椎穿刺前做CT，除外占位病损及阻塞性脑积水。在院内发生谵妄者，院内脑膜炎极不常见，在无中枢神经系统感染如发热、头痛或颈强直等表现，患者腰椎穿刺常可无发现，但重要例外为头颅创伤、神经外科手术或设备者，或人类免疫缺陷病毒（human immunodeficiency virus，HIV）及其他免疫损害的状态，腰椎穿刺可有相应发现。在内科注意到精神状态改变的患者，不需腰椎穿刺，谵妄无发热或颈强直患者不太可能为细菌性脑膜炎，其他原因如结核性或真菌脑膜炎，或癌肿性脑膜炎、发热不常见，腰椎穿刺有助诊断。

对初步检查未显示及无明确医源性病因，应考虑第2级评价：脑MRI及未增强可有帮助。

对不能解释的脑病的应做EEG，以除外非惊厥性癫痫持续状态（status epilepticus，SE），10%~37%见于痫性发作，特别在ICU，有时轻微痫性发作，如眼偏斜、眼震或拇指抽动，常无病史或临床线索，仅靠EEG以除外诊断。

（六）谵妄症状的测评

临床常用谵妄评定方法，即意识模糊评估法判断患者是否存在谵妄，包括4项指标：①急性起病和波动病程；②注意缺陷；③思维不连贯；④觉醒度降低。①+②是必要条件，再加上③或④，可初步判断存在谵妄。

此外，Bergeron等编制了重症监护谵妄筛查量表（intensive care delirium screening checklist，ICDSC），有较高的敏感性，有利于尽早识别谵妄，特别适合监护室医护人员使用（表6-11）。

表6-11　重症监护谵妄筛查量表

1. 意识水平

（1）无反应

（2）强烈刺激才有反应，表明存在严重意识水平的改变而不再继续评定

（3）嗜睡，轻至中等强度刺激才能唤起反应，表明存在意识水平的变化，评1分

（4）清醒，或容易唤醒的睡眠状态，评0分

（5）过度警觉，评1分

2. 注意涣散

交流困难，或不能完成指令；容易被环境刺激转移注意力；难以转换注意；存在任何一项前述症状评1分

3. 定向障碍

存在时间、空间或人物定向障碍，评1分

4. 幻觉、妄想或精神病性症状

明确的幻觉症状，或很可能是幻觉支配下的异常行为（如试图抓住并不存在的物体），或妄想症状；接受现实检验的能力明显受损；存在任何一项前述症状评1分

5. 精神运动性兴奋或抑制

需要使用镇静药物或保护性约束，防止患者过度兴奋而伤及自身或他人（如拔掉静脉输液管、攻击看护人员等）；活动显著减少，或明显的精神运动迟缓；存在任何一项前述症状评1分

6. 不恰当的言语或心境

不恰当的、零乱或不连贯的言语；对事物或场景不恰当的情绪反应；存在任何一项前述症状评1分

7. 睡眠-觉醒周期紊乱

睡眠时间少于4h，或夜间经常觉醒（排除人为惊醒或环境嘈杂原因）；白天经常处于睡眠状态；存在任何一项前述症状评1分

8. 症状波动

24h内症状波动变化（如症状的转变），评1分

评分依据于8h连续观察或之前24h收集到的情况。以≥4分为分界值，检出谵妄的敏感度为99%，特异性为64%

（七）诊断标准

国际上普遍采用DSM-Ⅳ和ICD-10关于谵妄的诊断标准。《中国精神类与诊断标准》第3版（CCMD-3）也提出了关于谵妄的诊断标准。分别如下（表6-12、表6-13、表6-14）。

表6-12　DSM-Ⅳ谵妄诊断标准

1. 意识障碍，对环境认识的清晰度降低，伴随注意集中、注意保持和注意转换的能力减退

2. 认知改变，如记忆减退、定向障碍、语言障碍，或知觉障碍而不能用原有痴呆来解释

3. 上述症状在短期内发生（通常数小时至数日），并且在1日之内有波动

4. 病史、体格检查或实验室检查有证据支持上述症状存在病理基础

表6-13　ICD-10谵妄诊断标准

1. 意识障碍和注意缺陷
2. 总体认知功能障碍，伴随知觉障碍（错觉和幻觉），抽象思维能力和理解力减退，伴有或不伴妄想，但通常存在一定程度思维不连贯，短时记忆和近期记忆障碍，时间定向障碍，严重者可同时伴随地点和人物定向障碍
3. 精神运动障碍
4. 睡眠-觉醒周期紊乱
5. 情绪障碍，如抑郁、焦虑、易激惹、欣快、淡漠或困惑等

表6-14　CCMD-3谵妄诊断标准

1. 程度不同的意识障碍和注意受损
2. 全面的认知损害，至少有下列3项：①错觉或幻觉（多为幻视）；②思维不连贯或抽象思维和理解力受损，可有妄想；③即刻记忆和近记忆受损，远记忆相对完整；④时间定向障碍，严重时也有人物和地点定向障碍
3. 至少有下列1项精神运动性障碍：①不可预测地从活动减少迅速转到活动过多；②反应时间延长；③语速增快或减慢；④惊跳反应增强
4. 情感障碍，如抑郁、焦虑、易激惹、恐惧、欣快、淡漠或困惑
5. 睡眠-觉醒周期紊乱
6. 躯体疾病或脑部疾病史、大脑功能紊乱的依据（如EEG异常）有助于诊断

DSM-Ⅳ、ICD-10和CCMD-3关于谵妄的诊断标准，尽管基本指标大同小异，但具体要求或强调的特征有所不同。DSM-Ⅳ对于谵妄的症状特点描述更符合临床实际；CCMD-3更重视意识障碍作为谵妄的基本特征，并将谵妄归于器质性意识障碍中，同时强调知觉障碍和思维能力的受损；ICD-10和CCMD-3对于谵妄的诊断均要求有精神运动障碍和睡眠周期的紊乱，而DSM-Ⅳ则无前述要求，但强调24小时内病情有明显的波动。

【鉴别诊断】

（一）代谢障碍

代谢障碍是谵妄的最常见原因，通过病史、体检及常规实验室试验可识别大多数获得性代谢障碍。鉴于代谢障碍危及生命或引起持久损害的可能，特别是缺氧及低血糖症，应即时检查，其他重要的代谢障碍为失水、液体及电解质紊乱、钙及镁紊乱。

电解质水平的迅速变化为发生谵妄的重要因素。如某些患者可以耐受慢性低钠血症（≤115mmol／L），但若迅速下降到该水平就可激发谵妄、痫性发作，甚或引起脑桥中央髓鞘溶解症，特别是纠正低钠血症过于迅速时。

心排血量低下、通气不足或其他原因所致低氧血症是谵妄的另一常见原因。心力衰竭可致心脏性脑病。静脉压增高致使硬膜静脉窦及脑静脉压或颅内压增高。

其他重要脏器衰竭，如肝功能衰竭及肾衰竭，包括不常见原因的可能性，如未发现的门腔分流，或急性胰腺炎伴脂酶的释放。内分泌功能障碍如甲状腺功能亢进或库欣综合征，常可表现突出的情感症状，甚至谵妄。中毒可引起谵妄，包括工业溶剂、污染物、砷、铋、金、铝、汞、铊及锌等重金属。其他原因尚有先天性代谢障碍，如急性间歇性卟啉病。酒精中毒、营养不良（如减肥者）可引起维生素B_1缺乏，经输注葡萄糖后自发发生wemicke脑病。

（二）药物诱导谵妄

多种药物可引起急性谵妄，见表6-10。

任何患者，特别是老年患者发生不可解释的急性谵妄，应考虑药物中毒，直到证明为其他病因。

药物中毒及药物戒断为谵妄最常见原因，约50%大于65岁的老年人每日服用5种药物，可致约39%患者引起谵妄。药物成瘾作用特别易致谵妄者，如抗胆碱能性质，包括抗组胺、抗抑郁及神经阻滞剂。

抗胆碱能性药物，如镇静-催眠性及包括长程作用苯二氮䓬类，麻醉止痛性及哌替啶及组胺H_2受体阻滞剂。中毒患者的经典临床表现为：发热、瞳孔扩大、口干、面色潮红及谵妄，特别在老年人。抗帕金森病患者模糊伴突出的幻觉及错觉，帕金森病患者特别易感，与抗胆碱能性作用有关。

皮质酮精神病可发生于服泼尼松龙≥40mg／d，不良反应常起自欣快及躁狂，而呈现活动过多性谵妄。任何鞘内注射药（如甲泛葡胺）易产生模糊行为。药物戒断综合征可由多种药物引起，包括巴比妥及其他轻性安定药、镇静-催眠药、苯丙胺、可卡因或乙醇。乙醇戒断后72～96小时开始震颤谵妄、激动、震颤、出汗、心动过速、发热及恐惧性视幻觉。

药物戒断性谵妄（震颤谵妄）最常见的急性及多症状谵妄状态为震颤谵妄，由乙醇戒断所致，一般在完全禁酒之后，常为3～4日，亦可发生于饮酒减量者。相似临床表现可发生于苯二氮䓬、巴比妥或其他镇静药戒断，这些戒断状态可发生全身性惊厥，与谵妄独立发生。特别是并不知患者系乙醇或慢性镇静剂服用者入院做选择性手术，及在疾病检查过程中或术后，变成急性谵妄，一般其病程小于1周，经镇静剂及良好支持疗法的处理使大多数患者可完全恢复，死亡率为2%～15%，多数由于酒精中毒的其他并发症，如肝衰竭伴随此病的交感神经性激活，戒断综合征可能作用于受体，特别是N-

甲基-D-天冬氨酸（N-methyl-D-aspartate，NMDA）及γ-氨基丁酸（γ-aminobutyric acid，GABA）受体。在慢性酒精中毒时NMDA受体上调，而GABA-A加强者或GABA-A受体可能下调，因此，增加脑兴奋突然停止导致临床明显焦虑、激动及震颤。

（三）术后谵妄

术后谵妄常是多因素起源，促发因素包括年龄大于70岁，中枢神经系统疾患（如痴呆及帕金森病），严重基础内科情况，滥用乙醇史；激发因素包括残余麻醉及药物效应，特别是抗胆碱药物，术后，手术期低血压，电解质紊乱，感染，心理应激及睡眠多次割裂。谵妄与麻醉途径无特别关系，术后谵妄可起自任何时间，第三日变得明显，约于第七日消失，亦可有持久较长者。

术后谵妄是最多见的症状及严重的术后并发症，其发生率约占11%，但可影响到20%~60%，老年患者在术后，髋部骨折或心脏手术可达30%~40%。临床表现可从轻度认知受损，到一种急性模糊状态，类似震颤谵妄。老年、认知损害、贫血、电解质异常、酒精中毒病史，以及服用麻醉药或苯二氮卓类及脑血管病史等是危险因素。心脏手术并非危险因素，但呼吸功能障碍、感染、贫血、低钙血症、低钠血症、氮质血症、肝功能异常及代谢性酸中毒等是危险因素。附加的因素为术后心排血量降低及人工心肺时间长，微栓18%险增加，此外，骨折、骨科手术，特别是股骨折、颈骨折及两侧膝替换术（约18%谵妄）。老年人胸腔手术为9%~14%，白内障手术为7%，可能由于感觉剥夺所致。前列腺手术可发生水中毒，由于膀胱灌注水吸收的结果。

（四）ICU谵妄

急性谵妄常发生于医院ICU患者，多数患者为术后，将所有因素均列于术后并发症，无疑起致病作用，感觉剥夺导致从正常昼晚节律分离，为术后谵妄的一种诱发因素，其发现加重了环境刺激的重要性，有助于对可能模糊患者的诊断。

（五）感染

感染及发热常产生谵妄，主要为尿路感染、肺炎及败血症。感染性脑炎或脑膜脑炎如单孢病毒、Lyme病及艾滋病患者可呈谵妄，是因HIV感染本身或机会感染所致。免疫受损患者有感染较大危险，疑诊者即做尿、痰、血及脑脊液（cerebrospinal fluid，CSF）培养。

（六）卒中

谵妄为任何急性卒中的非特异性结果，在大多数病例，梗死后意识模糊常在24~48小时消失，持续谵妄可由特异性卒中所致，包括右MCA梗死累及前额及前颞及后顶区，及PCA梗死导致两侧或左侧枕顶颞（梭状回）病损，后者常累及左半球，并可导致激动，视野改变，甚至Anton综合征。谵妄亦可在ACA阻塞或大脑前交通动脉（arteria communicans anterior cerebri，ACoA）瘤破裂，累及前扣带回及隔区。丘脑或后顶皮质卒中可表现严重谵妄，即使病损小。

其他脑血管病（cerebrovascular disease，CVD）可产生谵妄者，包括高度两侧颈动脉狭窄、高血压性脑病、蛛网膜下腔出血及中枢神经系统血管炎，如由于系统性红斑狼疮（systemic lupus erythematosus，SLE）、颞动脉炎及Behcet（白塞）综合征，偏头痛可表现谵妄，特别在儿童。TIA中谵妄，甚至在椎基底动脉TIA是少见的。因此，TIA不应考虑为谵妄的原因，除非有其他神经体征及适当的时间过程。

（七）癫痫

异常脑电活动伴随谵妄有以下4种情况。

1. 发作期　以失神状态、复杂部分SE、强直状态无惊厥，或周期性一侧痫性发放。
2. 发作后　在复杂部分或全身性强直-阵挛性痫性发作之后。
3. 发作间　表现兴奋增加，激动及情感症状中伴迫近痫性发作的前驱。
4. 抗惊厥药的认知效应。

（八）其他神经疾病

其他中枢神经系统疾病前驱受累者发生谵妄，如痴呆患者、Lewy体病、帕金森病及皮质下缺血改变。电休克治疗这些患者常产生谵妄。头创伤可致谵妄，如脑震荡、颅内血肿或蛛网膜下腔出血的结果。硬膜下血肿可发生于老年人有轻度头伤史。

幕下迅速生长的肿瘤特别易致谵妄伴颅内压（intracranial pressure，ICP）增高。

副肿瘤性病理过程产生边缘性脑炎及多灶性白质脑病可引起谵妄。

谵妄可由急性脱髓病及其他弥漫性多灶病损、交通性或非交通性脑积水引起。在一过性完全性遗忘（transient global amnesia，TGA），初期谵妄继之以不成比例的顺行性遗忘，一定程度的前数小时的逆行性遗忘，在24小时内改善。Wernicke脑病时谵妄伴眼肌麻痹、眼震、共济失调及常残留遗忘（Korsakoff精神病）。

第四节　昏迷

意识是指认识自我和环境的一种状态。意识障碍是指人体对内外环境不能够认识，是高级神经系统功能活动处于抑制状态的结果。

意识依赖于：①完整的上行网状激活系统：为觉醒结构；②正常的双侧大脑皮质功能：决定意识内容；③正常的神经递质：在觉醒系统存在的乙酰胆碱能系统、单胺能系统及 γ -氨基丁酸，对控制意识可能起着重要作用。

因此，上行网状激活系统受损或大脑皮质弥漫性损害或神经递质改变均可引起意识障碍。意识障碍有2种类型，一种是指觉醒障碍，即此处所指的意识水平障碍；另一种是指认知情感精神功能的改变，即意识内容改变，常不影响觉醒水平。

【病因】

（一）根据病因分类

1. 颅内疾病

（1）局限性病变：常见有出血、梗死及占位。

（2）弥漫性病变：常见有感染、外伤及蛛网膜下腔出血。

（3）癫痫性昏迷。

2. 颅外疾病

（1）正常代谢物质缺乏：缺血缺氧、低血糖、辅酶不足。

（2）内脏疾病及内分泌病：肝（肺、肾）性脑病、糖尿病性昏迷等。

（3）外源性中毒：药物或化学物质中毒。

（4）水、电解质或酸碱平衡紊乱。

（5）体温调节紊乱：中暑、低温。

（6）其他：重度感染、癌性脑病或混合性昏迷。

临床上将觉醒状态分四级：清醒，嗜睡，昏睡，昏迷。清醒为完全正常的觉醒状态；嗜睡介于清醒和昏睡之间；昏睡则需要重复刺激才能获得觉醒；昏迷为对自身及环境完全无反应状态，眼睛闭合地躺着。嗜睡、昏睡及昏迷间的区分是含糊的，因此统称为昏迷。

（二）类似昏迷的几种状态

有几种认知或意识损害的状态，其表现类似昏迷。另外，开始为昏迷者也可转变为其中的某种状态。一旦睡眠觉醒周期存在，真正的昏迷就不再存在。

1. 闭锁综合征（去传出状态）　是由于双侧脑桥腹侧病变致双侧皮质脊髓束及皮质延髓束受损所致。患者意识清醒，能认识环境，但存在四肢瘫痪及下部脑神经麻痹，患者只能上下活动眼球及眨眼。需与类似表现的严重多神（特别是Guillain-Barre综合征）、重症肌无力和神经肌肉阻滞剂药物中毒鉴别。

2. 持久性植物状态　是由于广泛性皮质灰质或皮质下白质（white matter，WM）损害而脑干功能正常所致。患者缺乏认知功能，但保留有植物或非认知功能如心脏、呼吸功能。其诊断标准如下。

（1）缺乏对自身或周围环境感知的证据，不能与他人交流。

（2）缺乏持久地、可重复地、有目的地或随意地对视觉、听觉、触觉或有害刺激做出反应的证据。

（3）缺乏语言理解或表达。

（4）存在睡眠觉醒周期。

（5）保留下丘脑和脑干自主神经功能：自身血压及自主呼吸稳定，有巡回的眼球震颤样的眼球运动。

（6）大小便失禁。

（7）保留一定程度的脑神经（瞳孔、头眼、角膜、前庭眼和下颌）和脊髓反射。

3. 最小意识状态　较持久性植物状态常见10倍，表现为严重的神经功能损害伴最小意识。诊断标准为：存在下列一项或多项可重复性或持久性行为，证明对自身或周围环境存在认知的证据。

（1）与之说话时患者有眼神交流或转头。

（2）眼球有跟随运动。

（3）有可理解的言语表达。

（4）对痛刺激有逃避反应。

（5）能抓握或使用物体。

4. 假性昏迷　指患者表现类似昏迷（无反应、不能唤醒）但没有结构、代谢或中毒疾病，常为精神源性无反应。

【诊断】

（一）昏迷患者的检查

1. 快速初步检查及急诊处理　在对昏迷患者进行详细的检查前，先进行快速的初步检查，包括生命体征、对刺激的反应、瞳孔及光反应、脑膜刺激征（外伤者勿活动颈部）及腹部情况，有无需要立即处理的内外科情况。

对昏迷患者首先要保持呼吸道通畅，建立静脉通道，并给予各种支持或预防性措施。经验性的急诊治疗为：吸氧，静脉注射维生素B_1（至少100mg），血糖不高者静脉注射50%葡萄糖25g。

对昏迷原因的判断，先排除闭锁综合征及假性昏迷，再初步判断可能是颅内疾病还是颅外疾病所致。怀疑有颅内病变时，应先做头颅CT，需要时再做腰穿。

2. 病史要点　一旦患者病情相对稳定，就应向其亲戚、朋友及在场人员等寻找昏迷的原因。包括：①起病缓急；②昏迷前有何症状；③有无头颅外伤史；④过去疾病史及服药史，身上及周围有无残留毒物或药物；⑤有无饮酒；⑥室内有无火炉及通风情况；⑦有无传染病史。

3. 体格检查要点　体格检查应系统、全面。

（1）生命体征：

1）血压：过低或过高均可导致意识改变。但需注意有时血压增高或降低系颅内病变（如颅内压增高或延髓病变）或药物所致，疼痛、烦躁及膀胱充盈等也可引起血压增高。

2）心率：减慢可见于颅内压增高、心脏传导阻滞、药物或中毒；增快可见于低血容量、甲亢、发热、贫血及某些药物或毒物；心律失常除心脏本身疾病外，还可见于三环类抗抑郁剂、可卡因或乙炔乙二醇中毒。

3）呼吸：增快或减慢多见于代谢性或中毒性，也可见于肺部疾病或脑干病变。

4）体温：昏迷患者需测直肠温度，口腔或腋下温度不可靠。低温可导致意识障碍，低温常见于酒精中毒、代谢性（甲状腺或垂体功能低下）及环境因素，也可见于败血症引起的血管收缩、药物（巴比妥类、三环类抗抑郁剂）过量、中枢性（下丘脑病变）。除了中暑及恶性高热，发热本身不会引起意识改变。发热常提示感染；纯神经源性高热少见，常见于蛛网膜下腔出血或下丘脑病变；脑干病变引起的高热表现为寒战而无汗，无汗性寒战特别是单侧性也可见于深部脑出血。昏迷伴发热的其他原因有：中暑、甲亢危象、药物中毒（阿托品及其他抗胆碱能药、可卡因、三环类抗抑郁剂、苯环己哌啶、水杨酸盐）。

（2）一般检查：检查以下内容。

1）头颈部：有无外伤体征。

2）眼部：除检查眼部情况外，还应检查眼底（玻璃体下出血见于动脉瘤性蛛网膜下腔出血，急性视盘水肿见于颅内压增高或高血压危象）。

3）耳鼻部：有无外伤及感染。

4）口腔：气味（厕所味见于尿毒症，甜水果味见于酮症酸中毒，霉味或鱼味见于急性肝衰竭，洋葱味见于副醛药物，大蒜味见于有机磷酸酯），有无感染或外伤或色素沉着。

5）体表：皮肤、黏膜及指甲。皮肤大泡见于巴比妥中毒，皮肤干燥见于巴比妥中毒或抗胆碱药过量。

淋巴结、心脏及腹部、其他（女性的乳腺及男性的睾丸、直肠）也应检查。

4. 神经系统检查要点　重点检查下列内容。

（1）意识状态：应仔细检查。可应用多种刺激方法（听觉、视觉及痛刺激），刺激应由弱到强。

（2）呼吸：观察呼吸的频率、节律及幅度。潮式呼吸（陈-施呼吸）见于脑桥上部以上的任何部位的双侧损害，提示尚未发生持久性脑干损害。潮式呼吸要注意与短循环周期性呼吸区别，后者表现为1～2次幅度增加，然后2～4次快呼吸，最后为1～2次幅度减弱，见于颅内压增高、下脑桥病变或后颅窝病变扩大。中枢神经源性过度换气表现为40～70次/分钟的快呼吸，见于下中脑到上脑桥病变。频率及节律均不规则的共济失调性呼吸见于延髓病变。

（3）瞳孔：检查其大小、形状及对光反应。间脑病变或中毒代谢性损害表现为小瞳孔，光反应存在。中脑病变如损害了动眼神经，则表现为病变瞳孔扩大（>8mm），光反应消失；如未损害动眼神经，瞳孔为中等大小（4～6mm），光反应消失。脑桥病变瞳孔为针尖样（<2mm）。

（4）眼球运动：观察眼球位置、自发性运动及反射性眼球运动（头眼反射及冷热试验）。

眼位对病变的提示：双眼球同时向上或向下凝视，见于中脑四叠体病变；一侧向上、一侧向下，见于小脑病变；双眼球固定于一侧，见于该侧额回后部或对侧脑桥病变；双侧眼球稍向外斜，见于中脑病变；双眼球向下偏斜，见于丘脑及丘脑底病变；双眼球固定于中央位置，说明中脑及脑桥受累，昏迷深。

巡回性眼球运动提示脑干完整，眼球浮动（快速向下后慢速向上）提示脑桥病变。

反射性眼球运动可反映有无眼肌麻痹及脑干功能。简单的方法为头眼反射（又称玩偶眼现象），即将头做垂直及水平的被动运动。脑干功能保留者，头运动时眼球会出现反方向运动。中脑功能受损时，垂直头眼反射消失；脑桥功能受损时，水平头眼反射消失。也可采用冰水刺激方法，将0℃冰水2mL注入一侧外耳道，如脑桥功能正常，双眼球会凝视同侧；如脑桥功能受损则眼球无反应。

（5）运动系统：观察患者姿势、对痛刺激的反应、肌张力及反射。肌张力不对称提示存在局灶性结构病变。任何原因所致的昏迷其病理反射都可能阳性（包括药物过量及痫性发作后），但如没有结构性损害，随意识的恢复，病理反射会转为阴性。

5. 辅助检查　根据患者可能的原因，选做必需的辅助检查以证实其诊断或与其他可能的原因区别，包括：血、尿检查，脑脊液，脑电图，CT或MRI等检查。

（二）昏迷诊断

1. 是否为真正的昏迷　首先要鉴别昏迷是精神性昏迷或假性昏迷，还是代谢性或结构性昏迷。检查眼睑、瞳孔、眼球运动及前庭眼反射对鉴别有帮助。精神性昏迷或假性昏迷者眨眼增加，扒开眼睑困难，瞳孔等大，光反射存在，有巡回眼球运动，冰水刺激后眼球不会强直性偏向刺激侧，但快相存在。

2. 是中毒代谢性昏迷还是结构性昏迷　中毒代谢性昏迷多为颅外疾病所致，结构性昏迷多为颅内疾病所致。病史及体格检查对鉴别有帮助（表6-15）。

3. 昏迷的病因诊断

（1）对称性-非结构性损害病因：

1）毒素：铅，铊，蘑菇，氰化物，甲醇，乙烯，一氧化碳。

2）药物：镇静剂，溴化物，乙醇，阿片制剂，副醛，水杨酸盐，拟精神药物，抗胆碱能类药物，苯丙胺，锂，苯环己哌啶，单胺氧化酶抑制剂。

3）代谢性：低氧，高碳酸血症，高钠血症，低钠血症，低血糖，高血糖非酮症昏迷，糖尿病酮症酸中毒，乳酸酸中毒，高钙血症，低钙血症，高镁血症，高温，低温，Reye综合征，氨基酸血症，wemicke脑病，卟啉病，肝性脑病，尿毒症，透析脑病，爱迪生病危象。

4）感染：败血症，伤寒，疟疾，沃-弗综合征（出血性肾上腺综合征）。

5）精神病性：紧张症。

6）其他原因：痫性发作后，弥漫性缺血（心肌梗死、充血性心力衰竭、心律不齐），脂肪栓塞，高血压脑病，甲状腺功能减退症。

表6-15　中毒代谢性昏迷与结构性昏迷的鉴别

项　目	中毒代谢性昏迷	结构性昏迷
起病	多为慢性进行性	多为突然
意识状态	常有波动	常无变化或进行性恶化
呼吸	多为深快呼吸	常有频率、节律及幅度改变
眼底	大多正常	可有视乳头水肿或玻璃体下出血
瞳孔	多为对称性小瞳孔,光反应存在	多不对称,光反应消失
眼球运动	双侧多呈对称性	常不对称
自发及反射性眼球运动	常存在	常消失
肢体神经体征	常双侧对称	常不对称

（2）对称性-结构性损害病因：

1）幕上病变：双侧颈内动脉闭塞，双侧大脑前动脉闭塞，颅内感染（脑膜炎、脑炎、梅毒），垂体卒中，多灶性白质脑病，肾上腺白质营养不良。

2）幕下病变：基底动脉阻塞，脑干中线部位肿瘤，脑桥出血。

3）蛛网膜下腔出血：脑外伤，感染后脑脊髓炎，脑积水，克-雅病。

（3）非对称性-结构性损害病因：

1）幕上病变：脑梗死，单侧大脑占位（肿瘤、出血），脑外伤，脑脓肿，脑血管炎。

2）幕下病变：血栓性静脉炎，多发性硬化（multiple sclerosis，MS），急性弥散性脑脊髓炎，脑干梗死，脑干出血。

（4）常见原因所致昏迷的临床特点：

1）脑卒中：大面积脑梗死、脑干梗死、脑出血及蛛网膜下腔出血都可出现意识障碍甚至昏迷，其发病突然，大多为老年人，并有高血压、糖尿病、心脏病等基础疾病，并常有脑局灶损害体征（偏瘫、偏身感觉障碍、一侧共济失调及病理反射），蛛网膜下腔出血一般没有局灶损害体征，但头痛及脑膜刺激征明显。头CT或MRI常能明确诊断。

2）颅脑外伤：有明确的头颅外伤史，意识障碍可为短暂性或较长时间，意识障碍时间较长者常提示有脑挫裂伤，并常有局灶性神经缺失征。部分患者在外伤后意识清醒或出现短暂意识障碍，继以一段意识好转或清醒期，然后再出现意识障碍，并呈进行性加重，常提示存在颅内血肿。老年人可以在轻微外伤后早期没有或仅有轻微头昏或头痛症状，经过一段时间后再逐渐出现意识障碍，见于慢性硬膜下血肿。弥漫性轴索损伤可于颅脑损伤后持久昏迷或成植物状态。根据外伤史及头颅CT或MRI可确定诊断。

3）脑肿瘤：一般为缓慢起病，进行性加重。主要表现为脑局灶损害症状体征（痫性发作、运动及感觉障碍等）和颅内压增高表现（头痛、呕吐及视盘水肿）。一般无意识障碍，但并发脑疝时可出现昏迷。如肿瘤出血（瘤卒中）则可突然出现意识障碍。

4）中枢神经系统感染：一般均有头痛、发热、精神意识障碍、脑膜刺激征及脑脊液异常。脑膜炎以头痛、意识障碍及脑膜刺激征为主要表现，脑炎则以意识障碍、精神症状、脑弥漫性或局灶性损害征为主要表现。脑脊液、脑电图及MRI检查对鉴别脑膜炎与脑炎、感染源（细菌、病毒、真菌或寄生虫）有重要价值。

5）癫痫性昏迷：昏迷可见于全面性发作后或持续症状。根据癫痫病史、发作时表现及脑电图改变可明确诊断。

6）代谢性昏迷：此类昏迷患者有基础疾病（如糖尿病、尿毒症、肝病、肺病、甲状腺功能亢进或低下等），昏迷常为渐进性，神经系统检查常无定位体征，内科体格检查或生化检查能发现相关的基础疾病。常见有：糖尿病性昏迷（酮症酸中毒或高渗性昏迷），低血糖性昏迷，尿毒症或肝性昏迷，肺性脑病，甲亢危象或黏液性水肿。

7）感染中毒性脑病：见于急性感染的早期或极期，儿童多于成人。除有高热、头痛、呕吐症状外，还可有烦躁、谵妄、反应迟钝、惊厥及意识障碍等。脑脊液压力常增高，常规及生化正常。脑病症状多在感染控制后消失。

Reye综合征是急性中毒性脑病的一种特殊类型，其主要病变为急性脑水肿，伴以肝脏为主的内脏脂肪变性，故此综合征又称急性脑病合并内脏脂肪变性综合征。多见于20岁以下，在病毒感染后数日内发病，出现发热、呕吐、惊厥及意识障碍，并有肝肿大及其他脏器（心、肺、肾等）受累表现，肝功能异常，脑脊液压力常增高，脑电图多为弥漫性异常。常迅速进入昏迷，死于脑疝。

8）外源性中毒或损害：毒物、药物、理化因素（如高低温、电击、乙醇、一氧化碳等）都可引起意识障碍。根据接触史、临床表现及必要时的毒物分析鉴定，可明确诊断。

另外，严重的水、电解质、酸碱平衡紊乱也可引起意识障碍，通过病史、临床表现、电解质及血气检查可帮助诊断。

第五节　意志减退

意志减退（abulia）患者保留意识，维持清醒，但自发性行为减退明显，可坐着或躺着，不做任何动作，自发言语亦明显减少，甚至不言不语，不进饮食，不知吞咽，严重者不认识家人及熟悉者。对所问问题或要求完成的任务，患者不能反应，或间隔长时才有反应，当检查者反复发问或导向，患者常说：首问时已听到，但只是尚未开始行动，开始回答亦常简短，说明该时意识存在。患者保留记忆、言语、倒记及复制，但完成时间延长，并常需催促才完成。患者不能坚持完成熟悉的任务，如说出10种动物名，10件衣服名，或从20倒数到1。

意志减退系精神运动迟滞，属行为起动障碍，即动力障碍。

动力（motivation）是人类适应功能及生命质量所必需的功能，对脑损伤、痴呆或任何其他神经精神疾病等有重要意义。动力是行为及适应的重要决定者，动力丧失可阻碍体能、模仿技巧康复，成为家庭及社会的负担。动力与注意、情感及其他状态可变性一样，不是大脑的一种简单功能，而是一种复杂的能力，神经系统促进动力本身的划定、分布、整合及相互依存。

动力减退疾患（disorders of diminished motivation，DDM）有3种主要表现：无动性缄默（akinetic mutism）、意志减退及淡漠（apathy）。DDM的诊断需明确行为、思想内容及情感症状。

【认识意志减退】

动力意指目标导向行为的特点及决定，是指个别动作的方向及持久、行为起动、有能力的、持续、方向性、停止，动作进行中机体存在的一种主觉反应。

DDM包括无动性缄默、意志减退及淡漠，是介导动力的神经机构3种不同程度的功能障碍。

无动性缄默（akinetic mutism，AM）：AM为眶额叶皮质的广泛损害，患者貌似清醒，但凝视不动，缄默不语，完全缺乏言语及行为，不能起动任何动作，对环境不能做出反应。

意志减退症状程度较AM轻，行为及言语减少，缺乏主动性，缺乏情感反应，精神运动缓慢，及语言潜伏期延长，意志减退加重变成AM，改善则可变成淡漠。意志减退的临床特点为：①难以起始及维持目的性动作；②缺乏自发性运动；③自发语言减少；④反应时间延长；⑤被动、消极；⑥情绪、反应性及自发性减退；⑦社交减退；⑧对经常的娱乐兴趣减退。

淡漠是动力减退的一种状态，意识、注意、认知能力及情绪均正常。淡漠患者一般能启动及持续其行为，描述其计划、目的及兴趣，及对明显事件和经验有情感反应，但其表现较非淡漠者欠广泛、欠常见、欠强度、时程短。淡漠与正常的差别是量的而非质的差别。淡漠的诊断标准如下。

　　1. 缺乏与患者先前水平的功能或年龄及教育标准，自我估计及由他人观察相关的动力。

　　2. 在一日中大多数时间，至少4周内存在一种状态属于以下三种范畴。

　　（1）目标导向行为减退：①缺乏努力或能力去完成每日的活动；②依赖他人推动去构筑每日的活动。

　　（2）目标导向的认知减退：①对学习新事物或新经验缺乏兴趣；②关于某人的个人问题缺乏关心。

　　（3）目标导向行为的伴随症状减少：①情感无变化，或平淡；②对正性或负性事件缺乏情绪反应。

　　3. 其表现引起社交、职业或其他重要功能方面受损。

　　4. 其表现非因意识水平下降或药物的直接的生理性作用所致。

【意志减退的症状鉴别】

意志减退需与以下症状群区别。

（一）意识障碍

　　昏睡（stupor）及昏迷（coma）患者意识水平下降，无自主的活动，不应误为意志减退，因其并无意识水平下降。谵妄状态亦可表现为活动减少，但其主要系注意障碍。语调缺失系情感加工障碍，系其理解或表达情绪的能力受损。语调缺失可被误为淡漠，意志减退不是语调缺失的表现。

　　淡漠患者的MMSE得分可相对较低，但淡漠可能并非是痴呆的内在症状的基础。淡漠患者可有一定程度的认知受损，痴呆患者可有明显执行功能障碍，可能表示更严重的淡漠。

　　紧张症（catatonia）及精神运动迟滞（psychomotor retardation）因其运动及言语减少与意志减退相似。紧张症患者可呈现执行性认知受损及蜡样屈曲，须与意志减退鉴别。紧张症的诊断标准的主要特点是不动、缄默、拒绝进食或饮水，强直、姿势固定，伴笑、违拗症，蜡样屈曲，模仿现象及刻板化。虽然初起视为精神疾患的特点，由于紧张症的症状复杂性，现对其认识已有增进，系由于不同的心理学及神经疾病，包括结构性及代谢性脑部疾患所致。而意志减退是指AM的部分形式，为一种功能减退的综合征，其缺乏动力、淡漠、无自发性、思维缓慢（bradyphrenia）、情绪及对外界刺激反应的迟钝。虽AM易与紧张症鉴别，但意志减退与紧张症在临床鉴别可能有一定困难，可借助于神经成像检查，紧张症系精神性起源，脑成像可排除结构性病损。患者表现思想及活动的缓慢的主要表现为精神运动迟滞，可见于包括DDM的很多疾患，故不应误为抑郁症的特征性表现，运动不能（akinesia）患者可伴淡漠，但其为一种运动疾患，并非动力障碍。

（二）活动减少伴随于动力减退

可见于抑郁症，属情绪障碍，患者对自我、现今及今后的负面想法（Beck抑郁三联症）为其特征，但并非淡漠或其他DDM，因DDM并非焦虑状态。抑郁症虽常可有动力障碍性症状，但抑郁患者呈苦闷及负面思想内容，可与淡漠区别。

意志消沉（demoralization）似抑郁症，是一种焦虑状态，其为一种无用感、屈从感或无能力实现某些仍期望的目标。痴呆（dementia）定义为认知疾患、认知受损。脑卒中、脑损伤、脑炎等严重脑疾病患者常可引起意志减退、失语及抑郁，应注意鉴别（表6-16）。

表6-16　意志减退、失语及卒中后抑郁的区别

情况	意志减退	失语	卒中后抑郁
病变部位	脑两侧中央内侧中心,单侧或双侧苍白球(多巴胺能性活动减退)	优势侧额、顶及颞叶	两侧前额及颞叶及尾状核功能性病损
障碍性质	行为及起动障碍	语言障碍	情感障碍
临床表现	看得远处、凝视无神、似乎晕眩、Miller Fishers 电话效应存在	对他人微笑,试图交谈	似持续悲伤、焦虑、常哭泣、失望的感觉及悲观
才能	矛盾表现可突然表达关心的题目,完全、生动句法性语言,而后转变为静默状态。尽管可能完成,但总体不完成	随刺激而改善才能,疲乏及躁声使之加重,患者逐渐改进,及常完成其最可能	患者常经潜伏期起反应,均为运动较慢及不热心
合作情况	拒绝合作,对正规试验,尽管可能,常转而离开检查等,完全忽视目标	患者常良好合作,试图尽其可能配合试验	患者合作可随抑郁近时情绪临床与选择的活动程度而异
指示需要	不指示,甚至于基础需要如饥饿、上厕,对疼痛不起反应	指示其所需基础的及其他需要,有适当交流	患者呈现似无兴趣及不能集中注意,根据情绪指示基础性及个人需要

动力缺损可由脑组织出血、挫伤、弥漫性轴索损伤、炎症、缺氧及微血管改变等病

理变化，损害介导动力的神经结构，及其神经递质功能障碍而引起动力减退。

建立及维持动力状态的最重要结构为：前扣带回（anterior cingulate，AC）、伏隔核（nucleus accumbens septi，NA）、腹侧苍白球（ventral pallidum，VP）、丘脑内侧背核（mediale dorsalis of thalamas，MD）、腹侧被盖区（ventral tegmental area，VTA）。AC、NA、VP及MD组成皮质-纹状体-苍白球-丘脑非运动性环路，介导动力（图6-1）功能，其中心环路的中断，据其功能障碍的严重程度产生无动性缄默、意志减退或淡漠。

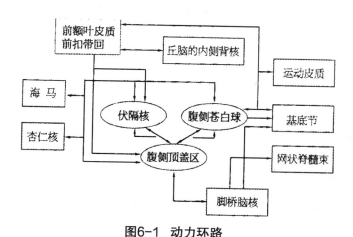

图6-1 动力环路

中心环路（9回点）由AC、NA、VP及VTA所组成。NA及VP分为较内侧部及输出环路。
输出是经运动皮质、基底节、网状脊髓束及脚脑桥核。杏仁核、海马及前额叶皮质
在机体的当时环境及驱动状态的基础上，调节中心环路中信息。

中心环路功能障碍的临床效应是行为反应的启动及维持，取决于NA、VP及VTA所组成的环路。

AC在决定作为（decision making）的动力的方面起主要作用。动力的区别功能在当时环境的基础上，修饰其当时的动力状态。环境的反馈是由若干前脑区神经元，包括VTA、纹状体、腹侧纹状体、NA、背外侧及眶面前额皮质、AC皮质及杏仁核的信号所介导。

VP输出达前额叶皮质经丘脑的内侧背核，当时动力状态是中心环路内活动的模式的代表，在流经中心环路的信息流使动力翻译成动作。修饰当时动力状态依赖于杏仁核、海马、前额叶皮质及较大的边缘叶，疾病状态影响这些结构引起淡漠，当不能登记环境的回报中的变化，机体则对刺激会"淡漠"。故淡漠伴海马功能障碍（记忆丧失性疾患、Alzheimer病），杏仁核损伤，眶额叶功能障碍可表现淡漠及平静。同样，右半球损伤为多见。

动力性环路的神经化学为多巴胺能性或谷氨酸能性通路与其发生有关，多巴胺能性活性对动力缺损特别重要，其在回报、创新及对意外事件的反应中起重要作用。脑损伤

时多巴胺能性活性受损，并尚有谷氨酸、Ach、神经多肽及氧自由基水平等其他生化改变。直接及间接参与动力环路，药理学应用多巴胺激动剂、谷氨酸能性及胆碱能性药物治疗DDM是合理的。

动力减退患者的评定依据动力减退的病因及控制动力行为的生物学、心理社会及社会环境因素的相互作用，表6-17列举伴随淡漠、意志减退及AM的疾病或病理情况。引起AM的情况亦可引起意志减退及淡漠，因这3种可以由于AC-NA-MD环路介导动力的功能障碍的结果，即不够严重时，引起AM的疾病只引起意志减退及淡漠。很多神经及精神疾患及心理情况可产生淡漠，但中心环路免于受累尚不足引起意志减退及AM。

表6-17　可引起淡漠、意志减退及AM的疾病

神经疾患	内科疾患
额颞叶痴呆	淡漠性甲亢
ACA 梗死	甲低
脑肿瘤、炎症	假性甲旁低
右 MCA 梗死	Lyme 病
脑出血	慢性疲乏综合征
蛛网膜下腔出血	睾酮缺乏
缺血性白质疾病	衰退性内科情况,如恶性肿瘤、充血
多发性硬化	性心衰,肾功能衰竭
血管性痴呆	**药物、毒物引起**
Binswanger 脑病	神经阻断剂,特别是经典神经阻断剂
HIV 痴呆	选择性 5 -羟色胺再摄取抑制剂(SSRI)
帕金森病	大麻依赖
Huntington 病	苯丙胺或可卡因停药反应
进行性核上性麻痹	
CO 中毒	
丘脑的变性或梗死	
Wernicke 脑病- Korsakoff 综合征	
Kluver - Bucy 综合征	
颅脑创伤与颅脑手术损伤	
AD(淡漠可能由前额叶皮质、顶叶皮质及杏仁核损害所介导)	
缺血后延迟性脑病(或脱髓鞘)	

【病因诊断】

在确定为意志减退后，需明确引起意志减退的病因。从表6-17可见引起淡漠、意志减退及AM的病因涉及脑部多灶、弥散或弥慢性病变、内科疾病及药物、毒物等。在鉴别诊断时应着重于区别意志减退的病因是颅内疾病或全身病理性情况所致。

颅内疾病引起意志减退一般有以下特点：

（1）多有急性或亚急性起病的严重脑部疾病的临床表现，或在慢性脑病表现基础上急性加重的过程。

（2）神经检查可发现局灶性、一侧性、多灶性，脑、脑干、小脑等实质性受损或功能障碍性体征。

（3）脑、脊髓成像检查（CT、MRI、DSA、SPECT、PET）可发现脑、脑膜等结构性病损的影像表现。

（4）脑功能检查如经颅多普勒（transcranial dopple，TCD）、脑电图可发现局灶性、一侧性、多灶性或弥漫性异常。

（5）CSF检查可证实出血、炎性改变及自身免疫及癌肿等相关发现。

（6）根据不同病因可了解到相应的病史特点及症状演变过程。

全身疾病或药物、毒物引起的意志减退可有以下临床特点：

（1）在原有疾病或有应用药物及接触毒物的基础上，出现意志减退的临床表现，而不能用基础疾病解释。

（2）神经检查可发现较对称的、两侧性阳性神经体征，而且体征可能呈现波动性变化。

（3）脑成像检查常不能发现实质受损征象，即使有异常，亦常为非特殊性对称性改变。

（4）脑电图可有非特殊性弥漫性减慢。

（5）血清检查常可发现相应的免疫或病原学阳性改变。CSF常无异常发现。

（6）常有基础病因用药、接触毒物的相关病史及阳性体检发现。

通过病史询问、体格检查及神经检查，相应的实验室检查的发现，进一步分析，做出病因诊断。

第六节　痴呆

痴呆（dementia）是由器质性疾病引起的以认知功能减退为突出表现的临床综合征，认知功能损害包括记忆、定向、理解、判断、计算、语言、思维和学习能力等，常伴随情感、行为和人格变化。认知损害是获得性的，严重程度足以影响患者的社会功能或职业能力。

痴呆多见于老年人，65岁以上人群每增加5岁发病率增加约5%。随着社会人口的老年化，发病率和患病率还会逐渐增加。

常见痴呆疾病包括Alzheimer病、路易体痴呆（dementia with Lewy bodies，DLB）、额

颞叶变性（frontotemporal lobar degeneration，FTLD）、帕金森病痴呆、脑积水引起的痴呆和血管性痴呆等，构成神经系统疾病引起的痴呆综合征的90%以上。

【诊断】

（一）病史要点

对于以记忆减退和其他认知功能障碍为主诉的患者，应仔细询问病史，尤其是向看护人员和亲属了解患者的情况。询问内容包括是否存在记忆损害的表现，如经常重复同样的问题、忘记放置的物品和需要列出清单才能记住要做的事情等；还要询问日常活动能力是否受到影响，如穿衣、饮食、刷牙、洗澡和如厕等，以及出门旅行、购物、打电话和家务劳动的能力是否明显减退等。

对于痴呆的诊断需要排除意识障碍、谵妄、抑郁、药物和毒物等对认知功能的暂时影响，在采集病史时应当注意收集相关信息。

（二）神经心理测评要点

如果提供的病史提示存在认知损害，则需要对患者进行以评价认知功能为主要内容的神经心理测评。认知损害的筛查常用MMSE和画钟测验。MMSE检测内容包括定向、语言即刻记忆、注意和计算、短时记忆、物体命名、语言复述、语言理解和表达以及视觉空间结构能力等；而画钟测验主要检测计划能力和视觉空间结构能力。如果上述筛查结果表明患者存在认知损害，则根据其涉及的认知损害方面和可能的病因，进一步选择成套或专项神经心理量表测评做出更准确的判断，并评估其严重程度。

由于痴呆患者可能存在情感障碍和其他精神症状，而情感障碍也可影响认知功能，所以有必要评价痴呆患者是否存在情感障碍和精神病性症状，并评估其对认知功能的影响。常用Hamilton抑郁量表和神经精神问卷（neuropsychiatric inventory，NPI）。

（三）实验室检查

必须包括对维生素B_{12}缺乏和甲状腺功能减退的排查；假如患者存在性病的危险因素，必须进行梅毒血清学检查；脑脊液中脑蛋白14-3-3检测对于朊蛋白病的诊断有肯定价值；各种代谢异常可以引起痴呆，更常见的是加重其他原因引起的痴呆症状。

对于任何原因引起的痴呆，颅脑影像学（MRI或CT）均应作为常规检查。颅脑影像学检查对于发现局部病灶（如卒中、肿瘤、血管畸形和脑积水等）有重要价值，上述疾病可以参与或直接导致认知损害。颅脑影像学检查也能发现导致痴呆或与变性疾病同时存在的缺血性脑血管病。

（四）痴呆的诊断标准

目前国际上普遍应用的痴呆诊断标准包括世界卫生组织的ICD-10标准和美国精神病学会的《精神障碍诊断和统计手册》修订第Ⅳ版（DSM-Ⅳ-R）标准（表6-18，表6-19）。

表6-18 痴呆的ICD-10诊断标准

1. 痴呆的证据及其严重程度

（1）学习新事物困难，严重者对既往经历事件回忆障碍，可以是词语或非词语内容损害。患者的主诉和对患者的客观检查均表明存在上述障碍。按下列标准分为轻、中和重度损害

1）轻度：记忆障碍涉及日常生活，但仍能够独立生活，主要影响近期记忆，远期记忆可以受到或不受到影响

2）中度：较严重的记忆障碍，影响患者独立生活能力，可伴有括约肌功能障碍

3）重度：严重的记忆障碍，完全需要他人照顾日常生活，有明显的括约肌功能障碍

（2）通过病史和神经心理检查证实患者存在智能减退，思维和判断能力受到影响

1）轻度：智能障碍影响患者的日常生活，但患者仍能独立生活，完成复杂任务有明显障碍

2）中度：智能障碍影响患者独立生活能力，需要他人照顾，对任何事物缺乏兴趣

3）重度：完全依赖他人照顾

2. 上述功能障碍不只发生在意识障碍或谵妄时期

3. 可伴有情感、社会行为和主动性障碍

4. 临床表现记忆和（或）智能障碍至少持续6个月以上。出现皮质损害CT体征时更支持诊断，如失语、失认、失用。颅脑影像检查发现相应改变，包括CT、MRI、SPECT和PET等

表6-19 痴呆的DSM-Ⅳ-R诊断标准

1. 认知功能障碍表现为以下两方面

（1）记忆障碍（包括近期和远期记忆减退）

1）近期记忆障碍：表现基础记忆障碍，数字广度测试表明至少存在3位数字记忆障碍，间隔5min后不能复述3个词或3件物体名称

2）远期记忆障碍：表现为不能回忆个人经历或一些常识

（2）认知功能损害至少还具备下列1项

1）失语：除经典的各种失语症表现外，还包括找词困难（表现缺乏名词和动词的空洞语言）、类比性命名困难（表现1 min内能够说出的动物名称数常少于10个，且常有重复）

2）失用：包括观念运动性失用及运动性失用

3）失认：包括视觉和触觉失认

4）抽象思维或判断能力减退：包括计划、组织、程序和思维能力损害

2. 上述两类认知功能损害明显影响了职业和社会活动能力，与个人以往能力比较明显减退

3. 上述症状不只是发生在谵妄病程中

4. 上述认知损害不能用其他精神疾病或情感障碍解释（如抑郁症、精神分裂症等）

上述两套标准均将记忆减退作为判断痴呆的主要条件，但目前研究发现某些病因所致的认知损害即使已经发展到相当严重程度，患者社会能力和日常生活能力明显减退，也不一定存在显著的记忆障碍，如额颞叶变性和血管性认知损害。因此，不少学者对记忆减退作为痴呆诊断的必要条件提出质疑。

【鉴别诊断】

痴呆可由多种病因造成，大致可分为3类：原发神经系统疾病引起的痴呆、神经系统以外疾病引起的痴呆以及同时累及神经系统和其他脏器的疾病导致的痴呆。根据治疗效果和疾病的转归情况，又可分为可以治疗的"可逆性"痴呆和难以阻止其进展的"不可逆性"痴呆。从治疗学角度，判断痴呆病因时应首先区分是"可逆性"还是"不可逆性"痴呆，然后进一步明确其病因。对于有可能逆转或阻止其进展的病因必须放在首位考虑。

（一）"可逆性"痴呆的病因鉴别

主要依据既往病史、认知损害的发生和发展过程、体格检查和实验室检查结果进行鉴别，常见"可逆性"痴呆病因见表6-20。

表6-20　"可逆性"痴呆常见病因

感染
神经梅毒
代谢／内分泌
甲状腺功能减退
维生素B_{12}缺乏
肝脏疾病
肾脏疾病
Wilson病
外伤／中毒
硬膜下血肿
颅脑创伤
乙醇依赖
脑血管病
多发性脑梗死
关键部位脑梗死
腔隙状态
皮质下动脉硬化性脑病
脑出血

其他
肿瘤
Fabry病
多发性硬化
正常颅压脑积水

（二）"不可逆性"痴呆的病因鉴别

神经变性疾病引起的痴呆起病隐袭，病情呈进行性加重。不同病因所致的痴呆，由于伴随症状的不同，临床上可以鉴别。常见神经变性疾病所致痴呆的鉴别要点见图6-2。

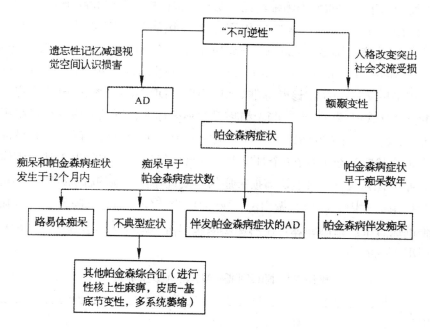

图6-2 "不可逆性"痴呆的病因鉴别要点

（三）常见痴呆综合征

1. Alzheimer病 是中老年人最常见的痴呆类型，通常在60岁以后发病，也可在40~50岁发病（主要是家族性发病的病例）。

（1）临床特点：AD的典型表现是隐袭起病，逐渐加重的记忆障碍、语言障碍和失用症状。发病后平均病程8~10年。受过较高教育和具有较好职业回报的人群发病较晚，但疾病进展可能更快。

记忆减退首先累及近期记忆，早期存在记忆提取障碍，随疾病发展表现记忆编码障碍为突出特征，晚期累及远期记忆。

语言障碍首先表现命名困难，随后出现跨皮质性感觉性失语，表现言语理解障碍，而复述能力相对保留。轻度至中度AD患者找词困难和病理性赘述也很常见。疾病晚期则丧失所有语言交流能力而表现缄默。

AD患者神经精神症状也很常见，包括抑郁、妄想、自我定向障碍和幻觉，但不同个体的具体表现存在较大差异。早期无阳性神经体征，随着疾病进展可以出现锥体外系症状、步态障碍、原始反射、小便失禁和痫性发作。

（2）病理改变：AD患者脑组织大体病理和影像学改变主要是弥散性脑萎缩，颞叶和海马结构萎缩尤为显著。组织病理改变主要包括5个方面：老年斑、神经元纤维缠结、淀粉样血管病变、颗粒空泡变性和神经元丧失。老年斑存在于细胞外，核心是淀粉样物质，主要分布在皮质和海马。神经元纤维缠结由成对螺旋纤维组成，存在于神经元细胞内，主要分布于新皮质的锥体神经元、海马、杏仁核、蓝斑和脑干中缝核。

（3）诊断标准：国际上普遍应用国立神经疾病和语言障碍研究所、卒中-阿尔茨海默病及相关障碍协会（The National Institute of Neurological and Communicative Disorders, Stroke-Alzheimer's Disease and Related Disorders Associa-tion, NINCDS-ADRDA）和DSM-Ⅳ制定的AD诊断标准。NINCDS-ADRDA标准将AD分为肯定、很可能和可能诊断。肯定AD诊断需要满足很可能AD的临床标准，以及活检或尸检组织病理证据。很可能AD应具备两个方面以上的认知损害表现（包括记忆障碍），并呈进行性加重。认知损害症状应当至少存在6个月以上，进行性发展，且排除由于其他躯体疾病或脑病引起。可能AD应当存在1项认知损害症状，或者存在其他的脑病或躯体疾病，但不足以确定为痴呆的病因。此外，做出AD诊断前应当首先排除意识障碍。以往临床研究已对两套标准进行了广泛的验证，平均敏感度是81%，但特异性仅有70%。表6-21列出NINCDS-ADRDA标准要点。

表6-21 NINCDS-ADRDA诊断标准

肯定AD
符合临床可能AD标准
组织病理学证据
很可能AD
临床检查和精神状态问卷调查提示存在痴呆
神经心理学测评确定存在痴呆
存在两个方面以上认知损害
记忆和其他认知功能障碍呈进行性加重

续表

很可能AD

无意识障碍

无可能引起痴呆的躯体疾病或其他脑疾病

40~90岁发病

可能AD

存在可能引起痴呆的躯体疾病或脑疾病，但不足以确定为患者痴呆的病因

存在1项进行性加重的认知损害症状，无其他病因可解释

不支持AD诊断

突然发病

局灶神经体征

早期出现痫性发作或步态障碍

---

2. 路易体痴呆（dementia with Lewy body，DLB） 占晚发痴呆的10%~30%，是继AD之后第二位常见的神经变性疾病引起的痴呆综合征。

（1）临床特点：DLB是一种进展较快的痴呆综合征，发病后平均病程较AD短，确定诊断后平均存活时间5~7年。突出的临床表现特点是认知障碍的波动性、帕金森综合征症状和视幻觉。

DLB患者认知障碍呈波动变化，数日之内，甚至1日之内认知障碍的严重程度有明显的差异，显著不同于其他变性疾病引起的痴呆。

大多数DLB患者存在帕金森综合征症状，且无论认知损害和运动障碍症状发生的先后，两组症状通常在12个月以内就同时出现。与之不同，帕金森疾病患者的运动障碍早于认知损害数年，而AD患者的认知损害早于运动障碍数年。DLB患者静止性震颤相对少见，而肌阵挛较多见，这也可与帕金森病鉴别。

多数DLB患者视幻觉突出，较常见和较持久，表现生动和复杂，可以是正常大小的人物和动物，这是有别于AD的鉴别要点之一。

DLB患者还可表现发作性意识障碍，包括间歇性意识模糊、发作性无反应甚至跌倒，以至于误诊为椎基底动脉系短暂性脑缺血发作。DLB患者直立性低血压也不少见，可有晕厥发作。

DLB患者随疾病进展可以表现越来越突出的精神症状，包括错觉、幻觉、抑郁、易激惹、失眠和妄想症状等。被害妄想更常见于AD，而DLB可能存在更复杂的和荒谬的妄想症状。

（2）病理改变：DLB患者脑组织大体病理和影像学改变表现广泛皮质萎缩，少数患者存在显著的额叶改变。确定DLB诊断的唯一组织病理学特征是"路易体"（Lewy body），是位于神经元胞浆内的圆形嗜伊红包含体。在帕金森病患者脑内也可见到路易

体,主要位于脑干神经元内,即"脑干路易体"。而DLB患者脑内路易体存在于皮质和皮质下神经元内,即同时存在"皮质路易体"和"脑干路易体",泛素和α-突触核蛋白染色可以显示。其他组织病理改变包括与AD相似的老年斑、神经元纤维缠结和颗粒空泡变性等。

（3）诊断标准:目前对DLB的诊断普遍采用国际DLB工作组于1996年提出,并经历次修改。该诊断标准将DLB临床表现分为基本症状、核心症状和支持症状。基本症状是指认知损害足以影响日常生活、社会交往或职业能力;核心症状包括帕金森综合征运动障碍、视幻觉和认知损害的波动性;支持症状包括跌倒、系统妄想、晕厥、意识改变和对神经阻滞剂高度敏感。具体标准见表6-22。

表6-22　DLB的诊断标准

基本症状

进行性加重的认知损害足以影响日常生活、社会交往或职业能力

疾病早期不一定存在突出或持久的记忆障碍,但随疾病进展会表现记忆损害

核心症状（很可能DLB必须具备下列2项,可能DLB必须具备下列1项）

认知损害波动变化,伴随注意力和觉醒度显著的改变

反复发生的,通常是鲜明和生动的视幻觉

自发性帕金森综合征运动障碍

支持症状

反复跌倒

晕厥

短暂性意识丧失

系统妄想

对神经阻滞剂高度敏感

其他形式的幻觉

不支持DLB诊断

体格检查或神经影像学检查证实脑血管病的诊断

存在躯体疾病或其他脑疾病的证据,并足以解释患者的临床表现

3. 额颞叶变性（frontotemporal dementia,FTD）） 是继AD和DLB之后第三位常见的皮质性痴呆病因。大体病理和结构影像学特征是额颞叶萎缩,功能影像学检查主要显示前半球异常,不同于AD患者的全脑萎缩以及早期功能影像学检查主要发现双侧顶叶和顶-枕交界区的异常。临床表现也明显与AD不同,FTD患者发病较早,通常在65岁以前起病,无严重的记忆减退和视觉空间认知损害。

根据病理改变和临床表现特点，将FTLD分为3组亚型：额颞痴呆（frontotemporal dementia，FTD，又称额叶变异型）、进行性非流利性失语（progressive nonfluent aphasia，PA）和语义性痴呆（semantic dementia，SD）。

（1）临床特点：FTD患者最为突出的特征是人格改变和社会行为显著的变化，具体表现意志缺乏、冲动行为、反社会行为、刻板行为和注意涣散等，而记忆力相对保留。此外，还表现情感淡漠、固执和自知力缺失。言语逐渐减少，最终发展至缄默无语。额叶执行功能障碍表现抽象能力、计划能力和解决问题的能力下降。感知和空间结构能力相对完好。

PA患者表现为缓慢进展的言语表达困难，存在语音、语法错误和找词困难，阅读和书写也存在障碍，而对言语的理解能力相对保留。其他方面认知功能相对完好，疾病晚期可表现类似额颞痴呆的行为异常。

SD患者主要表现命名困难和言语理解障碍，而言语表达的流畅性和语法相对正常。存在词汇记忆障碍，单词或短语替换能力损害，自发言语减少。复述、朗读和书写能力相对保留，视觉空间结构能力和日常记忆相对完好。

FTD患者还可表现运动神经元病症状。

（2）病理改变：额颞痴呆患者存在双侧对称性额叶萎缩；非流利性失语患者脑萎缩不对称，主要累及左侧额颞叶；语义性痴呆患者存在双侧脑萎缩，但可能不对称，前颞叶皮质尤其显著，颞中回和颞下回也有明显萎缩。显微组织病理改变包括神经元数量减少，星形胶质细胞增生，颗粒空泡变性。在部分患者可以见到气球细胞（Pick细胞）和神经元内嗜银包含体（Pick小体）。

（3）诊断标准：FTLD诊断标准最初由Lund-Manchester小组于1994年提出，1998年nary等做了修改。该标准强调FTLD行为学改变特点为脱抑制、社会交流障碍、饮食改变和情感变化；认知障碍突出表现言语减少和执行功能障碍，而后半球功能相对保留。FTLD各亚型的具体诊断标准见表6-23、表6-24和表6-25。表6-26为FTLD各亚型的共同临床特征，包括支持诊断和排除诊断的依据。

表6-23　额颞痴呆诊断标准

临床基本特征为早期出现并持续存在于整个疾病过程的人格改变和社会行为异常。

知觉、视觉空间能力、运用能力和记忆完好或相对保留

核心诊断依据

1. 隐袭起病，逐渐进展
2. 早期出现社会行为障碍
3. 早期出现行为控制障碍
4. 早期出现情感淡漠
5. 早期出现自知力缺失

支持诊断依据

1. 行为障碍

（1）不讲个人卫生，衣饰不整

（2）性格固执，缺乏灵活性

（3）注意涣散，注意转移

（4）食欲亢进，饮食嗜好改变

（5）持续行为和刻板行为

（6）无意义行为

2. 言语和语言

（1）言语表达改变：①自发言语减少；②强迫言语

（2）刻板言语

（3）模仿言语

（4）持续言语

（5）缄默

3. 体征

（1）原始反射

（2）二便失禁

（3）动作减少，肢体强直，震颤

（4）血压低或血压波动大

4. 辅助检查

（1）神经心理测评反映显著的额叶功能受损，而无严重遗忘、失语，或空间感知障碍

（2）尽管临床表现明显痴呆症状，但常规脑电图检查正常

（3）脑成像［结构和（或）功能成像］发现额叶和（或）前颞叶明显异常

表6-24　进行性非流利性失语诊断标准

临床基本特征为早期出现并持续存在于整个疾病过程的语言表达障碍。其他方面认知功能完好或相对保留

核心诊断依据

1. 隐袭起病，逐渐进展

2. 自发言语不流畅，并至少存在下列症状之一：语法错误、语音错误、命名障碍

支持诊断依据

1. 言语和语言

（1）口吃或言语失用

（2）复述能力受损

（3）失读，失写

（4）早期对单词意义的理解力保留

（5）晚期缄默

2. 行为

（1）早期社会能力保留

（2）晚期行为改变类似FTD

3. 体征　晚期可见对侧（右侧）原始反射，动作减少，肢体强直、震颤

4. 辅助检查

（1）神经心理测评表明存在不流畅性失语，而无显著的遗忘或空间知觉障碍

（2）脑电图正常或轻度不对称性慢波化

（3）脑成像［结构和（或）功能成像］显示主要累及优势半球的不对称性异常

表6-25　语义性痴呆诊断标准

临床基本特征为发病即出现并持续存在于整个疾病过程的语义障碍［词义理解障碍和（或）物体识别障碍］。其他方面认知功能，包括对经历事件的记忆，完好或相对保留

核心诊断依据

1. 隐袭起病，逐渐进展

2. 语言障碍

（1）自发言语流利，但内容空洞，言语意义不明确，呈进行性加重

（2）遣词能力丧失，表现命名障碍和对词汇的理解障碍

（3）语义性错误

3. 知觉障碍

（1）面容失认：不能识别熟悉的面容

（2）联络性失认：物体识别障碍

4. 知觉匹配和临摹图画能力保留

5. 单词复述能力保留

6. 朗读和常用词的听写能力保留

支持诊断依据

1. 言语和语言

（1）强迫言语

（2）用词怪异

（3）无语音错误

（4）表层诵读和书写错误（单词拼读和拼写近似正确）

（5）计算力保留

2. 行为

（1）情感淡漠，缺乏对他人的关怀

（2）兴趣狭隘

（3）吝啬

3. 体征

（1）无原始反射，或晚期才出现原始反射

（2）动作减少，肢体强直，震颤

4. 辅助检查

（1）神经心理测评：存在突出的语义障碍，表现词汇理解障碍、命名困难和（或）面容失认和物体识别障碍；音韵、句法、知觉成分加工、空间技能和日常记忆保留

（2）脑电图正常

（3）脑成像［结构和（或）功能成像］发现显著的前颞叶的对称或不对称异常

表6-26 额颞叶变性的共同临床特征

支持诊断依据

1. 65岁以前发病，一级亲属中类似疾病的阳性家族史

2. 延髓性麻痹，肌肉无力和萎缩（少数患者同时存在运动神经元病）

排除诊断依据

1. 病史和临床表现

（1）急性起病，存在发作性症状

（2）发病与头外伤有关

（3）早期和严重的记忆障碍

（4）空间定向障碍

（5）痉挛性言语（单词最后一个音节的无意义重复），慌张言语（对单音素的无意义重复），思维连贯性障碍

支持诊断依据

（6）肌阵挛

（7）皮质脊髓性肌无力

（8）小脑性共济失调

（9）舞蹈症，手足徐动症

2. 辅助检查

（1）脑成像：显著的大脑后半球结构或功能异常；MRI或CT显示多灶性病变

（2）实验室检查：提示代谢性或炎性脑病，如多发性硬化、梅毒、艾滋病或单纯疱疹病毒感染

相对排除诊断依据

1. 明确的慢性酒精中毒病史

2. 持续高血压

3. 血管性疾病史（如心绞痛、间歇性跛行等）

4. **血管性痴呆**　血管性痴呆（vascular dementia，VD）是指各种脑血管疾病引起的脑损伤所导致的痴呆。不同来源的统计资料估计血管性痴呆占所有痴呆的20%。国外资料表明，高达64%的卒中患者存在某种程度的认知损害，其中1/3会发展成为明显的痴呆，尸检病理研究发现高达34%的痴呆病例存在明显的脑血管病理改变。国内张振馨等对65岁以上34 807例的调查发现血管性痴呆患病率为1.1%。

（1）临床特点：血管性痴呆临床表现多样，取决于血管病变累及的部位和病理改变特点。通常存在局灶神经体征，包括偏瘫、失语、构音障碍、共济失调、视觉障碍和偏身感觉缺失等。步态改变、肌张力异常、偏侧肢体帕金森综合征表现等也很常见。认知损害以注意缺陷、专注困难和执行功能障碍等相对较突出，精神运动迟缓较常见，抑郁、焦虑和行为退缩等症状发生率较高。

由于不同的病因，血管性痴呆的发生、发展和转归有较大的差异。多发梗死性痴呆呈现与卒中发生一致的阶梯式进展；关键部位梗死性痴呆起病急，发病后病情稳定，或随时间延长病情有所改善；慢性低灌注（颈部大血管狭窄或脑实质内广泛小血管病变引起）造成的痴呆通常起病隐袭并呈进行性发展。

（2）病理改变：血管性痴呆可能是累及较大范围的多发性脑梗死引起，也可能是累及记忆和其他认知功能脑区的关键部位梗死造成，或者是小血管病变引起的皮质下多发腔隙性梗死导致，颈部大血管或脑实质内广泛小血管病变导致的缺血性白质损害也是血管性痴呆的重要病因，脑出血也是血管性痴呆的病因之一。

（3）诊断标准：国内外血管性痴呆诊断标准均强调三要素，即符合痴呆诊断标准，存在脑血管疾病，以及有证据表明脑血管疾病与痴呆存在因果关系。

应用较为广泛的是美国国立神经疾病与卒中研究所／瑞士神经科学研究国际协会（NINDS-AIREN）标准，临床应用研究表明其特异性较高，基本要点是患者符合痴呆诊断标准，颅脑影像学检查显示脑血管病变，存在局灶神经体征，病程演变提示痴呆由脑血管病导致（脑卒中后3个月内发生，突然发生的认知功能减退，认知损害呈阶梯式进展）。具体标准见表6-27。

表6-27　血管性痴呆NINDS-AIREN诊断标准

---

　　1. 很可能血管性痴呆临床诊断标准（须满足下列各项）

　　（1）痴呆：认知功能减退，表现记忆障碍和至少2项以上其他方面认知功能的损害（定向、注意、语言、视空间认知、执行功能、运动控制和运用行为），最好通过临床检查和神经心理测评证实；认知损害严重程度足以妨碍日常生活，且不是仅由卒中引起的躯体功能障碍造成

　　排除标准：意识障碍、谵妄、精神病、严重失语，或严重的感觉运动功能障碍而不能完成神经心理测评的患者；系统疾病或其他脑疾病（如AD）引起的记忆减退和认知损害

　　（2）脑血管病的证据：存在肢体偏瘫、中枢性面瘫、感觉障碍、偏盲、构音困难和锥体束征等局灶神经体征，符合脑卒中临床特点，有或无脑卒中病史；颅脑影像学检查（CT或MRI）支持脑血管病诊断，包括多发性脑梗死，或单一关键部位梗死（角回、丘脑、基底前脑、大脑中动脉或大脑后动脉区域的梗死等），以及多发基底节和白质的腔隙性梗死，或严重的室周白质病变，或上述病理改变同时存在

　　（3）脑血管病和痴呆存在因果关系，至少存在下述一项以上临床特点：

　　1）卒中后3个月内发生的痴呆

　　2）突发的认知功能减退

　　3）认知损害呈波动性、阶梯式进展

　　2. 支持很可能血管性痴呆的临床证据

　　（1）早期存在步态障碍（碎步、举步困难、步态失用、共济失调步态或帕金森综合征步态）

　　（2）步态不稳和经常发生的无明确原因的跌倒

　　（3）尿频、尿急和其他尿路症状而不能用泌尿系疾病合理解释

　　（4）假性延髓性麻痹

　　（5）人格和心境改变，意志减退，抑郁，情绪失控，或其他皮质下症状，包括精神运动迟缓和执行功能障碍

　　3. 不支持血管性痴呆的临床证据

　　（1）早期出现记忆损害，呈进行性加重的记忆损害和其他认知功能障碍，包括语言（经皮质感觉性失语）、运动技能（失用）和知觉（失认）障碍，颅脑影像学检查无相应的局部病灶发现

　　（2）除认知功能障碍外，无局灶神经体征

　　（3）颅脑CT或MRI无支持脑血管病诊断的证据

---

4. 可能血管性痴呆临床诊断标准

（1）符合1-（1）痴呆诊断标准

（2）存在局灶神经体征

（3）颅脑影像学检查缺乏确诊脑血管病的证据；或痴呆与卒中无明确时间关联性；或存在与痴呆相关的脑血管病的证据，但认知损害起病隐袭，且处于平台期或好转期

5. 肯定血管性痴呆临床诊断标准

（1）符合很可能血管性痴呆诊断标准

（2）组织活检或尸解有脑血管病的病理学证据

（3）神经元纤维缠结和老年斑的数量与年龄相符

（4）临床或病理检查表明无其他可能导致痴呆的疾病

6. 其他

（1）根据研究需要，依据临床特点、影像学和神经病理改变，血管性痴呆可被进一步分类，如皮质性血管性痴呆、皮质下性血管性痴呆、Binswanger病和丘脑性痴呆等

（2）当患者符合可能AD的临床诊断标准，但临床或影像学检查有相关脑血管病的证据，应当诊断为"AD伴脑血管病"，应当避免使用"混合性痴呆"诊断名称

近年临床研究发现，现行血管性痴呆诊断标准存在某些缺陷，主要有三方面。

（1）现行痴呆诊断标准不完全适合对血管性痴呆的诊断：目前临床应用的痴呆诊断标准是基于对Alzheimer病的研究而提出，也即以记忆障碍作为必要条件，另外至少存在一个方面以上的认知功能损害。但是，目前研究已经发现，相当部分血管性认知损害患者，即使严重程度已经影响日常生活能力，记忆损害并不突出，而其他方面认知损害（如执行功能障碍、注意缺陷和精神运动迟缓等）表现突出。因而，现行血管性痴呆诊断标准要求患者首先满足痴呆的诊断标准，可能导致漏诊或延误诊断。

（2）脑血管病与痴呆因果关系的确定：现行血管性痴呆诊断标准在确定脑血管病与痴呆的因果关系时，强调依据认知损害与脑血管病发病的时间关联性，认知损害的急性或亚急性起病，以及认知损害的阶梯式进展。但近年研究发现，某些引起认知损害的脑血管疾病可以是缓慢起病、逐渐进展，如慢性低灌注引起的缺血性白质脑病。

（3）缺乏混合性痴呆的分类诊断标准：近年研究发现，临床诊断为AD的患者，1/3同时存在脑血管疾病和AD的病理改变，脑血管病和退行性改变均参与了痴呆的发生和进展；临床诊断为血管性痴呆的患者相当部分存在AD的病理改变。因此，许多学者认为AD与血管性认知损害并存的混合性痴呆可能是老年期痴呆的主要类型之一。但目前无混合性痴呆的具体诊断标准，DSM-Ⅳ中血管性痴呆和AD的诊断是相互排斥的，NINDS-AIREN强调不能诊断混合性痴呆。

近年，有学者提出脑血管病所致认知损害的新的分类方法，将血管性因素导致或与之有关的认知损害统称为血管性认知损害（vascular cognitive impairment，VCI），依据认知损害的严重程度（或是否满足现行痴呆诊断标准）和认知损害的具体病因，进一步将血管性认知损害分为3类。

（1）非痴呆血管性认知损害（vascular cognitive impairment-no dementia，VCI-ND），即患者存在脑血管病引起的肯定的认知损害，但认知损害未达到现行痴呆诊断标准。

（2）血管性痴呆，即患者存在脑血管病引起的，且达到现行痴呆诊断标准的认知损害。

（3）混合性痴呆，有证据表明患者同时存在AD和血管性认知损害。

对于血管性认知损害的筛查，除了应用简易精神状态检查和其他常用的成套认知功能测评量表外，神经心理检查应当注意包括执行功能、语言和神经精神症状的评估，推荐使用蒙特利尔认知评估量表（Montreal cognitive assessment，MoCA）。

5. 其他痴呆综合征　帕金森病可引起痴呆，依据锥体外系症状和认知损害症状发生的时间关系可以与AD和DLB鉴别。帕金森病突出表现运动障碍，包括静止性震颤、运动迟缓和肢体僵硬，以及对左旋多巴治疗敏感。认知损害发生于运动障碍症状存在数年以后。

进行性核上性麻痹病程早期就存在垂直眼动麻痹、姿势稳定障碍、容易跌倒和以躯干为主的僵硬表现，同时伴随认知损害，根据症状特点不难与其他痴呆综合征鉴别。

克-雅病引起的认知损害进展迅速，往往发病后1年内进展至严重痴呆甚至死亡，通常存在肌阵挛和脑电图异常，颅脑影像学检查有特征性异常，脑脊液14-3-3蛋白阳性，可与其他病因引起的痴呆综合征鉴别。

第七章　泌尿及男性生殖系统疾病

第一节　常见症状

一、常见症状

泌尿、男性生殖系统疾病，因其解剖和生理特点，常表现出一些特有的症状，如排尿异常、尿液异常、尿道分泌物、疼痛和肿块等。

（一）排尿异常

1. 尿频　指排尿次数增多但每次尿量减少。正常成人一般白天排尿3～5次，夜间0～1次；每次尿量300～400mL。引起尿频的常见原因有泌尿系统感染、膀胱结石、肿瘤、前列腺增生和各种原因引起的膀胱容量减少。若排尿次数增加而每次尿量并不减少，甚至增多，则可能为生理性，如多饮水、食用利尿食品，或病理性，如糖尿病、尿崩症或肾浓缩功能障碍等引起；精神因素有时亦可引起尿频。

2. 尿急　有尿意就迫不及待地要排尿而不能自控，但尿量却很少，常与尿频同时存在。

3. 尿痛　排尿时感到疼痛。疼痛可表现为烧灼感甚至刀割样。尿痛常见于膀胱或尿道感染、结石或结核等。

尿频、尿急、尿痛常同时存在，三者合称为膀胱刺激征。

4. 排尿困难　尿液不能通畅地排出，表现为排尿延迟、射程短、费力、尿线无力、变细、滴沥等，见于膀胱以下尿路梗阻。

5. 尿流中断　排尿过程中突然中断并伴有疼痛，多见于膀胱结石。

6. 尿潴留　膀胱内充满尿液而不能排出，分为急性与慢性两类。急性尿潴留常由于膀胱颈部以下突然梗阻或腹部、会阴部手术后膀胱过度充盈致逼尿肌弹性疲劳，而暂时失去逼尿功能。慢性尿潴留是由于膀胱出口以下尿路不完全性梗阻或神经源性膀胱所致；起病缓慢，表现为膀胱充盈、排尿困难，疼痛不明显或仅感轻微不适。

7. 尿失禁　尿不能控制而自行由尿道口流出。根据尿失禁产生的原因分为如下几种。

（1）真性尿失禁：膀胱失去控尿能力，膀胱空虚。常见原因为尿道括约肌受损，先天性或获得性神经源性疾病。

（2）压力性尿失禁：当腹压突然增加尿液不随意地流出，如咳嗽、喷嚏、大笑或突然起立时，见于多产的经产妇。

（3）充溢性尿失禁：膀胱过度充盈，压力增高，当膀胱内压超过尿道阻力时，引起尿液不断溢出，见于前列腺增生等原因所致慢性尿潴留。

（4）急迫性尿失禁：严重尿频、尿急时不能控制尿液而致失禁，可能是由于膀胱的不随意收缩引起，见于膀胱的严重感染。

（二）尿液异常

1. 尿量　正常人24小时尿量1000～2000mL，少于400mL为少尿，少于100mL为无尿。少尿或无尿是由于肾排出量减少引起，原因可以是肾前性、肾性或肾后性。

2. 血尿　尿液中含有血液。根据血液含量的多少可分为镜下血尿和肉眼血尿。镜下血尿即每高倍镜视野中可见2～3个以上红细胞；肉眼血尿即肉眼能见到血色的尿，每1000mL尿液中混有1mL以上血液即可出现肉眼血尿，根据血尿在排尿过程中出现的时间先后不同，可分为：①初始血尿。②终末血尿。③全程血尿。

3. 脓尿　离心尿沉渣每高倍镜视野白细胞超过5个为脓尿，见于泌尿系感染。

4. 乳糜尿　尿内含有乳糜或淋巴液，呈乳白色。其内含有脂肪、蛋白质及凝血因子，常见于丝虫病。

（三）尿道分泌物

根据病因不同而表现为不同性状。大量黄色、黏稠的脓性分泌物是淋菌性尿道炎的典型症状。

（四）疼痛

此为常见的重要症状。泌尿、男性生殖系的实质性器官病变引起的疼痛常位于该器官所在部位，而空腔脏器病变常引起放射痛。

（五）肿块

肿块是泌尿外科疾病重要的体征之一。腹部肿块可见于肾肿瘤、肾结核、肾积水、肾囊肿等。阴囊内肿块多见于斜疝、鞘膜积水、精索静脉曲张、睾丸肿瘤等。

二、诊疗操作及护理

（一）器械检查

1. 常用器械检查

（1）导尿：目前常用带有气囊的Foley导尿管，规格以法制（F）为计量单位，21F表示其周径为21mm，直径为7mm。成人导尿检查，一般选16F导尿管为宜。前列腺增生病人急性尿潴留时，普通导尿管不易插入，可选择尖端细而稍弯的前列腺导尿管。

①收集尿培养标本。②诊断：测定膀胱容量、压力或残余尿（residual. urine），注入造影剂，确定有无膀胱损伤，探查尿道有无狭窄或梗阻。③治疗：解除尿潴留，持续引流尿液，膀胱内药物灌注等。

（2）尿道探查：一般首选18～20F尿道探条，以免过细探条的尖锐头部损伤或穿破尿道，形成假道。动作要轻柔以防损伤尿道，避免反复多次扩张尿道，2次尿道扩张的间隔时间不少于3日。①探查尿道狭窄程度。②治疗和预防尿道狭窄。③探查尿道有无结石。

（3）膀胱尿道镜：①观察后尿道及膀胱病变。②取活体组织做病理检查。③输尿管插管：收集双侧肾盂尿标本或作逆行肾盂造影，亦可放置输尿管支架管作内引流或进行输尿管套石术。④治疗：早期肿瘤电灼、电切，膀胱碎石、取石、钳取异物。

（4）输尿管镜和肾镜：在椎管麻醉下，将输尿管镜经尿道、膀胱置入输尿管及肾盂。肾镜经皮肾造瘘进入肾盂。①明确输尿管及肾盂内充盈缺损病灶的性质。②诊断上尿路梗阻、输尿管喷血的病因。③治疗输尿管结石。④取活体组织作病理学检查。

2. 器械检查病人的护理

（1）心理护理：器械检查属有创性检查，应术前做好解释工作，有助于消除病人恐惧心理，使检查顺利完成。

（2）严格无菌操作：侵入性检查可能把细菌带入体内而引起感染，因此，检查前应清洗病人会阴部，操作过程中严格遵守无菌操作原则，必要时根据医嘱预防性应用抗生素。

（3）排空膀胱：除导尿和单纯尿流率检查外，其他各项检查病人应在检查前排空膀胱。操作时动作应轻柔，忌用暴力，以减轻病人痛苦和避免损伤。

（4）鼓励病人多饮水：单纯尿流率检查时，应嘱病人在检查前多饮水，充盈膀胱。内腔镜检查和尿道探查后，病人大多有肉眼血尿，2～3日后可自愈；应鼓励病人多饮水，以增加尿量，起到冲刷作用。

（5）并发症处理：发生严重损伤、出血或尿道热者，应留院观察、输液及应用抗生素，必要时留置导尿管或膀胱造瘘。

（二）影像学检查

1. X线检查

（1）尿路平片（plain film of kidney ureter bladder，KUB）是泌尿系统常用的初查方法。

（2）排泄性尿路造影又称静脉肾盂造影（intravenous pyelography，IVP），可观察尿路形态和双侧肾的排泄功能。

护理要点：

1）肠道准备，为获得清晰的显影，在造影前日应口服泻剂排空肠道，以免粪块或肠内积气影响显影效果。

2）禁食、禁水6~12小时，使尿液浓缩，增加尿路造影剂浓度显影更加清晰。

3）做碘过敏试验。

（3）逆行肾盂造影：通过尿道、膀胱作输尿管插管，再经插管注入15%有机碘造影剂，能清晰显示肾盂和输尿管形态。可用于排泄性尿路造影显影不清晰或禁忌者。

护理要点：

1）造影前作肠道准备。

2）操作中动作应轻柔，严格无菌操作，避免损伤。

（4）膀胱造影：经导尿管将10%~15%有机碘造影剂150~200mL注入膀胱，可显示膀胱形态及病变。

（5）CT扫描：有平扫、增强扫描和造影扫描三种方法。适用于确定肾损伤范围和程度；鉴别肾实质性和囊性疾病；肾上腺、肾、膀胱、前列腺等部位肿瘤的诊断与分期；可显示腹部和盆腔转移的淋巴结、静脉内癌栓。

2. 磁共振成像（magnetic resonance imaging，MRI） 能显示被检查器官组织的功能和结构。通过三个切面观察图像，组织分辨力更高，无须造影剂，无X线辐射，能提供较CT更为可靠的依据。可用于泌尿、男性生殖系肿瘤的诊断和分期、区别囊性和实质性改变、肾上腺肿瘤的诊断等。

3. 超声波检查 B型超声检查方便、无创伤，能显示各器官不同轴线及不同深度的断层图像，可动态观察病情的发展，对禁忌作排泄性尿路造影或不宜接受X线检查者更有意义。可用于确定肾肿块的性质、结石和肾积水；鉴别肾移植术后并发症、测定残余尿、测量前列腺体积等。多普勒超声仪可显示血管内血流的情况，主要用于确定动、静脉走向，诊断肾血管疾病和睾丸扭转、移植肾排异的鉴别等。在B超引导下，可行穿刺、引流及活检等诊断治疗。

第二节　泌尿系统损伤

泌尿系统包括上尿路及下尿路，上尿路包括肾及输尿管，下尿路包括膀胱及尿道。泌尿系统损伤大多是胸、腹、腰部或骨盆严重损伤时的合并伤，泌尿系统损伤以男性尿道损伤最多见，肾和膀胱损伤次之，泌尿系统损伤的主要病理表现为出血及尿外渗。

一、肾损伤患者的护理

肾损伤分为开放性损伤和闭合性损伤，以后者多见。开放性损伤因弹片、枪弹、刀刃等锐器刺伤肾脏所致，常伴有胸部、腹部等其他脏器的复合性损伤，病情复杂而严重。闭合性损伤因直接暴力，如撞击、跌打、挤压、肋骨骨折等，也可由间接暴力，如对冲伤、突然减速、暴力扭转、坠跌、爆震波冲击、负重和剧烈运动等致肌肉强力收缩所致。直接暴力时由上腹部或腰背部受到外力撞击或挤压是肾损伤最常见的原因。

根据肾损伤的程度，可有不同的病理生理变化。

1. 肾挫伤损伤　局限于部分肾实质，形成肾瘀斑和（或）包膜下血肿，肾包膜及肾盂黏膜均完整。

2. 肾部分裂伤　肾实质部分裂伤伴有肾包膜破裂，可伴有肾周血肿。

3. 肾深度裂伤、横断或粉碎伤　肾实质深度裂伤，外及肾包膜，内达肾盂肾盏黏膜，常引起广泛的肾周血肿、严重的血尿和尿外渗。肾横断或破裂时，可导致远端肾组织缺血坏死。

4. 肾蒂损伤　肾蒂血管损伤比较少见，见于车祸伤导致的复合伤。

【护理评估】

（一）健康史

了解受伤的原因、时间、地点、部位、姿势、暴力性质、强度和作用部位，受伤至就诊期间的病情变化及就诊前采取的急救措施，效果如何；损伤后是否发生腹痛或腰痛，腹、腰痛的特点，程度和持续时间，有无放射痛和进行性加重等。

（二）身体状况

因损伤程度不同，肾损伤的临床表现差异很大。主要症状有休克、血尿、疼痛、腰腹部肿块、发热等。

1. 休克　严重肾裂伤、粉碎伤、肾蒂撕裂伤或合并其他脏器损伤时，因大出血常发生休克而危及生命。

2. 血尿　肾损伤病人大多有血尿，但血尿与损伤程度并不一致。肾挫伤或轻微肾裂伤可引起明显肉眼血尿，而严重的肾裂伤可能只有轻微血尿或无血尿。

3. 疼痛　肾被膜下血肿致被膜张力增高、肾周围软组织损伤、出血或尿外渗等可引起患侧腰、腹部疼痛。如果血液、尿液进入腹腔或合并腹腔内器官损伤时，可出现腹膜刺激征。血块通过输尿管时可引起同侧肾绞痛。

4. 腰腹部包块　出血及尿外渗可使肾周围组织肿胀，形成血肿或假尿囊肿，从而形成局部包块，腰腹部可有明显触痛和肌紧张。

5. 发热　血肿及尿外渗吸收可致发热，但多为低热。若并发感染，形成肾周围脓肿或化脓性腹膜炎，可出现高热、寒战，并伴有全身中毒症状；严重者可并发感染性休克。

（三）辅助检查

1. 实验室检查　尿常规可见大量红细胞；有活动性出血时，血红蛋白与血细胞比容持续降低；周围血白细胞增多则提示有感染。

2. 影像学检查　B超、CT可了解肾损害程度及对侧情况。排泄性尿路造影可评价肾损伤的范围、程度和对侧肾功能。

（四）治疗原则

原则是抢救生命，尽量保留肾。肾挫伤、轻型肾裂伤及无其他脏器合并损伤的病人可行非手术治疗。需卧床休息、止血、补充血容量、抗感染等处理。开放性肾损伤、检查证实为肾粉碎伤或肾盂破裂、肾动脉造影示肾蒂损伤及合并腹腔脏器损伤等，应尽早行手术治疗。依具体情况行肾修补术、肾部分切除术、肾切除术等。

（五）心理-社会状态

病人对伤情和并发症产生的恐惧、焦虑程度，家属对伤情的认知程度和病人所需治疗费用的承受能力。

【护理诊断及合作性问题】

1. 恐惧与焦虑　与外伤打击、害怕手术和担心预后不良有关。
2. 组织灌流量改变　与创伤、肾裂伤引起的大出血、尿外渗或腹膜炎有关。
3. 潜在并发症　休克、感染、尿瘘。
4. 排尿异常　与创伤、尿路感染、尿瘘有关。

【护理目标】

病人恐惧与焦虑减轻；病人可维持有效循环血量；并发症得到有效的预防或及时发现和处理。

【护理措施】

（一）非手术治疗与术前护理

1. 一般护理　嘱病人绝对卧硬板床休息2～4周，待病情稳定、镜下血尿消失1周后方可下床活动。过早、过多离床活动，均有可能再度发生出血。

2. 心理护理　主动关心、体贴病人，各种检查前耐心、细致地做好必要的解释工作，介绍治疗方法、疗效和注意事项，消除病人的心理压力，以取得配合。对一侧肾切除的病人，应向其解释另一侧健侧可完成人体代谢的正常需要，以消除病人的顾虑。

3. 病情观察

（1）定时测量生命体征，伤后2天内应每隔1～2小时观察1次神志、面色、血压、脉搏和呼吸，必要时每30分钟检查1次，直至生命体征稳定。

（2）动态观察血尿颜色的变化，每2～4分钟留取1份尿液于试管内，若血尿颜色逐渐加深，说明出血加重。

（3）准确测量并记录腰腹部肿块的大小、观察腹膜刺激症状的轻重，以判断渗血、渗尿的情况，若肿块逐渐增大，说明有进行性出血或尿外渗。

（4）定时观测体温和血白细胞计数，判断有无继发感染。

（5）动态检测血红蛋白和血细胞比容，以了解出血情况及其变化。

4. 用药护理

（1）维持水、电解质及血容量平衡，保证休克病人输液、输血的通畅，维持足够尿量，在病情允许的情况下，应鼓励病人经口摄入水分。

（2）使用止血药物，减少或控制出血。

（3）防治感染，遵医嘱使用对肾无毒性的广谱抗生素，护理过程中严格遵守无菌原则。

5. 对症护理　腰腹部疼痛剧烈者，可遵医嘱给予镇静、止痛剂，避免因疼痛而躁动不安造成出血加重；高热者可行物理或药物降温。

6. 术前准备　有手术指征者，在抗休克同时，遵医嘱协助做好各项检查准备工作，及时完成急诊手术前常规准备。

（二）术后护理

1. 一般护理

（1）全肾切除术后需卧床休息2～3天方可下床活动；肾修补或肾部分切除术后需卧床休息2～4周，以防继发性出血。

（2）一般需禁食2～3天，禁食期间可通过静脉补液来维持代谢平衡，但肾切除术后的病人，输液速度不可过快。肠蠕动恢复后，可逐步开始进食，由于肾区的手术和创伤都可能引起腹胀，应少进易引起胀气的食物，如牛奶、甜食等。腹胀明显者，可用新斯的明0.5～1.0mg肌肉注射或置肛管排气。

2. 病情观察

（1）术后24～48天内应严密观察病人的生命体征变化，警惕术后内出血的发生。

（2）每日4次测量体温，注意伤口渗血、渗尿情况及有无感染。

（3）观察尿量、血尿及肾功能检查情况。

3. 引流护理　行肾周引流术者，做好引流护理。

（1）妥善固定肾周围引流管及集尿袋，防止翻身及活动时引流管被拉出、引流袋接口脱落。

（2）保持引流通畅，避免引流管扭曲或阻塞。

（3）观察引流物的量、颜色、性状和气味。

（4）严格无菌操作。

（5）引流管一般于术后3～4天拔除，若发生感染或尿，则应延长拔管时间。

4. 并发症的预防和护理

（1）预防感染：定时观察体温，若病人体温升高、切口处疼痛，伴有白细胞计数和中性粒细胞比例升高，尿常规示有白细胞计数升高，引流管液或切口渗出物为脓液，多提示有感染，应及时通知医师处理，并遵医嘱应用抗生素。

（2）尿瘘护理：开放性损伤及尿外渗组织感染后破溃，可形成尿瘘，护理时应保持引流通畅和局部清洁，避免交叉感染和尿性皮炎。

【健康指导】

1. 卧床休息　非手术治疗病人出院后应保证绝对卧床休息2～4周，防止损伤部位再次继发损伤，病人应适时变换体位，预防压疮的发生。

2. 康复指导　非手术治疗、病情稳定后的病人，出院后3个月不宜从事体力劳动或竞技运动；损伤肾切除后的病人须注意保护健侧，防止外伤，不使用对肾功能有损害的药物，如氨基糖苷类抗生素等。

二、膀胱损伤病人的护理

膀胱损伤是指膀胱壁在受到外力的作用时发生膀胱浆膜层、肌层、黏膜层的破裂，引起膀胱腔完整性破坏、血尿外渗。

膀胱损伤依损伤的原因而分为不同的临床类型：

1. 根据膀胱损伤是否与体表相通分类

（1）开放性损伤：膀胱损伤处与体表相通。多见于战伤，由弹片、子弹或锐器贯通所致，常合并其他脏器损伤如阴道、直肠等，可形成腹壁尿瘘、膀胱直肠瘘或膀胱阴道瘘等。

（2）闭合性损伤：膀胱损伤处不与体表相通，常由上述直接或间接暴力所致。产妇产程过长，膀胱壁被压在胎头耻骨联合之间引起缺血性坏死，可导致膀胱阴道瘘。医源性损伤多为闭合性损伤。

2. 根据膀胱损伤的程度分类

（1）挫伤：仅伤及膀胱黏膜或肌层，膀胱壁未穿破，局部有出血或形成血肿，无尿外渗，可出现血尿。

（2）膀胱破裂：分为腹膜内型、腹膜外型和混合性膀胱破裂。

1）腹膜内型膀胱破裂：膀胱在充盈状态下受直接暴力撞击，使有腹膜盖的膀胱顶部破裂，尿液进入腹腔，形成尿性腹膜炎。

2）腹膜外型膀胱破裂：常因外伤性骨盆骨折刺破膀胱前壁或底部，尿液外渗进入盆腔内膀胱周围间隙。

3）混合性膀胱破裂：同时存在腹膜内及腹膜外型膀胱破裂，多由火器利刃伤所致，常为复合型损伤。

【护理评估】

（一）健康史

膀胱损伤主要因外力打击引起，极少数由医源性因素导致。应重点询问病人受伤的原因、时间、部位、暴力性质、强度，就诊前采取的救治措施及效果；损伤后是否发生腹痛，腹痛的特点、程度和持续时间，有无放射痛和进行性加重；有无血尿、尿痛或排尿不畅。

（二）身体状况

膀胱损伤，依轻重不同及是否合并其他脏器损伤而有不同临床表现。膀胱壁轻度挫伤可仅有少量血尿，或伴下腹部轻度疼痛，短期内可自行消失。膀胱壁全层破裂时症状明显，腹膜外型和腹膜内型各有其特殊表现。

1. 休克　多为合并损伤如骨盆骨折等引起大出血所致。病人表现为脸色苍白、皮肤湿冷和血压下降等。

2. 腹痛　腹膜外型膀胱破裂时，尿外渗及血液进入盆腔及腹膜后间隙引起下腹部疼痛，可有压痛及腹肌紧张，直肠指检有触痛及饱满感。腹膜内型膀胱破裂时，尿液流入腹腔而引起急性腹膜炎症状，并有移动性浊音。

3. 血尿和排尿困难　膀胱壁轻度挫伤者可仅有少量血尿，而膀胱壁全层破裂时由于尿外渗到膀胱周围或腹腔内，病人可有尿意，但不能排尿或仅排出少量血尿。

4. 尿瘘　开放性损伤时，因体表伤口与膀胱相通而有漏尿，若与直肠、阴道相通则经肛门、阴道漏尿。闭合性损伤，在尿外渗继发感染，然后可破溃而形成尿瘘。

（三）辅助检查

1. 实验室检查　尿常规可见肉眼血尿，肾下红细胞满视野。
2. 影像学检查　膀胱造影可见造影剂漏至膀胱外。
3. 导尿试验　经导尿管注入200mL液体至膀胱，引流出的液体量明显少于或多于注入量。

（四）治疗原则

合并骨盆等损伤而致失血性休克时应积极抗休克治疗，并尽早使用广谱抗生素以预防感染。膀胱轻度损伤者，尤其是腹膜外膀胱破裂时，可从尿道插入导尿管，持续引流尿液1~2周，保持尿管通畅。腹膜内膀胱破裂者，若经留置尿管后症状缓解不明显甚至持续加重，应转为手术治疗。对开放性损伤、经非手术治疗无效及严重膀胱破裂伴有出血、尿外渗，病情严重者，应尽早施行剖腹探查手术。

（五）心理-社会状态

病人对自身伤情的了解程度，对并发症的恐惧、焦虑程度；病人和家属对所需治疗费用的承受能力。

【护理诊断及合作性问题】

1. 恐惧与焦虑 与外伤打击、害怕手术和担心预后不良有关。
2. 组织灌流量改变 与膀胱破裂、骨盆骨折损伤血管出血、尿外渗或腹膜炎有关。
3. 潜在并发症 感染。
4. 排尿异常 与膀胱破裂不能贮尿有关。

【护理目标】

减轻病人恐惧与焦虑；病人能够维持足够的循环血量；未发生感染或感染已控制；病人排尿功能恢复。

【护理措施】

（一）急救护理

迅速建立静脉输液通道，维持循环血量的正常；密切观察生命体征，观察腹痛及腹膜刺激征的变化；遵医嘱给予镇静或止痛治疗。

（二）术前护理

术前抗休克，抗感染，留置导尿管引流尿液；迅速完成急诊术前常规护理。

（三）术后护理

手术后护理按腹部手术要求，严密观察生命体征和腹部症状、体征，重点做好以下几方面的护理。

1. 耻骨上膀胱造瘘管的护理

（1）造瘘管接引流袋后妥善固定；每日更换引流袋，注意无菌操作，防止感染。

（2）保持引流通畅，检查尿管是否弯曲受压，防止尿液潴留，使膀胱壁张力增大，影响修补的裂口愈合。如有阻塞，可用无菌等渗盐水冲洗，但用力不可过猛。

（3）造瘘口周围皮肤用氧化锌软膏保护，敷料浸湿后应及时更换。

（4）遵医嘱定时用1：5000呋喃西林溶液行膀胱冲洗，每次注入量为20~50mL，反复低压冲洗至冲出液澄清为止。

（5）观察尿量和颜色变化，鼓励病人多饮水。

（6）造瘘管一般留置7~14天，拔管前先行夹管，然后观察病人能否自行排尿。如有排尿困难或切口处漏尿，则需延期拔管。拔管后，有少量尿液自瘘口漏出为暂时现象，用凡士林纱布堵塞瘘口并加盖敷料，数日后即能愈合。

2. 耻骨后引流管的护理 连接负压吸引装置，持续或间歇吸出膀胱周围残留的尿液及渗出物。一般于手术后2~3天拔除负压引流管，手术后3~5天拔除烟卷引流条，改用凡士林纱布引流伤口至愈合。

3. 留置导尿管的护理

（1）妥善固定导尿管及连接管，避免扭曲折叠，定时挤压，观察尿液引流情况，保持留置导尿管通畅。

（2）记录24小时引流尿液的量、颜色及性状。

（3）每天擦拭尿道口及尿管周围2次，预防泌尿系感染。

（4）10～20天后拔除导尿管，拔管前应夹管，训练膀胱排尿动作1～2天后，再拔除。

（5）观察拔管后排尿情况，如有异常可再放置导尿管。

（6）鼓励病人多饮水，增加内冲洗作用。

【健康指导】

1. 膀胱造瘘或留置导尿管在拔除之前要夹闭导尿管，以使膀胱扩张到一定的容量，达到训练膀胱机能的目的后再拔除导管。

2. 膀胱破裂合并骨盆骨折者，有部分病人发生勃起功能障碍，病人在伤愈后须加强训练心理性勃起及采取辅助性治疗。

三、尿道损伤病人的护理

尿道损伤多见于男性。男性尿道以尿生殖膈为界，分为前、后两段。前尿道包括球部和阴茎体部，后尿道包括前列腺部和膜部。前尿道损伤多发生在球部，而后尿道损伤多在膜部，按尿道损伤程度可分三类。

1. 尿道挫伤　尿道内层损伤，阴茎筋膜完整；仅有水肿和出血，可以自愈。

2. 尿道裂伤　尿道壁部分全层断裂，引起尿道周围血肿和尿外渗，愈合后可引起瘢痕性尿道狭窄。

3. 尿道断裂　尿道完全离断，断端退缩、分离，血肿和尿外渗明显，可发生尿潴留。

【护理评估】

（一）健康史

应重点询问病人受伤的方式、暴力的强度和有无骨盆骨折，了解有无经尿道器械操作史。尿道球部损伤多在骑跨式下跌时，会阴部撞击硬物（跳板、树干、沟边等），尿道球部受压于硬物和耻骨弓间而损伤；尿道膜部损伤常由于骨盆骨折撕裂尿生殖膈或断端碎片刺破尿道所致；此外，也见于经尿道器械（尿道探子、膀胱镜等）操作不当。

（二）身体状况

1. 休克　严重损伤，尤其是骨盆骨折合并后尿道损伤，出血较多，可引起失血性休克。

2. 尿道滴血和血尿　前尿道破裂时，可有尿道外口滴血；后尿道破裂时，由于尿道括约肌的作用，血液有时不从尿道流出而进入膀胱，故常出现血尿，也可有终末滴血。

3. 疼痛　受伤局部疼痛，能排尿者排尿时疼痛加重，疼痛可牵涉会阴、阴茎、下腹部等处，有时向尿道外口放射。

4. 排尿困难与尿潴留　由于疼痛、尿道外括约肌反射性痉挛、尿道黏膜水肿或血肿压迫，以及尿道完全断裂，可致排尿困难或完全不能排尿，而致尿潴留。

5. 血肿与瘀斑　骑跨伤后会阴部发生血肿，出现肿胀、青紫或瘀斑，严重时血肿蔓延至阴囊、阴茎，使之增大呈青紫色。

6. 尿外渗　尿道破裂后，用力排尿即可引起尿外渗。尿外渗的范围以尿生殖膈为界，前尿道损伤时，尿液渗入阴茎、阴囊、会阴和下腹壁；后尿道损伤时，尿外渗的范围在耻骨后间隙、前列腺和膀胱直肠周围。尿外渗如不及时处理易继发感染和组织坏死，严重者出现脓毒症。

（三）辅助检查

1. 导尿试验　严格无菌下轻缓插入导尿管，若顺利进入膀胱，说明尿道连续而完整。若一次插入困难，不应勉强反复试插，以免加重局部损伤和导致感染。后尿道损伤伴骨盆骨折时一般不易导尿。

2. X线检查　骨盆前、后位片显示骨盆骨折。必要时从尿道口注入造影剂10～20mL可确定损伤部位及造影剂有无外漏。

（四）治疗原则

严重损伤合并休克者应首先抗休克；损伤轻微能够自行排尿者不需插导尿管，应卧床休息，多饮水，使用抗生素预防感染；尿道部分断裂后排尿困难但能够插入导尿管者，留置导尿管7～14天，也可行耻骨上膀胱造瘘并引流外渗尿；尿道完全断裂不能插入导尿管者，应行耻骨上膀胱造瘘、会阴部引流或尿道修补术，手术后常规留置导尿管，同时采用止血、抗感染等措施，后期可能形成尿道狭窄，需定期扩张尿道。

（五）心理社会状态

病人可因骨盆骨折、休克和疼痛而紧张、恐惧；因排尿困难、尿潴留及后期尿道狭窄而焦虑、烦躁不安。

【护理诊断及合作性问题】

1. 恐惧与焦虑　与外伤打击、害怕手术和担心预后不良有关。
2. 组织灌流量改变　与创伤、骨盆骨折损伤血管出血、尿外渗或腹膜炎有关。
3. 排尿异常　与尿路感染、尿道损伤、尿瘘及尿道狭窄有关。
4. 潜在并发症　感染。

【护理措施】

（一）心理护理

对病人进行正确的引导，热情接待，做好入院宣教。和蔼亲切的态度、周到礼貌的语言可使病人感受到关心和尊重，产生信任，减轻负性情绪的影响，可有效缓解焦虑和恐惧。

（二）外渗尿液引流的护理

对尿外渗行多处切开引流的病人，应注意观察并记录引流液的性状、量及伤口情况，敷料浸湿时应及时更换。

（三）排尿异常的护理

尿道断裂经修复后并发尿道狭窄可导致排尿困难，属临床常见，应告知病人无须过于担心，遵医嘱定期进行尿道扩张，并根据排尿困难的程度制定尿道扩张的间隔时间。由于尿道扩张有较重的疼痛，病人会产生恐惧心理，此时除向病人解释此治疗的必要性外，还应在进行尿道扩张时根据医嘱采取镇痛措施，如应用镇静、镇痛药，尿道内给予表面麻醉药物等，以减轻病人的痛苦。

（四）并发症的预防及护理

观察病人的体温及伤处的变化情况，尿道断裂后血、尿外渗容易导致感染，表现为伤处肿胀、搏动性疼痛、体温升高，如发现异常表现应立即通知医师处理，协助引流伤部，并选择有效抗生素，合理应用。

【健康指导】

1. 前后尿道损伤经手术修复后病人尿道狭窄的发生率较高，病人需要定期进行尿道扩张以避免尿道狭窄，导致排尿障碍。

2. 继发性功能障碍者应训练心理勃起加辅助性治疗。

第三节 泌尿系结石

尿路结石又称尿石症，是泌尿外科最常见疾病之一。男性多于女性，男女比例约3∶1。尿石症包括肾结石、输尿管结石、膀胱结石及尿道结石。肾、输尿管结石称为上尿路结石，膀胱、尿道结石称为下尿路结石。

尿路结石的病因极为复杂。尿中形成结石晶体的盐类呈超饱和状态、抑制晶体形成物质不足和核基质的存在是形成结石的主要因素。另外，与流行病学因素、尿路梗阻、尿路感染、尿路异物等有关。

尿路结石通常在肾和膀胱内形成，在排出过程中可停留在输尿管和尿道。结石引起损伤、梗阻、感染，三者互为因果，加重泌尿系损害。结石增大，使尿路发生不同程度的梗阻，继之肾盂、肾盏扩张积水，肾实质受压变薄、破坏，最后导致肾功能丧失，出现尿毒症；若结石堵塞尿道，可引起急性尿潴留。结石和梗阻常并发细菌感染，产生肾盂肾炎、膀胱炎、肾积脓等。粗糙的尿结石可损伤尿路黏膜，引起黏膜充血、水肿，甚至破溃、出血及诱发癌变。

【护理评估】

（一）健康史

了解病人的年龄、职业、生活环境、饮食饮水习惯及特殊爱好。了解疼痛性质，有无血尿、排尿困难、膀胱刺激症状和尿路感染的表现。了解病人的既往史和家族史；有无泌尿系梗阻、感染和异物史，有无甲状旁腺功能亢进、痛风、肾小管酸中毒、长期卧床病史。了解止痛药物、钙剂等药物的应用情况。

（二）身体状况

1. 上尿路结石 多见于男性青壮年，好发于21～50岁。以单侧多见，双侧占10%。主要表现为与活动有关的肾区疼痛和血尿，其程度与结石的部位、大小、活动与否及有无损伤、感染、梗阻等有关。极少数病人可长期无自觉症状，直至出现泌尿系感染或积水时才发现。

（1）疼痛：结石大、移动小的肾盂、肾盏结石可引起上腹和腰部钝痛。结石活动或引起输尿管完全梗阻时，出现肾绞痛。典型的绞痛位于腰部或上腹部，沿输尿管走向下腹和会阴部放射，可至大腿内侧。疼痛性质为刀割样阵发性绞痛，程度剧烈，病人辗转不安，面色苍白、冷汗，甚至休克；伴随症状为恶心、呕吐。疼痛时间持续几分钟至数小时不等，可伴明显肾区叩击痛。结石位于输尿管膀胱壁段和输尿管口处或结石伴感染时可有尿频、尿急、尿痛症状，男性病人有尿道和阴茎头部放射痛。

（2）血尿：病人活动或绞痛后出现肉眼或镜下血尿，以后者常见。有些病人以活动后出现镜下血尿为其唯一的临床表现。

（3）其他症状：结石引起严重肾积水时，可触到增大的肾脏；继发急性肾盂肾炎或肾积脓时，可有发热、畏寒、脓尿、肾区压痛。双侧上尿路完全性梗阻时可导致无尿。

2. 膀胱结石 多见于10岁以下的男孩和患前列腺增生症的老年人。结石多在膀胱内形成，少数来自肾脏。主要是膀胱刺激症状，如尿频、尿急和排尿终末疼痛。典型症状为排尿突然中断并感疼痛，疼痛放射至阴茎头部和远端尿道，小儿常搓拉阴茎；变换体位又能继续排尿；常有终末血尿，合并感染时可出现脓尿。

3. 尿道结石 绝大多数结石来自肾脏和膀胱。表现为排尿困难、点滴状排尿及尿痛，甚至造成急性尿潴留。

（三）辅助检查

1. 实验室检查

（1）尿液检查：尿常规检查可有镜下血尿，有时可见较多的白细胞或结晶。必要时测定24小时尿钙、尿磷、尿酸、肌酐、草酸等。尿细菌培养可有助于选择抗生素。

（2）血液检查：测定肾功能、血钙、磷、肌酐、碱性磷酸酶、尿酸和蛋白等。

2. 影像学检查

（1）X线检查

1）泌尿系平片：可显示结石部位及数量等。

2）排泄性尿路造影：可显示结石所致的尿路形态、引起结石的局部因素和肾功能改变。透X线结石可显示充盈缺损。

3）逆行肾盂造影：通常用于其他方法不能确诊时，可显示结石所在肾的结构和功能，可发现X线不显影的结石，明确结石位置及双肾功能情况。

（2）B超检查：能发现平片不能显示的小结石和透X线结石。还能显示肾结构改变和肾积水等。

（3）肾图：可判断泌尿系梗阻程度及双侧肾功能。

3. 输尿管肾镜、膀胱镜检查　可直接观察到结石。适用于其他方法不能确诊或同时进行治疗时。

（四）治疗原则

根据结石的大小、数目、部位、肾功能和全身情况及有无并发症制定治疗方案。

1. 非手术治疗　适用于结石直径小于0.6cm、表面光滑、无尿路梗阻、无感染，纯尿酸或胱氨酸结石的病人。方法有解痉止痛、大量饮水、加强运动、调整饮食、控制感染、调节尿pH值、药物排石等。90％的表面光滑、直径小于0.4cm的结石，可自行排出。

2. 体外冲击波碎石术（extracorporeal shock wave lithotripsy，ESWL）　是目前治疗肾、输尿管结石的首选方法。适宜结石直径小于2.5cm、结石以下输尿管通畅、肾功能良好、未发生感染的上尿路结石。方法是在X线、B超定位下，将冲击波聚焦后作用于结石使之粉碎，然后随尿流排出，成功率可达90％。

3. 手术治疗

（1）非开放手术：

1）输尿管镜取石或碎石术适用于因肥胖、结石梗阻、停留时间长而不能用ESWL的中、下段输尿管结石者。

2）经皮肾镜取石或碎石术适用于直径大于2.5cm的肾盂结石及下肾盏结石，此法可与ESWL联合应用治疗复杂性肾结石。

3）腹腔镜输尿管取石适用于直径大于2cm的输尿管结石，原采用开放手术或经ESWL、输尿管镜手术失败者。

4）其他经膀胱镜机械、液电效应、超声或弹道气压碎石、取石。前尿道结石可在麻醉下注入无菌液体石蜡，压迫结石近端尿道并轻轻向远端推挤、钩取和钳出结石；后尿道结石，在麻醉下用尿道探条将结石轻轻推入膀胱，再按膀胱结石处理。

（2）开放手术：适用于结石远端存在梗阻、部分泌尿系畸形、结石嵌顿紧密、既往非手术治疗失败、肾积水感染严重或病肾无功能等尿路结石病人。手术方式有输尿管切开取石术、肾盂切开或肾窦内肾盂切开取石术、肾部分切除术、肾切除术、耻骨上膀胱切开取石等。

（五）心理-社会状态

结石复发率较高；肾、输尿管结石梗阻可引起肾功能进行性衰退，特别是双侧结石，最终可发展为尿毒症。此类病人希望能经非手术办法使结石排出。体外冲击波碎石技术治疗的周期较长，有时疗效不明显，病人可能产生焦躁心理，故应了解病人及家属对相关知识的掌握程度和治疗的期望。

【护理诊断及合作性问题】

1. 疼痛　与结石刺激引起的炎症、损伤及平滑肌痉挛有关。
2. 排尿形态异常　与结石或血块引起尿路梗阻有关。
3. 潜在并发症　血尿、感染。

【护理目标】

病人自述疼痛减轻，舒适感增强；病人恢复正常的排尿功能；病人未发生血尿、感染等并发症，若发生能够得到及时发现和处理。

【护理措施】

（一）非手术治疗及术前护理

1. 一般护理

（1）饮食：根据结石成分、生活习惯及条件适当调整饮食，起到延缓结石增长速度及术后减少复发的作用。

（2）大量饮水：每日1000～4000mL。保持每日尿量大于2000mL。大量饮水配合利尿解痉药物有利于小结石的排出。

（3）加强运动：选择跳跃性运动可促进结石的排出。

2. 病情观察　密切观察病人疼痛的部位、性质、程度、伴随症状有无变化及与生命体征的关系。观察尿液内是否有结石排出，每次排尿于玻璃瓶或金属盆内，可看到或听到结石的排出。用纱布过滤尿液，收集结石碎渣作成分分析；定期摄腹部平片观察结石排出情况。

3. 心理护理 向体外冲击波碎石的病人说明方法简单、安全有效，可重复治疗，消除病人恐惧心理。

4. 用药护理

（1）调节尿pH值：口服枸橼酸钾、碳酸氢钠等碱化尿液可治疗与尿酸和胱氨酸相关的结石。口服氯化铵使尿液酸化，有利于防止磷酸钙及磷酸镁铵结石的生长。

（2）调节代谢的药物：别嘌呤醇可降低血和尿的尿酸含量，D青霉胺、Q巯丙酰甘氨酸、乙酰半胱氨酸有降低尿胱氨酸及溶石作用。

（3）解痉止痛：主要治疗肾绞痛。常用药物有阿托品、哌替啶。此外，局部热敷、针刺，应用钙离子阻滞剂、吲哚美辛、黄体酮等也可缓解肾绞痛。

（4）控制感染：根据尿细菌培养及药物敏感试验选用合适的抗生素控制感染。

（5）中医中药：如通过中草药解痉、止痛、利水，促使小结石的排出。中药有金钱草、石苇、滑石、车前子、鸡内金、木通、瞿麦等。

5. 对症护理 指导病人采用分散注意力、深呼吸等非药物性方法缓解疼痛，不能缓解时，遵医嘱应用镇痛药物。

6. 术前准备 做好术前常规准备；输尿管结石病人术前行腹部平片定位；体外冲击波碎石术前3天忌进食易产气食物，术前晚灌肠，术日晨禁饮食。

（二）术后护理

1. 一般护理

（1）体位结石：位于中肾盏、肾盂、输尿管上段者，碎石后取头高脚低位，上半身抬高；结石位于肾下盏者碎石后取头低位。左侧结石取右侧卧位，右肾结石取左侧卧位，同时叩击肾区，利于碎石由肾盏进入输尿管。巨大肾结石碎石后可因短时间内大量碎石突然充填输尿管而发生堵塞，引起"石街"和继发感染，严重者引起肾功能改变；因此，碎石后应采取患侧卧位，以利结石随尿液逐渐排出。非开放性手术的病人经内镜钳夹碎石后，也应适当变换体位，增加排石。

（2）饮食：鼓励病人多饮水，可起到内冲刷作用，也有利于感染的控制。

2. 病情观察 注意病人生命体征、尿液颜色和性状及尿液检查结果。

3. 做好伤口及引流管护理 经皮肾镜取石术后常规留置肾盂造瘘管，必要时放置输尿管引流管，开放性手术后常见引流管有伤口引流管、尿管、肾盂造瘘管、输尿管支架管、膀胱造瘘管等，应保持通畅和做好相应护理。

4. 并发症观察及护理

（1）观察血尿变化情况。遵医嘱应用止血药物。

（2）肾实质切开者，应卧床2周，减少出血机会。

（3）有感染者遵医嘱应用抗生素控制感染。

【健康指导】

1. 大量饮水　成人保持每日尿量在2000mL以上，尤其是睡前及半夜饮水，效果更好。
2. 活动与休息　有结石的病人在饮水后多活动，以利结石排出。
3. 解除局部因素　尽早解除尿路梗阻、感染、异物等因素，可减少结石形成。
4. 饮食指导　根据所患结石成分调节饮食，以减少结石的产生或复发。
5. 复诊　定期行尿液检查、X线或B超检查，观察有无复发及残余结石情况。若出现剧烈肾绞痛、恶心、呕吐、寒战、高热、血尿等症状，及时就诊。

第四节　泌尿系统结核

泌尿系统结核是全身结核病的一部分，起源是肾，绝大多数由肺结核经血行播散引起，少数继发于骨关节结核和肠结核。肾结核继发感染输尿管、膀胱和尿道。肾结核多发生在20～40岁的青壮年，约占70%，男性多于女性，比率2∶1。

当人体初次感染结核菌时，结核菌经血液循环播散到肾，主要在靠近肾小球的血管中形成微小病灶。由于细菌数量少以及机体免疫力的原因，绝大多数病灶都能愈合，不会形成大的病灶，故临床不出现症状而难以被发现，称病理型肾结核。结核菌在髓质继续增殖，形成新的结核结节，且相互融合，中心形成干酪样坏死并继续向肾盏、肾盂发展，引起临床症状，称为临床型肾结核。一般所称的肾结核即为临床型肾结核，90%为单侧。

【护理评估】

（一）健康史

询问病人的年龄、生活习惯、居住环境、营养状况；有无与结核病病人密切接触史、发病及治疗情况；既往史有无肺结核、骨关节结核及消化系统结核；家庭中有无患结核病的人员。

（二）身体状况

早期肾结核病人多无临床表现，尿频是多数泌尿系统结核病人最早出现的临床症状，发病过程一般较为缓慢。

1. 局部症状

（1）膀胱刺激症状：肾结核的典型症状不表现在肾而在膀胱，病人多表现为逐渐加重的膀胱刺激症状，此系含有结核菌及脓液的酸性尿液刺激膀胱引起。随病情发展，可引起尿频、尿急和尿痛。

（2）血尿：是泌尿系统结核的另一常见症状，约发生于2/3的肾结核病人，但多数为镜下血尿，常在膀胱刺激症状出现之后发生；部分病人也可以是最初的症状。血尿的来源多数是膀胱，少数来源于肾。泌尿系统结核引起的肉眼血尿常表现为终末血尿，这是由于排尿时膀胱收缩，引起膀胱结核性溃疡出血所致。终末血尿一般与膀胱刺激症状同时存在。来源于肾的血尿多为全程血尿，但不伴有膀胱刺激症状。

（3）脓尿：也是常见症状，多数系镜下脓细胞，每高倍显微镜视野20个以上；少数严重病例可见米汤样脓尿；混有血液时呈脓血尿。

2. 全身症状　不明显。只有当全身其他器官有活动性结核病灶，或肾结核破坏严重形成脓肾时，病人可出现全身结核病征象，如消瘦、乏力、午后发热、盗汗等症状。双肾结核或一侧肾结核对侧肾积水时可以出现慢性肾功能不全的表现，如浮肿、恶心、呕吐、贫血、少尿甚至无尿。

（三）辅助检查

1. 尿液检查　对泌尿系统结核的诊断有决定性意义。尿液多呈酸性，常规检查可见蛋白、白细胞和红细胞。将尿沉渣涂片作抗酸染色，近2/3病人的尿中可找到结核杆菌。尿结核菌培养的阳性率可高达90%，但费时较长，需将近6周时间。

2. 影像学检查　可明确病变部位及范围。

（1）腹部X线平片：了解有无钙化灶及其部位。

（2）泌尿系造影：静脉尿路造影仍为当前诊断肾结核的有效手段，既可以清楚地显示病变的部位及范围，也可显示肾的功能情况。

（3）CT及MRI检查：对诊断肾结核有帮助，但因显像缺少特征性变化而不常规使用。磁共振水成像对了解上尿路积水情况有特殊意义，有可能取代逆行造影和穿刺造影。

（4）B超检查：可作为筛查手段，有助发现肾积水和肾实质的钙化灶。

3. 膀胱镜检查　多用于作逆行尿路造影，可见膀胱黏膜炎性充血，严重者可见黄色粟粒状结节和溃疡。膀胱挛缩状态时禁忌作膀胱镜检查。

（四）治疗原则

根据病人全身情况和肾结核病变程度，综合应用支持疗法、药物治疗和手术治疗。抗结核药物治疗适用于早期肾结核。凡药物治疗6～9个月无效、肾破坏严重者，应行手术治疗。常用手术类型有病灶清除术、部分肾切除术、肾切除术。

（五）心理-社会状态

病人和家属对泌尿系结核的治疗方法、预后的认知程度，对晚期病变多次手术治疗的心理和经济承受能力。

【护理诊断及合作性问题】

1. 恐惧与焦虑　与病程长、病肾切除、晚期并发症有关。
2. 排尿形态异常　与结核性膀胱炎、膀胱挛缩有关。
3. 潜在并发症　继发细菌感染。

【护理目标】

病人恐惧与焦虑减轻；病人能维持正常的排尿状态；病人未发生感染或感染得到控制。

【护理措施】

（一）非手术治疗及术前护理

1. 一般护理　加强营养，给予高蛋白、高热量、高维生素、易消化饮食；注意休息，适当进行户外活动，避免劳累。多饮水，以减轻结核性脓尿对膀胱的刺激。

2. 心理护理　告诉病人综合应用全身支持疗法、抗结核药物治疗和手术治疗的重要性，鼓励病人主动配合治疗。关心、体贴、安慰病人，消除病人的焦虑情绪，使病人保持愉快的心情更有利于结核病的康复。

3. 病情观察　应定期协助病人做尿液常规和尿结核杆菌检查、泌尿系造影、B超及肝、肾功能检查等，以观察药物治疗效果。

4. 用药护理　使用抗结核药物治疗期间，应长期观察药物的不良反应和对肝、肾的损害，测听力、视力等。若出现恶心、呕吐、耳鸣、听力下降等症状，及时报告医生并作相应处理。

5. 术前准备　除做好术前常规准备外，还需行重要脏器功能检查，了解肾外有无结核，有则对症治疗和护理，增强病人对手术的耐受力。肾全切除术前需用抗结核药物2周以上，肾部分切除术前需用抗结核药物3～6个月，以控制感染灶。

（二）术后护理

1. 一般护理

（1）体位与休息：肾切除病人血压平稳后，可取半卧位；早期下床活动，促进胃肠功能恢复，减轻腹胀。肾结核病灶清除或肾部分切除的病人，为防止继发性出血或肾下垂，应卧床休息7～14天，减少活动。

（2）饮食：若肛门排气，可进营养丰富、易消化的食物。

2. 病情观察

（1）肾部分切除术后易并发出血，应密切观察病人的血压、脉搏、伤口引流液、尿液的变化。可表现为：①大量血尿；②伤口内引流出的血性液体不断增多，每小时超过100mL或总量达到300～500mL；③术后7～14天因咳嗽、便秘等引起腹内压增高时，突然出现虚脱、血压下降、脉搏加快等症状。以上情况，均提示有内出血可能，应尽快通知医师并作相应处理。

（2）观察健肾功能：病肾切除后，观察健肾功能非常重要。术后连续3天准确记录24小时尿量，特别要观察第一次排尿的时间、尿量、颜色。若手术后6小时仍无排尿或24小时尿量较少，说明健肾有肾功能不全，应通知医师处理。

3. 并发症的观察、预防及护理　术后3天内每日测体温4次；定期复查血白细胞计数的变化；切口敷料若渗湿要及时更换；保持引流通畅，适时拔管，严格无菌操作；正确使用抗生素。

【健康指导】

1. 康复指导　加强营养，注意休息，适当活动，避免劳累，以增强肌体抵抗力，促进康复。有造瘘者注意自身护理和观察，防止继发感染。

2. 用药指导

（1）术后继续抗结核治疗6个月以上，以防结核复发。

（2）用药要保持联合、规律、全程，不可随意间断或减量、减药，不规则用药可产生耐药性而影响治疗效果。

（3）用药期间须注意药物的不良反应，定期复查肝、肾功能，测听力、视力等。若出现恶心、呕吐、耳鸣、听力下降等症状，应及时就诊。

（4）勿用和慎用对肾脏有毒性的药物，如氨基糖苷类，磺胺类药物等，尤其是双肾结核、孤立肾结核、肾结核、双肾积水的病人。

3. 定期复查　单纯药物治疗者必须重视尿液检查和泌尿系造影的变化。术后应每月检查尿常规和尿结核杆菌，连续半年尿中无结核杆菌称为稳定转阴。5年不复发者可视为治愈。

第五节　良性前列腺增生

良性前列腺增生简称前列腺增生，俗称前列腺肥大，是男性老人常见病。男性自35岁以后前列腺可有不同程度的增生，50岁以后出现临床症状。

良性前列腺增生常以纤维细胞增生开始，继之其他组织亦增生。随着长期膀胱出口梗阻，黏膜面出现小梁、小室、憩室；逼尿肌的代偿性肥大可发生压力性尿失禁。逼尿肌失代偿可出现充溢性尿失禁。长期排尿困难使膀胱高度扩张或膀胱内高压，可发生尿液的膀胱输尿管反流，最终引起肾积水和肾功能损害。由于梗阻后膀胱内尿液潴留，容易继发感染和结石。

【护理评估】

（一）健康史

前列腺增生的病因尚未完全明确。目前公认老龄和有功能的睾丸是发病的基础。随年龄增长而出现的性激素分泌紊乱是前列腺增生的重要因素。受凉、劳累、情绪改变、进食辛辣食物及酗酒等因素，常使原有病情加重。

（二）身体状况

取决于梗阻的程度、病变发展的速度以及是否合并感染和结石，而不在于前列腺本身的增生程度。

1. 尿频　是最常见的早期症状，夜间更为明显。

2. 排尿困难　进行性排尿困难是前列腺增生最主要的症状，但发展慢。轻度梗阻时排尿迟缓、断续、尿后滴沥。严重梗阻时排尿费力、射程缩短、尿线细而无力，终成滴沥状。

3. 尿潴留　严重梗阻者，膀胱残余尿增多，长期可导致膀胱无力，发生尿潴留或充溢性尿失禁。在前列腺增生的任何阶段，病人可因受凉、劳累、饮酒等使前列腺突然充血、水肿，发生急性尿潴留。

4. 其他　前列腺增生时因局部充血可发生无痛性血尿。若并发感染或结石，有尿急、尿痛等膀胱刺激症状。少数病人在后期可出现肾积水和肾功能不全表现。长期排尿困难者可并发疝、痔或脱肛。

5. 体征　直肠指诊可触到增大的前列腺，表面光滑、质韧、有弹性，中间沟消失或隆起。

（三）辅助检查

1. B超检查　可测量前列腺体积、内部组织结构是否突入膀胱。经直肠超声检查更为精确，经腹壁超声可测量膀胱残余尿量。

2. 尿流动力学检查　尿流率测定可初步判断梗阻的程度。若最大尿流率<15mL/s，提示排尿不畅；<10mL/s提示梗阻严重。评估最大尿流率时，排尿量必须超过150mL才有诊断意义。应用尿动力仪测定压力–流率等可鉴别神经源性膀胱功能障碍、逼尿肌和尿道括约肌功能失调以及不稳定性膀胱逼尿肌引起的排尿困难。

3. 血清前列腺特异抗原（prostate specific antigen，PSA）测定　前列腺体积较大、有结节或较硬时，应测定血清PSA以排除合并前列腺癌的可能。

（四）治疗原则

1. 非手术治疗

（1）药物治疗：适用于有轻微临床症状、残余尿<50mL的病人。包括α受体阻滞剂、激素、降低胆固醇药物以及植物药等，其中以α1受体阻滞剂特拉唑嗪、5α还原酶

抑制剂非那雄胺为常用；前者可降低平滑肌的张力，减少尿道阻力，改善排尿功能；后者通过降低前列腺内双氢睾酮的含量使前列腺缩小，改善排尿功能。对症状较轻的病例有良好疗效。

（2）其他疗法：用于尿道梗阻较重而又不适宜手术者。激光治疗、经尿道气囊高压扩张术、经尿道高温治疗、体外高强度聚焦超声，适用于前列腺增生体积较小者。前列腺尿道支架网适用于不能耐受手术的病人。

2. 手术治疗　症状重的病人，手术治疗仍是最佳选择。手术只切除外科包膜以内的增生部分，方式有经尿道前列腺电切术（transurethral resection of prostate，TURP）、耻骨上经膀胱前列腺切除术和耻骨后前列腺切除术。

（五）心理-社会状态

病人夜尿次数的增多，严重影响病人的休息与睡眠；排尿困难，甚至尿潴留、血尿等症状造成病人肉体上的痛苦及较大的精神压力；留置尿管又给病人带来很多生活的不便；病人希望能尽快得到治疗及希望护士能给予更多的照顾，帮助其解决手术前后生理及心理的问题。因此，应了解病人及家属对拟采取的治疗方法、手术及可能导致并发症的认知程度、家庭经济承受能力，以提供相应的心理支持。

【护理诊断及合作性问题】

1. 排尿形态异常　与膀胱出口梗阻、逼尿肌受损、留置尿管和手术刺激有关。
2. 疼痛　与逼尿肌功能不稳定、导管刺激、血块堵塞冲洗管引起的膀胱痉挛有关。
3. 潜在并发症　TURP综合征、尿频、尿失禁、出血。

【护理目标】

病人恢复正常排尿形态；病人主诉疼痛减轻或消失；病人未发生并发症，若发生能够得到及时发现和处理。

【护理措施】

（一）急性尿潴留的护理

对发生急性尿潴留的病人，要尽快恢复排尿，同时安慰病人，嘱其不要多饮水。导尿是最简单、常用的方法，应及时施行导尿术。不能插入导尿管者，可在无菌操作下自耻骨上缘穿刺膀胱，抽出尿液，然后做好准备，配合医生施行耻骨上膀胱造瘘术。

（二）非手术治疗与术前护理

1. 一般护理　嘱病人吃粗纤维、易消化食物；忌饮酒及辛辣食物；多饮水，勤排尿，保持大便通畅。
2. 心理护理　耐心向病人及家属解释各种手术的必要性，详细告知治疗方案，消除病人的焦虑和恐惧心理，争取病人的主动配合。必要时遵医嘱给予镇静药物。

3. 病情观察　对术前留置导尿管或膀胱造瘘的病人，应保持引流通畅。长期留置导尿管者，每日膀胱冲洗1~2次。

4. 用药护理　因药物治疗需3个月左右才使前列腺缩小、排尿功能改善，应嘱病人坚持用药。

5. 对症护理　如病人有体温升高等感染症状，及时给予抗生素。

6. 扩张尿道的护理　为了让电切镜通过尿道，经尿道前列腺电切术的病人，术前需行尿道扩张，要求尿道能通过24F尿道探子。

7. 术前准备　做好心、肝、肾功能检查，了解病人全身情况，及时治疗，提高病人对手术的耐受力。指导病人练习深呼吸和有效咳嗽、咳痰，防止手术后肺部并发症的发生。做好手术前其他常规准备。

（三）术后护理

1. 一般护理　术后平卧3天后改为半卧位，有利于体位引流，改善呼吸，防止肺部并发症的发生；但需固定或牵拉气囊导尿管，防止病人坐起或肢体活动时，气囊移位而失去压迫膀胱颈口的作用。术后6小时，麻醉作用消失后如无恶心、呕吐即可进流质；1~2天后，如无腹胀可恢复正常饮食。嘱病人多饮水起到内冲洗作用。术后3~4天起，鼓励病人翻身和床上活动，防止压疮、下肢静脉栓塞和呼吸道感染。遵医嘱给病人口服缓泻剂预防便秘，术后1周内禁止灌肠或肛管排气，以免刺激前列腺窝引起出血。

2. 并发症的预防及护理

（1）出血：

1）经耻骨上膀胱手术后，常规放置双腔气囊导尿管和膀胱造瘘管，冲洗液自尿道导管注入，由膀胱造瘘口排出，起冲洗膀胱和引流尿液的作用；气囊内注入30~50mL的生理盐水还起到压迫前列腺窝以止血的作用。术后前列腺窝及膀胱手术野有出血的可能，应密切观察血压、脉搏、呼吸及血尿的颜色；经常检查气囊充液情况及导尿管是否固定、牵引良好。耻骨上膀胱手术后5~7天拔除导尿管；术后10~14天，若排尿通畅可拔除膀胱造瘘管，拔管后用凡士林油纱布填塞瘘口，排尿时用手指压迫瘘口敷料以防漏尿，一般2~3天愈合。

2）经尿道前列腺电切术后，常规放置三腔气囊导尿管，其中一腔通气囊充液起固定、止血作用，另二腔分别起冲洗及耻骨上膀胱造瘘及冲洗、引流尿液的作用。术后都有肉眼血尿，一般需持续冲洗膀胱3天左右，防止血块阻塞尿管。正常情况下，血尿颜色随着时间的推移会逐渐变浅；若血尿颜色加深，提示可能有活动性出血，应加快冲洗速度。术后3~5天尿液颜色清澈，可拔除导尿管。

（2）前列腺电切综合征（transurethral resection of prostate，TURP）：前列腺电切术中，大量冲洗液被吸收后，可并发高血容量、低钠血症和脑水肿等TURP综合征。术后应严密观察病情变化，严格控制输液速度，遵医嘱应用脱水剂、利尿剂。

（3）膀胱痉挛：因导尿管气囊压在内括约肌上，病人常有尿意感。护理时应注意保持导尿管的通畅，遵医嘱给予抗痉挛药物，告诉病人勿做排尿动作。一般24～48小时后，膀胱痉挛的次数会减少。

【健康指导】

（一）生活指导

1. 采用非手术治疗的病人，应避免因受凉、劳累、饮酒、便秘而引起的急性尿潴留。

2. 预防出血　术后1～2个月内避免剧烈活动，如跑步、骑自行车、性生活等，防止继发性出血。

（二）康复指导

1. 排尿功能训练　若有溢尿现象，病人应有意识地经常锻炼肛提肌，以尽快恢复尿道括约肌功能。

2. 自我观察　TURP病人术后有可能发生尿道狭窄。术后若尿线逐渐变细，甚至出现排尿困难，应及时到医院检查和处理。有狭窄者，定期行尿道扩张，效果较满意。附睾炎常在术后1～4周发生，故出院后若出现阴囊肿大、疼痛、发热等症状，应及时去医院就诊。术后前列腺窝的修复需3～6个月，因此，术后可能仍会有排尿异常现象，应多饮水。

3. 门诊随访　定期行尿液检查，复查尿流率及残余尿量。

（三）心理和性生活指导

1. 前列腺经尿道切除术后1个月、经膀胱切除术2个月后，原则上可恢复性生活。

2. 前列腺切除术后常会出现逆行射精，不影响性交。少数病人可出现阳痿，可先采取心理治疗；同时查明原因，再进行针对性治疗。

第六节　泌尿系统肿瘤

泌尿系统肿瘤是泌尿外科最常见的疾病之一，大多数为恶性。在我国，成人最常见的是膀胱癌，其次是肾癌。

一、肾癌

肾癌通常指肾细胞癌，也称肾腺癌。占原发肾肿瘤的85%，占成人恶性肿瘤的3%。肾细胞癌在泌尿系统肿瘤中的发病率在膀胱癌、前列腺癌之后，居第三位。发病高峰在50~60岁，男女之比为2∶1，无明显的种族差异。

【护理评估】

（一）健康史

肾细胞癌的病因不清。目前认为与环境接触、职业暴露、染色体畸形、抑癌基因缺失等有密切关系。流行病学调查结果显示吸烟是唯一的危险因素，石棉、皮革等制品也与肾细胞癌的发病有很大关系。

询问病人时，应了解病人的年龄、性别、婚姻、职业生活习惯、相关疾病、家族发病倾向等。

（二）身体状况

1. 血尿、腰痛、包块　被称为肾细胞癌的三联征，具有此三联征的肾细胞癌病人事实上为晚期。无痛性肉眼血尿是肾癌最主要的初发症状，呈间歇性，有时伴有血；腰痛常为钝痛或隐痛；肿瘤较大时，在腹部或腰部可触及质地坚硬的肿块。

2. 肾外综合征　肾细胞癌有很多肾外临床表现，如红细胞增多、高钙血症、高血压、非转移性的肝功能异常等。

（三）辅助检查

1. 实验室检查　血、尿常规检查可提示贫血、血尿、血沉增快。

2. 影像学检查

（1）B超检查：能够准确地区分肿瘤和肾肿，对于直径＜0.5cm的病灶也能够较清楚地显示。目前已经作为一种普查肾肿瘤的方法。

（2）CT检查：优于超声波检查。可明确肿瘤部位、肾门情况、肾周围组织与肿瘤的关系、局部淋巴结等，有助于肿瘤的分期和手术方式的确定。

（3）静脉尿路造影：能显示肾盂、肾盏受压的情况，并能了解双侧肾功能，是病人能否接受手术的重要参考指标之一。

（4）肾动脉造影：可显示肿瘤新生血管，也可同时进行肾动脉栓塞，能降低手术难度和减少术中出血。但是由于CT的普及以及CT血管重建术（computed tomography angiography，CTA）的应用，肾动脉造影检查的应用率大大降低。

（5）MRI检查：作用与CT相近，但对血管，如下腔静脉等显像中，其作用明显优于CT检查。

（四）治疗原则

肾癌根治术是实施根治性治疗的最佳方法。适用于无扩散的肾细胞癌。手术切除范围包括患肾、肾周围的正常组织、同侧肾上腺、近端1／2输尿管、肾门旁淋巴结。手术入路取决于肿瘤分期和肿瘤部位等。近年开展了腹腔镜肾癌根治术，此方法具有创伤小、术后恢复快等优点。放疗可以作为肾细胞癌的新辅助治疗方法或术后辅助治疗，但效果难以定论。

（五）心理-社会状态

本病确诊后，病人会极度恐惧和绝望，有迫切地希望得到及时良好的治疗。因担心手术并发症可再度焦虑、悲观。

【护理诊断及合作性问题】

1. 营养失调　指低于机体需要量，与长期血尿、癌肿消耗、手术创伤有关。
2. 恐惧与焦虑　与对癌症和手术的恐惧有关。
3. 潜在并发症　出血、感染等。

【护理目标】

病人营养失调得到纠正或改善；病人恐惧与焦虑程度减轻或消失；并发症得到有效预防或发生后得到及时发现和处理。

【护理措施】

（一）非手术治疗及术前护理

1. 一般护理　指导胃肠道功能健全的病人选择营养丰富的食品；对胃肠功能障碍者，应在手术前后通过静脉途径给予营养，贫血者可予少量多次输血以提高血红蛋白水平及病人抵抗力，保证术后顺利康复。

2. 病情观察　观察血尿的变化，严重者应卧床休息；观察疼痛的性质和程度，必要时使用止痛药。

3. 心理护理　对恐惧、焦虑的病人，护理人员要主动关心，倾听病人诉说，适当解释病情，告知手术治疗的必要性和可行性，以稳定病人情绪，争取病人的积极配合。

4. 用药护理　疼痛剧烈者可给予哌替啶、吗啡等，掌握疼痛的规律，在发作前半小时左右给药。

5. 术前准备　做好泌尿系统常规准备。

（二）术后护理

1. 一般护理　根治性肾切除术后，若病人血压平稳，可取半卧位；生命体征平稳后可下床活动；术后禁食，胃肠功能恢复后可进营养丰富的食物。

2. 病情观察　因手术切除范围大，对病人的创伤也大，术后应严密监测生命体征；观察是否有内出血及电解质紊乱的表现，保证输血、输液通畅，防止休克；监测肾功能，防止肾衰。

3. 并发症的预防及护理

（1）预防术后出血

1）观察引流管引流物状况：若病人术后引流量多、色鲜红且很快凝固，同时伴血压下降、脉搏增快，常提示有出血，应立即通知医师处理。

2）止血和输血：①根据医嘱，应用止血药物。②对出血量大、血容量不足的病人给予输液和输血；对经处理出血未能停止者，积极做好手术止血的准备。

（2）预防感染：观察体温变化情况，伤口及引流管内引流物的量及性状，保持各引流管引流通畅；加强术后护理，保持伤口干燥。遵医嘱应用抗菌类药物，防止感染的发生。

【健康指导】

1. 康复指导　保证充分的休息，适度身体锻炼及娱乐活动，加强营养，增强体质。

2. 用药指导　由于肾癌对放、化疗均不敏感，生物素治疗可能是此类病人康复期的主要方法。在用药期间，病人可能有低热、乏力等不良反应，若出现应及时就医，在医生指导下用药。

3. 定期复查　本病的近、远期复发率均较高，病人需定期复查B超、CT和血尿常规，有利于及时发现复发或转移。

二、膀胱癌

膀胱癌发病率在我国泌尿生殖系肿瘤中占第一位。膀胱癌的平均发病年龄为65岁，男女之比为28∶81。大多数病人的肿瘤仅局限于膀胱，只有15%的病例出现远处转移。

膀胱癌的生长方式一种是向膀胱腔内生长，成为乳头状瘤或乳头状癌；另一种是在上皮内浸润性生长，形成原位癌、内翻性乳头状瘤或乳头状癌。上皮细胞恶性肿瘤占绝大多数。其中以移行上皮细胞癌为主，肾癌和腺癌较少。

【护理评估】

（一）健康史

导致膀胱癌的因素很多，吸烟是导致膀胱癌的重要因素之一，50%的男性和30%的女性有长期吸烟病史。长期从事染料、橡胶、皮革、塑料及有机化学加工等职业的人员，长期服用镇痛药的人容易发生膀胱癌。

（二）身体状况

1. 症状

（1）血尿：85%～90%病人出现血尿。血尿可以是肉眼血尿，也可以是显微镜下血尿，既可以是间断性，也可以是持续性血尿。

（2）膀胱刺激症状：尤其是原位癌病人。

（3）转移：骨转移病人有骨痛，腹膜后转移或肾积水病人可出现腰痛。

2. 体征　多数病人无明显体征。当肿瘤增大到一定程度，可触到肿块。发生肝或淋巴结转移时，可扪及肿大的肝或锁骨上淋巴结。

（三）辅助检查

1. 实验室检查　尿常规检查可见血尿或脓尿。大量血尿或肿瘤侵犯骨髓可致贫血，血常规见血红蛋白值和血细胞比容下降。

2. 影像学检查

（1）B超检查：在膀胱充盈情况下可以看到肿瘤的位置、大小等特点。

（2）CT、MRI检查：除能观察到肿瘤大小、位置外，还能观察到肿瘤与膀胱壁的关系。

3. 膀胱镜检查　是诊断膀胱癌最直接、重要的方法，可以显示肿瘤的数目、大小、外观、位置等。膀胱镜观察到肿瘤后应获取组织做病理检查。

（四）治疗原则

以手术治疗为主，手术分为经膀胱镜电灼或电切术、膀胱切开肿瘤切除术、膀胱部分切除术及膀胱全切除术等。根据肿瘤的病理及病人全身情况选择手术方法。经膀胱镜电灼或电切术适用于单个或数目不多、有蒂而浅表的小肿瘤。膀胱部分切除术适用于单个瘤体较大，浸润较浅，局限于一处的肿瘤，若切除范围影响到输尿管口时，应将输尿管末端一并切除，然后将输尿管移植于膀胱上。膀胱全切除术适用于多发性、体积大、浸润深、恶性程度高、多次反复发作的肿瘤，需行尿流改道及重建手术。

凡保留膀胱的各种手术治疗，5年内有超过半数的病人肿瘤会复发，而复发后仍有可能治愈。术后应定期行膀胱内灌注治疗，常用的药物有丝裂霉素、噻替哌、阿霉素、羟喜树碱等，也可配合放射治疗和全身化疗等。

（五）心理-社会状态

病人及家属对病情、拟采取的手术方式、手术并发症、排尿形态改变的认知程度，心理和家庭经济承受能力。

【护理诊断及合作性问题】

1. 恐惧与焦虑　与对癌症的恐惧、害怕手术、如厕自理缺陷有关。

2. 自我形象紊乱　与膀胱全切除尿流改道、造瘘口或引流装置的存在，不能主动排尿有关。

3. 潜在并发症　出血、感染等。

【护理目标】

病人恐惧与焦虑减轻或消失；病人能接受自我形象改变的现实；病人未发生出血及感染。

【护理措施】

（一）非手术治疗及术前护理

全膀胱切除术是一破坏性很大的手术，而且必须尿流改道，手术后会带来一系列严重并发症，故须做好充分的术前准备。首先要增加病人的营养，纠正贫血和低蛋白血症，纠正水、电解质失衡和酸中毒。同时抗感染治疗，特别对已有尿路感染的病人尤为必要。膀胱全切后肠管代膀胱术的病人，按结肠直肠手术进行肠道准备；女病人术前3天开始冲洗阴道，1～2次／天；术日晨插胃管。其他术前准备可参照肾肿瘤手术前护理。

（二）术后护理

1. 一般护理　经尿道膀胱肿瘤电切术后6小时，可正常进食。膀胱部分切除和膀胱全切双输尿管皮肤造口术，待肛门排气后，进富含维生素及营养丰富的饮食。回肠膀胱术、可控膀胱术后按肠吻合术后饮食。多饮水可起到内冲洗作用。禁食期间给予静脉营养。

2. 病情观察　严密观察血压、脉搏、呼吸的变化，保证输血、输液通畅，早期发现休克，及时进行治疗和护理。

3. 经尿道膀胱肿瘤电切术　术后应取平卧位，保持导尿管通畅。

4. 膀胱部分切除术　术后要妥善固定导尿管并保持引流通畅。若出血过多形成凝块可阻塞尿管造成膀胱充盈出血，必要时可用无菌生理盐水间断或持续进行膀胱冲洗。

5. 膀胱全切回肠代膀胱术　此种术式是一种比较满意的尿流改道术，因回肠膀胱较短，形若通道，尿液引流通畅，对尿液中的代谢产物和电解质的吸收也较少，故极少发生电解质紊乱，输尿管返流的发生率也较低，但回肠膀胱无贮尿功能，需佩带造瘘袋。

6. 膀胱全切输尿管皮肤造口术　术后应经常观察造口的血运情况，造口周围皮肤及尿袋的护理同回肠代膀胱术后护理。

7. 双侧输尿管移植于肠道术　术后尿粪合流，极易引起逆行性感染，应嘱病人多饮水，每晚睡前安置肛管，便于引流尿液和肠道分泌物，减少感染机会。

8. 膀胱全切直肠代膀胱术　术后因肛门括约肌的作用，尿液可潴留在直肠内，增加了直肠黏膜对尿液中电解质的再吸收，可造成高氯性酸中毒，术后应定期监测电解质变化，及时纠正。

9. 引流护理

（1）对手术后留置导尿管和耻骨上膀胱造瘘管的病人，应做好常规护理。

（2）膀胱全切回肠代膀胱的病人，应密切观察和记录左、右输尿管支架管及回肠代膀胱引流管引流的尿液，以了解双侧及回肠代膀胱的功能。

输尿管支架管为两根塑料导管，经代膀胱通过两侧输尿管的吻合口，进入两侧输尿管，将输尿管内尿液直接引出体外，对两侧输尿管与肠管的吻合口起支架作用，可防止因水肿而引起吻合口急性梗阻，有利于吻合口的愈合，一般术后2周左右拔除，拔管后注意观察尿量、全身反应和有无漏尿等情况。

代膀胱内留置的乳胶管可引出代膀胱内的肠道分泌物，以及可能经输尿管支架管旁漏入的尿液，一般术后1周拔除。

（3）观察和记录各残腔引流管的引流量和性质，以判断有无内出血发生，一般在术后2~3天引流液减少时拔除。

10. 并发症的预防及护理 定时测体温，观察有无口腔感染、肺部感染、泌尿系感染、造瘘口周围皮肤感染，如有异常，及时报告给医生并协助处理。

11. 放疗和化疗的护理 对需膀胱内灌注化疗药物的病人，将用蒸馏水或等渗盐水稀释的化疗药物，经尿管缓慢注入膀胱内，取平、俯、左侧、右侧卧位，每15分钟变换1次体位，保留2小时后排出。每周灌注1次，共6次，以后每月1次，持续2年。

【健康指导】

1. 康复指导 适 当锻炼，加强营养，增强体质。禁止吸烟，避免接触联苯胺类致癌物质。

2. 术后 坚持膀胱灌注化疗药物，膀胱保留术抑制剂BCG（卡介苗）或抗癌药物，可预防或推迟肿瘤复发。每周灌注1次，共6次，以后根据B超、血、尿常规复查结果，如膀胱内无肿瘤复发，可将膀胱灌注药物时间改为2周1次，6次后需复查膀胱镜；若有肿瘤复发，立即再次手术治疗，无复发者可将膀胱灌注间隔时间延长至1个月，1年后若仍无肿瘤复发，可将膀胱灌注间隔时间延长至2个月，终身灌注，每2~3年复查膀胱镜。膀胱灌注药物后需将药物保留在膀胱内2小时，每半小时变换体位，俯、仰、左、右侧卧位各半小时。

3. 定期复查 主要是全身系统检查，以便及时发现转移及复发征象。

4. 自我护理 尿 流改道术后腹部佩带接尿器者，应学会自我护理，避免接尿器的边缘压迫造瘘口。保持清洁，定期更换尿袋。可控膀胱术后，开始每2~3小时导尿1次，逐渐延长间隔时间至每3~4小时1次，导尿时要注意保持清洁，定期用生理盐水及开水冲洗集尿袋，清除黏液及沉淀物。

第七节　泌尿外科常用护理技术——膀胱冲洗

膀胱冲洗是将药液通过留置的导尿管或耻骨上膀胱造瘘管注入膀胱，反复冲洗后再由导管排出。适用于长期留置导尿管、膀胱手术后、前列腺手术后病人。常用的冲洗液有0.02%（1∶5000）呋喃西林、0.02%乳酸依沙吖啶、3%硼酸溶液和生理盐水。冲洗液温度一般以35～37℃为宜（膀胱内出血时适宜用4℃冷冲洗液）。一般每日冲洗2～3次，若手术后膀胱内黏液、脓液较多或有出血时，可增加冲洗次数或持续冲洗。每次冲洗液量50～100mL，膀胱手术后，则每次不应超过50mL。

一、操作目的

1. 防止长期留置导尿管者发生泌尿系感染。
2. 防止泌尿系手术后尿道被血块、脓液等阻塞。

二、操作评估

评估病人是否有尿路感染；尿道有无血块、脓液等阻塞。

三、操作前准备

1. 封闭式冲洗术（输液瓶冲洗法）　无菌冲洗引流管（1套橡胶管3根）、"Y"形接管、玻璃接管、冲洗吊瓶、无菌冲洗液、无菌引流瓶、卵圆钳。
2. 开放式冲洗术（膀胱冲洗器冲洗法）　膀胱冲洗针筒、弯盘、无菌冲洗液、酒精棉球。

四、操作步骤

（一）封闭式冲洗术

1. 核对病人，向病人解释冲洗目的以取得配合。
2. 操作者洗手，备齐用物并携至床旁，再次核对。
3. 遮挡病人并协助采取适当姿势，露出导尿管。
4. 吊瓶内盛冲洗液挂于输液架上，下端以无菌操作连接"Y"形接管，"Y"形接管同时分别连接导尿管及引流瓶，引流瓶挂于床旁。
5. 吊瓶高于骨盆1米左右，"Y"形接管固定在膀胱同水平。
6. 冲洗前先引流，使膀胱排空，然后夹闭排尿引流管，开放输入管，使冲洗液缓流入膀胱，40～60滴／分钟，待流入一定量后（一般每次50mL），夹紧输入管，开放引流管，让尿液经"Y"形接管流入引流瓶，并观察尿液流速、色泽及浑浊度。
7. 每次反复冲洗3～4遍或至冲出液澄清为止。

8. 安置病人，整理用物。

（二）开放式冲洗术

1. 核对病人，向病人解释冲洗的目的以取得配合。

2. 操作者洗手，备齐用物并携至床旁，再次核对。

3. 遮挡病人并协助采取适当姿势，露出导尿管。

4. 用75%乙醇棉球消毒导尿管外口，注意导管末端不被污染。

5. 用膀胱冲洗针筒抽取冲洗液，连接导尿管，将冲洗液缓缓注入膀胱。

6. 冲洗时应让冲洗液自行流出或轻加压抽吸，不宜用力过猛，吸出的液体不宜回注入膀胱内。如此反复冲洗，直至冲出液澄清为止。

7. 冲洗完毕，将远端引流管冲洗一遍，用75%乙醇棉球消毒导尿管及远端引流管接口，接好尿袋并固定。

8. 安置病人，整理用物。

五、注意事项

1. 膀胱冲洗时，严格执行无菌操作，吸出液体不可回入膀胱，避免引起逆行感染。

2. 膀胱冲洗压力不宜过大。

3. 如冲出液体少于注入量，可能有导管阻塞或导尿管在膀胱内位置不当，应及时处理。

4. 操作过程中，严密观察病人生命体征。出现异常，应及时通知医生。

参考文献

1. 李仲智. 儿外科疾患临床诊疗思维［M］. 北京：人民卫生出版社，2015.

2. 邵肖梅，叶鸿瑁，丘小汕. 实用新生儿学［M］. 北京：人民卫生出版社，2015.

3. 王卫平. 儿科学［M］. 北京：人民卫生出版社，2016.

4. 王笑民. 实用中西医结合肿瘤内科学［M］. 北京：中国中医药出版社，2016.

5. 于世英，胡国清. 肿瘤临床诊疗指南［M］. 北京：科学出版社，2017.

6. 李进. 肿瘤内科诊治策略［M］. 上海：上海科学技术出版社，2017.

7. 茅国新，徐小红，周勤. 临床肿瘤内科学［M］. 北京：科学出版社，2017.

8. 周际昌. 实用肿瘤内科治疗［M］. 北京：北京科学技术出版社，2018.